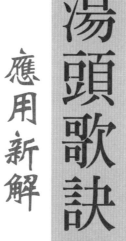

湯頭歌訣

應用新解

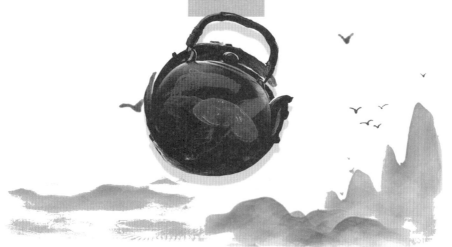

作者名單

主　　編　張存悌（瀋陽市大東區人民醫院）
　　　　　史瑞鋒（遼寧中醫藥大學）
　　　　　呂海嬰（青島科技大學校醫院）

編 著 者　史瑞鋒　　　呂海嬰　　　于占勇
　　　　　陳　鼎　　　張存悌　　　劉　健
　　　　　王　波　　　馬　彬　　　張　勇
　　　　　張　霞

湯頭歌訣應用新解

前　言

　　《湯頭歌訣》是清代醫家汪昂編著的一本中醫普及讀物，以七言歌訣形式推廣方劑，朗朗上口，好學易記，是學習方劑最有影響的通俗入門讀物，與《醫學三字經》、《藥性賦》、《瀕湖脈學》並稱爲「四小經典」。凡是學習中醫的人，都離不開《湯頭歌訣》。爲了讓初學者更好地學習中醫方劑，更快地在臨床中應用方劑，我們編寫了《湯頭歌訣應用新解》。

　　本書包括兩部分内容，第一部分爲湯頭歌訣原文，便於學習者記誦。第二部分爲湯頭歌訣應用新解，對每一首方劑的組成、用法、功效、主治、方解等進行了詳細的介紹。

　　與已出版本不同的是，本書強調臨床應用價值，將書中方劑的運用要點和經驗，專門立項予以介紹。設立了「臨床案例」一項，既收錄了古今名醫的驗案，也有編者的心得和體會，便於學習者參考。還設立了「新編歌訣」一項，每首方劑用一句歌訣概括，減少學習者的記憶頁擔。藥物劑量則是根據現代習慣用量和編者用藥經驗參合而定，更加切合臨床實際。附錄中附有中藥分類歌訣和方劑索引。中藥分類歌訣將常用中藥按功能分類編成歌訣，方便讀者掌握中藥，也是本書的一個創新。按筆劃編序的方劑索引更

能方便讀者快速查閱。

　　本書適合中醫藥臨床人員和中醫愛好者閱讀，是一本切合實用的工具書。

　　本書參考了各版的《方劑學》教材和若干《湯頭歌訣》版本，謹向其編者表示衷心的感謝。

編著者

目　錄

引　言

1.《湯頭歌訣》簡介

　　方以載藥，方以治病，方劑是中醫治病的武器彈藥。因此，熟練掌握方劑是每個中醫的基本功。越是高明的中醫，對方劑掌握得越熟練。這樣，學習方劑就成爲醫家的入門功夫，熟練應用方劑則是其看家本領。

　　但方劑不是藥物的隨意堆砌，它是由中藥透過合理的配伍組成的，也就是要有君臣佐使之分。要記住方劑裡的藥物，就必須下一番苦功。

　　爲了便於記誦，就把方劑裡的藥物編成歌訣，前輩中醫編了很多形式的方劑歌訣，其中影響最大、流傳最廣的就是清初醫家汪昂編著的這本《湯頭歌訣》。該書選正方210首，附方103首，合計313首。自1694年刊印以來，以其選方精粹，合轍押韻，好學易記而備受推崇，成爲普及、學習方劑的最著名的工具書。

　　1924年，滬上名醫嚴蒼山又按照《湯頭歌訣》體例，編寫了《湯頭歌訣續集》，主要是補充了汪昂以後湧現的優秀方劑成果，該書選方141首，其中正方98首，附方43首，並與《湯頭歌訣》合編爲《湯頭歌訣正續集》，總計收方454首。後世刊行的版本，多以《湯頭歌訣正續集》爲藍本，當然也有以《湯頭歌訣》爲藍本者，本書即以前者爲藍本，仍稱《湯頭歌訣》，嚴氏《湯頭歌訣續集》所錄之方在本書中置於「增輯」欄下，以示區別。

2.《湯頭歌訣》的價值

《湯頭歌訣》與《醫學三字經》、《藥性賦》、《瀕湖脈學》並稱爲中醫「四小經典」，可見其分量和地位，許多醫家就是從四小經典入門習醫的。以編者看法，在四小經典中又以《湯頭歌訣》的價值最大，理由是中醫治病靠的是方劑，而不是靠藥物堆砌治病的。

《湯頭歌訣》所以成爲最著名的方劑普及讀物，從形式上說，採用七言歌訣體裁，朗朗上口，通俗易懂，好學易記，爲其傳播起到重要的作用，有些中醫愛好者也能脫口而出背誦幾首湯頭歌就是證明。從內容上講，它選方的水準很高，包括嚴蒼山《湯頭歌訣續集》中的方劑，這一點是最主要的。它所收錄的方劑有效而實用，經得起眾多醫家的檢驗，成爲臨床常備之物。

爲了說明這一點，我們做了一個統計。一般公認，在歷代中醫流傳下來的約10萬首方劑中，最有影響、最爲醫家所推崇者有兩部分，其一是醫聖張仲景的經方，其二是現代中醫院校《方劑學》講義中收錄的方劑（其中包括部分經方）。而《湯頭歌訣》總共收方454首，包括正方308首，附方146首，其中收錄經方76首，《方劑學》講義所載方劑207首（這部分通常被後世稱為「時方」），合計283首，占《湯頭歌訣》選方總數的62.5％，這個比例充分顯示了其選方的眼光和水準。

從數量上說，如果掌握了《湯頭歌訣》的全部方劑，作爲醫家來講，已經大體夠用了。許多名醫一生常用的方劑，恐怕還沒有這麼多，關鍵是熟練掌握和靈活運用。至於爲了學習和提高，多掌握一些方劑，無疑是應該鼓勵

的。

3. 本書的特色和創新

由於《湯頭歌訣》的影響和價值,自從問世以來,歷代不斷翻刻刊行,近現代也有若干版本行世。仔細推敲,這些近現代版本良莠不齊,瑕疵互見。其中一個原因是理論上講得多,應用上講得少,與臨床實際不太符合,讀者難以體會其實用價值。

由此,我們感到有必要再編撰一本新的《湯頭歌訣》,突出其臨床價值和應用意義,在學習方法上最好也有所創新,總之要有別於目前的版本。本書編者已有30年的臨床經歷,從一個臨床醫師的角度來審視和詮釋《湯頭歌訣》,應該說具有新意,這就是這本《湯頭歌訣應用新解》的意義所在。

那麼,本書具有哪些創新和特色呢?與流行版本又有哪些不同?歸納起來有下面幾點:

(1)「藥物組成」欄目中藥物排列次序與歌訣裡的藥物次序相一致。

目前所有的版本中,藥物出現的次序有些隨意性,與歌訣裡的藥物次序不搭界,讓初學者難以對號入座,帶來不少麻煩。本書這樣處理顯然是有益的。

(2)劑量符合臨床實際。

現行版本中藥物劑量大多沿襲原書所標示者,與現今用藥已有頗多不同,或劑量偏小,或劑量偏大,不太符合臨床實際,初學者難以分辨。本書所標劑量綜合考慮了三

方面因素：原書所示劑量；現今用藥習慣；編者個人經驗。總之是爲了更符合臨床實際。事實上，要記住400多首方劑中全部藥物的劑量，既不可能也無必要，我們所標劑量僅供參考而已。

（3）增加「新編歌訣」欄目。

原有的湯頭歌訣雖然朗朗上口，但是少則四句，多則六句、八句……，要記誦全部400多首歌訣，確實是很大的負擔。爲此，我們重新編寫了新的歌訣，多數方劑兩句即可，也講究合轍押韻，這也是爲了初學者著想，可以說是學習方法的改進。說實話，其中大部分是編者學醫時編就的。實踐證明，這些新編歌訣更簡單易記，編者至今可以張口即來，可謂受用終生。

順便說一下，學習《湯頭歌訣》的主要目的是記住方劑的藥物組成，記住歌訣亦即記住方中藥物是主要目的。關於「方解」一欄，主要是幫助學者理解方劑的組成原理。其實所謂「君臣佐使」的配伍不必死記硬背，實在沒有必要。這就如同大家都會說話，但不一定都能講出語法一樣，當然出於研究目的不在此例。

（4）增加「運用要點」欄目。

這是本書的最大特色，介紹了各個方劑的辨證要點及現代運用經驗，當然是爲了突出臨床意義，可以讓學者更好地領會其使用指徵，落實本書「應用新解」之主張。

（5）增加「臨床案例」欄目。

選錄了若干名醫的案例或軼事，這些案例或軼事不僅

驗證方劑的療效，而且十分有趣，可稱本書的一大特色。還選錄了編者的部分案例，目的都是敘明讀者深入理解方劑的臨床運用，增加一些感性認識。由於限於重要方劑和編者眼界，因而未能將全部方劑附以案例，將來再版時希望能補充更多案例。

（6）增加「中藥分類歌訣」。

中藥和方劑的聯繫密不可分，本書附錄中收錄「中藥分類歌訣」，將400味常用中藥，按其功能分類，編成歌訣，如同《湯頭歌訣》一樣，方便讀者學習，無疑是很有意義的，這也是本書的一個創新。

湯頭歌訣原文

一、補益之劑

1. 四君子湯

四君子湯中和義　參尤茯苓甘草比
益以夏陳名六君　祛痰補氣陽虛餌
除祛半夏名異功　或加香砂胃寒使

2. 升陽益胃湯

升陽益胃參尤耆　黃連半夏草陳皮
苓瀉防風羌獨活　柴胡白芍薑棗隨

3. 黃耆鱉甲散

黃耆鱉甲地骨皮　尤菀參苓柴半知
地黃芍藥天冬桂　甘桔桑皮勞熱宜

4. 秦艽鱉甲散

秦艽鱉甲治風勞　地骨柴胡及青蒿
當歸知母烏梅合　止嗽除蒸斂汗高

5. 秦艽扶羸湯

秦艽扶羸鱉甲柴　地骨當歸紫菀偕
半夏人參兼炙草　肺痿蒸嗽服之諧

6. 紫菀湯

紫菀湯中知貝母　參苓五味阿膠偶
再加甘桔治肺傷　咳血吐痰勞熱久

7. 百合固金湯

百合固金二地黃　玄參貝母桔甘藏

麥冬芍藥當歸配　　喘咳痰血肺家傷

8. 補肺阿膠散

補肺阿膠馬兜鈴　　鼠粘甘草杏糯停
肺虛火盛人當服　　順氣生津嗽哽寧

9. 小建中湯

小建中湯芍藥多　　桂薑甘草大棗和
更加飴糖補中臟　　虛勞腹冷服之瘥
增入黃耆名亦爾　　表虛身痛效無過
又有建中十四味　　陰斑勞損起沉疴
十全大補加附子　　麥夏蓯蓉仔細哦

10. 益氣聰明湯

益氣聰明湯蔓荊　　升葛參耆黃柏並
再加芍藥炙甘草　　耳聾目障服之清

增　輯

1. 獨參湯

獨參功擅得嘉名　　血脫脈微可返生
一味人參濃取汁　　應知專任力方宏

2. 龜鹿二仙膠

龜鹿二仙最守真　　補人三寶氣精神
人參枸杞和龜鹿　　益壽延年實可珍

3. 保元湯

保元補益總偏溫　　桂草參耆四味存
男婦虛勞幼科痘　　持綱三氣妙難言

4. 還少丹

還少溫調脾腎寒　　茱淮苓地杜牛餐
蓯蓉楮實茴巴枸　　遠志菖蒲味棗丸

5. 金匱腎氣丸

金匱腎氣治腎虛　熟地淮藥及山萸
丹皮苓澤加附桂　引火歸原熱下趨
濟生加入車牛膝　二便通調腫脹除
錢氏六味去附桂　專治陰虛火有餘
六味再加五味麥　八仙都氣治相殊
更有知柏與杞菊　歸芍參麥各分途

6. 右歸飲

右歸飲治命門衰　附桂山萸杜仲施
地草淮山枸杞子　便溏陽痿服之宜
左歸飲主真陰弱　附桂當除易麥龜

7. 當歸補血湯

當歸補血有奇功　歸少耆多力最雄
更有耆防同白朮　別名止汗玉屏風

8. 七寶美髯丹

七寶美髯何首烏　菟絲牛膝茯苓俱
骨脂枸杞當歸合　專益腎肝精血虛

9. 天王補心丹

天王補心柏棗仁　二冬生地與歸身
三參桔梗朱砂味　遠志茯苓共養神
或以菖蒲更五味　勞心思慮過耗真

10. 虎潛丸

虎潛腳痿是神方　虎脛膝陳地鎖陽
龜板薑歸知柏芍　再加羊肉搗丸嘗

11. 河車大造丸

河車大造膝蓯蓉　二地天冬杜柏從
五味鎖陽歸杞子　真元虛弱此方宗

12. 斑龍丸

斑龍丸用鹿膠霜　　苓柏菟脂熟地黃
等分為丸酒化服　　玉龍關下補元陽

二、發表之劑

1. 麻黃湯

麻黃湯中用桂枝　　杏仁甘草四般施
發熱惡寒頭項痛　　傷寒服此汗淋漓

2. 桂枝湯

桂枝湯治太陽風　　芍藥甘草薑棗同
桂麻相合名各半　　太陽如瘧此為功

3. 大青龍湯

大青龍湯桂麻黃　　杏草石膏薑棗藏
太陽無汗兼煩躁　　風寒兩解此為良

4. 小青龍湯

小青龍湯治水氣　　喘咳嘔噦渴利慰
薑桂麻黃芍藥甘　　細辛半夏兼五味

5. 葛根湯

葛根湯內麻黃襄　　二味加入桂枝湯
輕可去實因無汗　　有汗加葛無麻黃

6. 升麻葛根湯

升麻葛根湯錢氏　　再加芍藥甘草是
陽明發熱與頭痛　　無汗惡寒均堪倚
亦治時疫與陽斑　　痘疹已出慎勿使

7. 九味羌活湯

九味羌活用防風　　細辛蒼芷與川芎
黃芩生地同甘草　　三陽解表益薑蔥

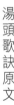

　　陰虛氣弱人禁用　　加減臨時在變通

8. 神朮散

　　神朮散用甘草蒼　　細辛藁本芎芷羌
　　各走一經祛風濕　　風寒泄瀉總堪嘗
　　太無神朮即平胃　　加入菖蒲與藿香
　　海藏神朮蒼防草　　太陽無汗代麻黃
　　若以白朮易蒼朮　　太陽有汗此方良

9. 麻黃附子細辛湯

　　麻黃附子細辛湯　　發表溫經兩法彰
　　若非表裡相兼治　　少陰反熱曷能康

10. 人參敗毒散

　　人參敗毒茯苓草　　枳桔柴前羌獨芎
　　薄荷少許薑三片　　四時感冒有奇功
　　去參名爲敗毒散　　加入消風治亦同

11. 再造散

　　再造散用參耆甘　　桂附羌防芎芍參
　　細辛加棗煨薑煎　　陽虛無汗法當諳

12. 麻黃人參芍藥湯

　　麻黃人參芍藥湯　　桂枝五味麥冬襄
　　歸耆甘草汗兼補　　虛人外感服之康

13. 神白散

　　神白散用白芷甘　　薑蔥淡豉與相參
　　一切風寒皆可服　　婦人雞犬忌窺探
　　肘後單煎蔥白豉　　用代麻黃功不慚

14. 十神湯

　　十神湯裡葛升麻　　陳草芎蘇白芷加
　　麻黃赤芍兼香附　　時邪感冒效堪誇

增 輯

1. 銀翹散

銀翹散主上焦醫　　竹葉荊牛薄荷豉
甘桔蘆根涼解法　　風溫初感此方宜
咳加杏貝渴花粉　　熱甚梔芩次第施

2. 桑菊飲

桑菊飲中桔梗翹　　杏仁甘草薄荷饒
蘆根爲引輕清劑　　熱盛陽明入母膏

3. 防風解毒湯

防風解毒荊薄荷　　大力石膏竹葉和
甘桔連翹知木枳　　風溫痧疹肺經多

4. 竹葉柳蒡湯

竹葉柳蒡乾葛知　　蟬衣荊芥薄荷司
石膏粳米參甘麥　　初起風痧此可施

5. 華蓋散

華蓋麻黃杏橘紅　　桑皮苓草紫蘇供
三拗只用麻甘杏　　表散風寒力最雄

三、攻裡之劑

1. 大承氣湯

大承氣湯用芒硝　　枳實厚朴大黃饒
救陰瀉熱功偏擅　　急下陽明有數條

2. 小承氣湯

小承氣湯朴實黃　　譫狂痞硬上焦強
益以羌活名三化　　中風閉實可消詳

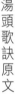

3. 調胃承氣湯

調胃承氣硝黃草　甘緩微和將胃保
不用朴實傷上焦　中焦燥實服之好

4. 木香檳榔丸

木香檳榔青陳皮　枳柏茱連棱尤隨
大黃黑丑兼香附　芒硝水丸量服之
一切實積能推蕩　瀉痢食瘧用咸宜

5. 枳實導滯丸

枳實導滯首大黃　芩連麴尤茯苓襄
澤瀉蒸餅糊丸服　濕熱積滯力能攘
若還後重兼氣滯　木香導滯加檳榔

6. 溫脾湯

溫脾參附與乾薑　甘草當歸硝大黃
寒熱並行治寒積　臍腹絞結痛非常

7. 蜜煎導法

蜜煎導法通大便　或將豬膽灌肛中
不欲苦寒傷胃腑　陽明無熱勿輕攻

增　輯

1. 芍藥湯

芍藥芩連與錦紋　桂甘檳木及歸身
別名導氣除甘桂　枳殼加之效若神

2. 香連丸

香連治痢習為常　初起宜通勿遽嘗
別有白頭翁可恃　秦皮連柏苦寒方

3. 更衣丸

更衣利便治津乾　蘆薈朱砂滴酒丸

脾約別行麻杏芍　大黃枳朴蜜和團

四、湧吐之劑

1. 瓜蒂散

瓜蒂散中赤小豆　或入藜蘆鬱金湊
此吐實熱與風痰　虛者參蘆一味夠
若吐虛煩梔豉湯　劇痰烏附尖方透
古人尙有燒鹽方　一切積滯功能奏

2. 稀涎散

稀涎皂角白礬班　或益藜蘆微吐間
風中痰升人眩仆　當先服此通其關
通關散用細辛皂　吹鼻得嚏保生還

五、和解之劑

1. 小柴胡湯

小柴胡湯和解供　半夏人參甘草從
更用黃芩加薑棗　少陽百病此爲宗

2. 四逆散

四逆散裡用柴胡　芍藥枳實甘草須
此是陽邪成厥逆　斂陰泄熱平劑扶

3. 黃連湯

黃連湯內用乾薑　半夏人參甘草藏
更用桂枝兼大棗　寒熱平調嘔痛忘

4. 黃芩湯

黃芩湯用甘芍並　二陽合利棗加烹
此方遂爲治痢祖　後人加味或更名
再加生薑與半夏　前症兼嘔此能平

單用芍藥與甘草　　散逆止痛能和營

5. 逍遙散

逍遙散用當歸芍　　柴苓尤草加薑薄
散鬱除蒸功藭奇　　調經八味丹梔著

6. 藿香正氣散

藿香正氣大腹蘇　　甘桔陳苓尤朴俱
夏麴白芷加薑棗　　感傷嵐瘴並能驅

7. 六和湯

六和藿朴杏砂呈　　半夏木瓜赤茯苓
尤參扁豆同甘草　　薑棗煎之六氣平
或益香薷或蘇葉　　傷寒傷暑用須明

8. 清脾飲

清脾飲用青朴柴　　苓夏甘芩白尤偕
更加草果薑煎服　　熱多陽瘧此方佳

9. 痛瀉要方

痛瀉要方陳皮芍　　防風白尤煎丸酌
補瀉並用理肝脾　　若作食傷醫更錯

增　輯

1. 何人飲

何人飲治久虛瘧　　參首歸陳薑棗約
追瘧青陳柴半歸　　首烏甘草正未弱
若名休瘧脾元虛　　參尤歸烏甘草酌
四獸果梅入六君　　補中兼收須量度
更截實瘧木賊煎　　青朴夏榔蒼尤著

2. 奔豚湯

奔豚湯治腎中邪　　氣上沖胸腹痛佳

芩芍芎歸甘草半　　生薑乾葛李根加

3. 達原飲

達原厚朴與常山　　草果檳榔共滌痰
更用黃芩知母入　　菖蒲青草不容刪

4. 蒿芩清膽湯

俞氏蒿芩清膽湯　　陳皮半夏竹茹襄
赤芩枳殼兼碧玉　　濕熱輕宣此法良

六、表裡之劑

1. 大柴胡湯

大柴胡湯用大黃　　枳實芩夏白芍將
煎加薑棗表兼裡　　妙法內攻並外攘
柴胡芒硝義亦爾　　仍有桂枝大黃湯

2. 防風通聖散

防風通聖大黃硝　　荊芥麻黃梔芍翹
甘桔芎歸膏滑石　　薄荷芩朮力偏饒
表裡交攻陽熱盛　　外科瘍毒總能消

3. 五積散

五積散治五般積　　麻黃蒼芷歸芍芎
枳桔桂薑甘茯朴　　陳皮半夏加薑蔥
除桂枳陳餘略炒　　熟料尤增溫散功
溫中解表袪寒濕　　散痞調經用各充

4. 三黃石膏湯

三黃石膏芩柏連　　梔子麻黃豆豉全
薑棗細茶煎熱服　　表裡三焦熱盛宣

5. 葛根黃芩黃連湯

葛根黃芩黃連湯　　甘草四般治二陽

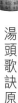

解表清裡兼和胃　喘汗自利保平康

6. 參蘇飲

參蘇飲內用陳皮　枳殼前胡半夏宜
乾葛木香甘桔茯　內傷外感此方推
參前若去芎柴入　飲號芎蘇治不差
香蘇飲僅陳皮草　感傷內外亦堪施

7. 茵陳丸

茵陳丸用大黃硝　鱉甲常山巴豆邀
杏仁梔豉蜜丸服　汗吐下兼三法超
時氣毒癧及瘴痢　一丸兩服量病調

8. 大羌活湯

大羌活湯即九味　己獨知連白朮暨
散熱培陰表裡和　傷寒兩感差堪慰

七、消補之劑

1. 平胃散

平胃散是蒼朮朴　陳皮甘草四般藥
除濕散滿驅瘴嵐　調胃諸方從此擴
或合二陳或五苓　硝黃麥麴均堪著
若合小柴名柴平　煎加薑棗能除瘧
又不換金正氣散　即是此方加夏藿

2. 保和丸

保和神麴與山楂　苓夏陳翹菔子加
麴糊爲丸麥湯下　亦可方中用麥芽
大安丸內加白朮　消中兼補效堪誇

3. 健脾丸

健脾參朮與陳皮　枳實山楂麥蘗隨

麴糊作丸米飲下　消補兼行胃弱宜
枳朮丸亦消兼補　荷葉燒飯上升奇

4. 參苓白朮散

參苓白朮扁豆陳　山藥甘蓮砂薏仁
桔梗上浮兼保肺　棗湯調服益脾神

5. 枳實消痞丸

枳實消痞四君全　麥芽夏麴朴薑連
蒸餅糊丸消積滿　清熱破結補虛痊

6. 鱉甲飲子

鱉甲飲子治瘧母　甘草耆朮芍芎偶
草果檳榔厚朴增　烏梅薑棗同煎服

7. 葛花解醒湯

葛花解醒香砂仁　二苓參朮蔻青陳
神麴乾薑兼澤瀉　溫中利濕酒傷珍

八、理氣之劑

1. 補中益氣湯

補中益氣耆朮陳　升柴參草當歸身
虛勞內傷功獨擅　亦治陽虛外感因
木香蒼朮易歸朮　調中益氣暢脾神

2. 烏藥順氣湯

烏藥順氣芎芷薑　橘紅枳桔及麻黃
僵蠶炙草薑煎服　中氣厥逆此方詳

3. 越鞠丸

越鞠丸治六般鬱　氣血痰火濕食因
芎蒼香附兼梔麴　氣暢鬱舒痛悶伸
又六鬱湯蒼芎附　甘苓橘半梔砂仁

4. 蘇子降氣湯

蘇子降氣橘半歸　　前胡桂朴草薑依
下虛上盛痰嗽喘　　亦有加參貴合機

5. 四七湯

四七湯理七情氣　　半夏厚朴茯苓蘇
薑棗煎之舒鬱結　　痰涎嘔痛盡能紓
又有局方名四七　　參桂夏草妙更殊

6. 四磨湯

四磨亦治七情侵　　人參烏藥及檳沉
濃磨煎服調逆氣　　實者枳殼易人參
去參加入木香枳　　五磨飲子白酒斟

7. 旋覆代赭湯

旋覆代赭用人參　　半夏甘薑大棗臨
重以鎮逆咸軟痞　　痞硬噫氣力能禁

8. 正氣天香散

紺珠正氣天香散　　香附乾薑蘇葉陳
烏藥舒鬱兼除痛　　氣行血活經自勻

9. 橘皮竹茹湯

橘皮竹茹治嘔呃　　參甘半夏枇杷麥
赤茯再加薑棗煎　　方由金匱此方辟

10. 丁香柿蒂湯

丁香柿蒂人參薑　　呃逆因寒中氣戕
濟生香蒂僅二味　　或加竹橘用皆良

11. 定喘湯

定喘白果與麻黃　　款冬半夏白皮桑
蘇杏黃芩兼甘草　　肺寒膈熱喘哮嘗

增　輯

1. 蘇合香丸

蘇合香丸麝息香　　木丁薰陸氣同芳
犀冰白尤沉香附　　衣用朱砂中惡嘗

2. 瓜蔞薤白湯

瓜蔞薤白治胸痹　　益以白酒溫肺氣
加夏加朴枳桂枝　　治法稍殊名亦異

3. 丹參飲

丹參飲裡用檀砂　　心胃諸痛效驗賒
百合湯中烏藥佐　　專除鬱氣不須誇
聖惠更有金鈴子　　酒下延胡均可嘉

九、理血之劑

1. 四物湯

四物地芍與歸芎　　血家百病此方通
八珍合入四君子　　氣血雙療功獨崇
再加黃耆與肉桂　　十全大補補方雄
十全除卻耆地草　　加粟煎之名胃風

2. 人參養榮湯

人參養營即十全　　除卻川芎五味聯
陳皮遠志加薑棗　　脾肺氣血補方先

3. 歸脾湯

歸脾湯用尤參耆　　歸草茯神遠志隨
酸棗木香龍眼肉　　煎加薑棗益心脾
怔忡健忘俱可卻　　腸風崩漏總能醫

4. 養心湯

養心湯用草耆參　二茯芎歸柏子尋
夏麴遠志兼桂味　再加酸棗總寧心

5. 當歸四逆湯

當歸四逆桂枝芍　細辛甘草木通著
再加大棗治陰厥　脈細陽虛由血弱
內有久寒加薑茱　發表溫中通經脈
不用附子及乾薑　助陽過劑陰反灼

6. 桃仁承氣湯

桃仁承氣五般奇　甘草硝黃並桂枝
熱結膀胱少腹脹　如狂蓄血最相宜

7. 犀角地黃湯

犀角地黃芍藥丹　血升胃熱火邪乾
斑黃陽毒皆堪治　或益柴芩總伐肝

8. 咳血方

咳血方中訶子收　瓜蔞海石山梔投
青黛蜜丸口嚼化　咳嗽痰血服之瘳

9. 秦艽白朮丸

秦艽白朮丸東垣　歸尾桃仁枳實攢
地榆澤瀉皂角子　糊丸血痔便艱難
仍有蒼朮防風劑　潤血疏風燥濕安

10. 槐花散

槐花散用治腸風　側柏黑荊枳殼充
為末等分米飲下　寬腸涼血逐風功

11. 小薊飲子

小薊飲子藕蒲黃　木通滑石生地襄
歸草黑梔淡竹葉　血淋熱結服之良

12. 四生丸

四生丸用三般葉　側柏艾荷生地協
等分生搗如泥煎　血熱妄行止衄愜

13. 復元活血湯

復元活血湯柴胡　花粉當歸山甲俱
桃仁紅花大黃草　損傷瘀血酒煎袪

增　輯

1. 黃土湯

黃土湯將遠血醫　膠芩地朮附甘隨
更知紅豆當歸散　近血服之效亦奇

2. 黑地黃丸

黑地黃丸用地黃　還同蒼朮味乾薑
多時便血脾虛陷　燥濕滋陰兩擅長

3. 癲狗咬毒湯

癲狗咬毒無妙方　毒傳迅速有難當
桃仁地鱉大黃共　蜜酒濃煎連滓嘗

4. 血府逐瘀湯

血府逐瘀歸地桃　紅花枳殼膝芎饒
柴胡赤芍甘桔梗　血化下行不作勞

5. 少腹逐瘀湯

少腹逐瘀芎炮薑　元胡靈脂芍茴香
蒲黃肉桂當沒藥　調經止痛是良方

6. 補陽還五湯

補陽還五赤芍芎　歸尾通經佐地龍
四兩黃耆爲主藥　血中瘀滯用桃紅

十、袪風之劑

1. 小續命湯

小續命湯桂附芎　麻黃參芍杏防風
黃芩防己兼甘草　六經風中此方通

2. 大秦艽湯

大秦艽湯羌獨防　芎芷辛芩二地黃
石膏歸芍苓甘朮　風邪散見可通嘗

3. 三生飲

三生飲用烏附星　三皆生用木香聽
加參對半扶元氣　卒中痰迷服此靈
星香散亦治卒中　體肥不渴邪在徑

4. 地黃飲子

地黃飲子山茱斛　麥味菖蒲遠志茯
蓯蓉桂附巴戟天　少入薄荷薑棗服
喑厥風痱能治之　虛陽歸腎陰精足

5. 獨活湯

獨活湯中羌獨防　芎歸辛桂參夏菖
茯神遠志白薇草　瘈瘲昏瞶力能匡

6. 順風勻氣散

順風勻氣朮烏沉　白芷天麻蘇葉參
木瓜甘草青皮合　喎僻偏枯口舌喑

7. 上中下通用痛風方

黃柏蒼朮天南星　桂枝防己及威靈
桃仁紅花龍膽草　羌芷川芎神麴停
痛風濕熱與痰血　上中下通用之聽

8. 獨活寄生湯

獨活寄生芃防辛　芎歸地芍桂苓均
杜仲牛膝人參草　冷風頑痹屈能伸
若去寄生加耆續　湯名三痹古方珍

9. 消風散

消風散內芃防荊　芎朴參苓陳草並
僵蠶蟬蛻藿香入　爲末茶調或酒行
頭痛目昏項背急　頑麻癮疹服之清

10. 川芎茶調散

川芎茶調散荊防　辛芷薄荷甘草芃
目昏鼻塞風攻上　正偏頭痛悉能康
方內若加僵蠶菊　菊花茶調用亦臧

11. 清空膏

清空芎草柴芩連　芃防升之入頂巔
爲末茶調如膏服　正偏頭痛一時蠲

12. 人參荊芥散

人參荊芥散熟地　防風柴枳芎歸比
酸棗鱉羚桂朮甘　血風勞作風虛治

增　輯

1. 資壽解語湯

資壽解語湯用芃　專需竹瀝佐生薑
防風桂附羚羊角　酸棗麻甘十味詳

2. 小活絡丹

小活絡丹用二烏　地龍乳沒膽星俱
中風手足皆麻木　痰濕流連一服驅
大活絡丹多味益　惡風大症此方需

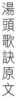

3. 羚角鉤藤湯

俞氏羚羊鉤藤湯　桑葉菊花鮮地黃
芍草茯苓川風茹　涼肝增液定風方

4. 鎮肝熄風湯

張氏鎮肝熄風湯　龍牡龜牛制亢陽
代赭天冬元芍草　茵陳川楝麥芽襄
痰多加用膽星好　尺脈虛浮萸地匡
加入石膏清裡熱　便溏龜赭易脂良

十一、祛寒之劑

1. 理中湯

理中湯主理中鄉　甘草人參朮黑薑
嘔利腹痛陰寒盛　或加附子總回陽

2. 眞武湯

真武湯壯腎中陽　茯苓朮芍附生薑
少陰腹痛有水氣　悸眩瞤惕保安康

3. 四逆湯

四逆湯中薑附草　三陰厥逆太陽沉
或益薑蔥參芍桔　通陽復脈力能任

4. 白通加豬膽汁湯

白通加尿豬膽汁　乾薑附子兼蔥白
熱因寒用妙義深　陰盛格陽厥無脈

5. 吳茱萸湯

吳茱萸湯人參棗　重用生薑溫胃好
陽明寒嘔少陰利　厥陰頭痛皆能保

6. 益元湯

益元艾附與乾薑　麥味知連參草將

薑棗蔥煎入童便　　內寒外熱名戴陽

7. 回陽急救湯

回陽救急用六君　　桂附乾薑五味群
加麝三厘或膽汁　　三陰寒厥見奇勳

8. 四神丸

四神故紙吳茱萸　　肉蔻五味四般須
大棗百枚薑八兩　　五更腎瀉火衰扶

9. 厚朴溫中湯

厚朴溫中陳草苓　　乾薑草蔻木香停
煎服加薑治腹痛　　虛寒脹滿用皆靈

10. 導氣湯

寒疝痛用導氣湯　　川楝茴香與木香
吳茱萸以長流水　　散寒通氣和小腸

11. 疝氣湯

疝氣方用荔枝核　　梔子山楂枳殼益
再入吳茱入厥陰　　長流水煎疝痛釋

12. 橘核丸

橘核丸中川楝桂　　朴實延胡藻帶昆
桃仁二木酒糊合　　癩疝痛頑鹽酒吞

增　輯

1. 參附湯

參附湯療汗自流　　腎陽脫汗此方求
衛陽不固須耆附　　鬱遏脾陽朮附投

2. 天臺烏藥散

天臺烏藥木茴香　　川楝檳榔巴豆薑
再用青皮爲細末　　一錢酒下痛疝嘗

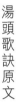

3. 黑錫丹

黑錫丹能鎮腎寒　　硫黃入錫結成團
胡蘆故紙茴沉木　　桂附金鈴肉蔻丸

4. 半硫丸

半硫半夏與硫黃　　虛冷下元便秘嘗
金液丹中硫一味　　沉寒厥逆亦興陽

5. 漿水散

漿水散中用地漿　　乾薑附桂與良薑
再加甘草同半夏　　吐瀉身涼立轉陽

6. 來復丹

來復丹用玄精石　　硝石硫黃橘紅著
青皮靈脂復元陽　　上盛下虛可鎮宅

十二、祛暑之劑

1. 三物香薷飲

三物香薷豆朴先　　若雲熱盛加黃連
或加苓草名五物　　利濕祛暑木瓜宜
再加參耆與陳朮　　兼治內傷十味全
二香合入香蘇飲　　仍有藿薷香葛傳

2. 清暑益氣湯

清暑益氣參草耆　　當歸麥味青陳皮
麴柏葛根蒼白朮　　升麻澤瀉薑棗隨

3. 縮脾飲

縮脾飲用清暑氣　　砂仁草果烏梅暨
甘草葛根扁豆加　　吐瀉煩渴溫脾胃
古人治暑多用溫　　暑為陰證此所謂
大順杏仁薑桂甘　　散寒燥濕斯為貴

4. 生脈散

生脈麥味與人參　　保肺清心治暑淫
氣少汗多兼口渴　　病危脈絕急煎斟

5. 六一散

六一滑石同甘草　　解肌行水兼清燥
統治表裡及三焦　　熱渴暑煩瀉痢保
益元碧玉與雞蘇　　砂黛薄荷加之好

十三、利濕之劑

1. 五苓散

五苓散治太陽腑　　白朮澤瀉豬茯苓
膀胱化氣添官桂　　利便消暑煩渴清
除桂名為四苓散　　無寒但渴服之靈
豬苓湯除桂與朮　　加入阿膠滑石停
此為和濕兼瀉熱　　疸黃便閉渴嘔寧

2. 小半夏加茯苓湯

小半夏加茯苓湯　　行水消痞有生薑
加桂除夏治悸厥　　茯苓甘草湯名彰

3. 腎著湯

腎著湯內用乾薑　　茯苓甘草白朮襄
傷濕身痛與腰冷　　亦名甘薑苓朮湯
黃耆防己除薑茯　　朮甘薑棗共煎嘗
此治風水與諸濕　　身重汗出服之良

4. 舟車丸

舟車牽牛及大黃　　遂戟芫花又木香
青皮橘皮加輕粉　　燥實陽水卻相當

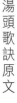

5. 疏鑿飲子

疏鑿檳榔及商陸　苓皮大腹同椒目
紅豆芫羌瀉木通　煎益薑皮陽水服

6. 實脾飲

實脾苓朮與木瓜　甘草木香大腹加
草蔻附薑兼厚朴　虛寒陰水效堪誇

7. 五皮飲

五皮飲用五般皮　陳茯薑桑大腹奇
或用五加易桑白　脾虛膚脹此方司

8. 羌活勝濕湯

羌活勝濕羌獨芎　甘蔓藁木與防風
濕氣在表頭腰重　發汗升陽有異功
風能勝濕升能降　不與行水滲濕同
若除獨活芎蔓草　除濕升麻蒼朮充

9. 大橘皮湯

大橘皮湯治濕熱　五苓六一二方綴
陳皮木香檳榔增　能消水腫及泄瀉

10. 茵陳蒿湯

茵陳蒿湯治疸黃　陰陽寒熱細推詳
陽黃大黃梔子入　陰黃附子與乾薑
亦有不用茵陳者　仲景柏皮梔子湯

11. 八正散

八正木通與車前　萹蓄大黃滑石研
草梢瞿麥兼梔子　煎加燈草痛淋蠲

12. 萆薢分清飲

萆薢分清石菖蒲　草梢烏藥益智俱
或益茯苓鹽煎服　通心固腎濁精驅

縮泉益智同烏藥　　山藥糊丸便數需

13. 當歸拈痛湯

當歸拈痛羌防升　　豬澤茵陳芩葛朋
二尤苦參知母草　　瘡瘍濕熱服皆應

增　輯

1. 五淋散

五淋散用草梔仁　　歸芍茯苓亦共珍
氣化原由陰以育　　調行水道妙通神

2. 三仁湯

三仁杏蔻薏苡仁　　朴夏白通滑竹倫
水用甘瀾揚百遍　　濕溫初起法堪遵

3. 甘露消毒丹

甘露消毒蔻藿香　　茵陳滑石木通菖
芩翹貝母射干薄　　暑疫濕溫為末嘗

4. 雞鳴散

雞鳴散是絕奇方　　蘇葉茱萸桔梗薑
瓜橘檳榔煎冷服　　腫浮腳氣效彰彰

5. 中滿分消湯

中滿分消湯朴烏　　歸萸麻夏蓽升胡
香薑草果參耆澤　　連柏苓青益智需
丸用芩連砂朴實　　夏陳知澤草薑俱
二苓參尤薑黃合　　丸熱湯寒治各殊

6. 二妙丸

二妙丸中蒼柏煎　　若雲三妙膝須添
痿痹足疾堪多服　　濕熱全除病自痊

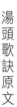

十四、潤燥之劑

1. 炙甘草湯

炙甘草湯參薑桂　麥冬生地火麻仁
大棗阿膠加酒服　虛勞肺痿效如神

2. 滋燥養營湯

滋燥養營兩地黃　芩甘歸芍及芄防
爪枯膚燥兼風秘　火燥金傷血液亡

3. 活血潤燥生津飲

活血潤燥生津飲　二冬熟地兼瓜蔞
桃仁紅花及歸芍　利秘通幽善澤枯

4. 韭汁牛乳飲

韭汁牛乳反胃滋　養營散瘀潤腸奇
五汁安中薑梨藕　三般加入用隨宜

5. 潤腸丸

潤腸丸用歸尾芄　桃仁麻仁及大黃
或加芄防皂角子　風秘血秘善通腸

6. 通幽湯

通幽湯中二地俱　桃仁紅花歸草濡
升麻升清以降濁　噎塞便秘此方需
有加麻仁大黃者　當歸潤腸湯名殊

7. 搜風順氣丸

搜風順氣大黃蒸　鬱李麻仁山藥增
防獨車前及檳枳　菟絲牛膝山茱仍
中風風秘及氣秘　腸風下血總堪憑

8. 消渴方

消渴方中花粉連　藕汁地汁牛乳研

或加薑蜜爲膏服　　瀉火生津益血痊

9. 白茯苓丸

白茯苓丸治腎消　　花粉黃連萆薢調
二參熟地覆盆子　　石斛蛇床膔胫要

10. 豬腎薺苨湯

豬腎薺苨參茯神　　知芩葛草石膏因
磁石天花同黑豆　　強中消渴此方珍

11. 地黃飲子

地黃飲子參耆草　　二地二冬枇斛參
澤瀉枳實疏二腑　　躁煩消渴血枯含

12. 酥蜜膏酒

酥蜜膏酒用飴糖　　二汁百部及生薑
杏棗補脾兼潤肺　　聲嘶氣憊酒喝嘗

13. 清燥湯

清燥二尤與黃耆　　參苓連柏草陳皮
豬澤升柴五味麴　　麥冬歸地痿方推

增　輯

1. 沙參麥門冬湯

沙參麥多扁豆桑　　玉竹甘花共合方
秋燥耗傷肺胃液　　苔光乾咳此堪嘗

2. 清燥救肺湯

清燥救肺參草杷　　石膏膠杏麥芝麻
經霜收下乾桑葉　　解鬱滋乾效可誇

3. 瓊玉膏

瓊玉膏中生地黃　　參苓白蜜煉膏嘗
肺枯乾咳虛勞症　　金水相滋效倍彰

4. 黃連阿膠湯

黃連阿膠雞子黃　芍藥黃芩合自良
更有駐車歸醋用　連膠薑炭痢陰傷

5. 滋腎通關丸

滋腎通關桂柏知　溺癃不渴下焦醫
大補陰丸除肉桂　地龜豬髓合之宜

6. 增液湯

增液湯中參地冬　鮮烏或入潤腸通
黃龍湯用大承氣　甘桔參歸妙不同

十五、瀉火之劑

1. 黃連解毒湯

黃連解毒湯四味　黃柏黃芩梔子備
躁狂大熱嘔不眠　吐衄斑黃均可使
若云三黃石膏湯　再加麻黃及淡豉
此為傷寒溫毒盛　三焦表裡相兼治
梔子金花加大黃　潤腸瀉熱真堪倚

2. 附子瀉心湯

附子瀉心用三黃　寒加熱藥以維陽
痞乃熱邪寒藥治　惡寒加附治相當
大黃附子湯同意　溫藥下之妙異常

3. 半夏瀉心湯

半夏瀉心黃連芩　乾薑甘草與人參
大棗和之治虛痞　法在降陽而和陰

4. 白虎湯

白虎湯用石膏偎　知母甘草粳米陪
亦有加入人參者　躁煩熱渴舌生苔

5. 竹葉石膏湯

竹葉石膏湯人參　　麥多半夏竹葉靈
甘草生薑兼粳米　　暑煩熱渴脈虛尋

6. 升陽散火湯

升陽散火葛升柴　　羌獨防風參芍儕
生炙二草加薑棗　　陽經火鬱發之佳

7. 涼膈散

涼膈硝黃梔子翹　　黃芩甘草薄荷饒
竹葉蜜煎療膈上　　中焦燥實服之消

8. 清心蓮子飲

清心蓮子石蓮參　　地骨柴胡赤茯苓
耆草麥冬車前子　　躁煩消渴及崩淋

9. 甘露飲

甘露兩地與茵陳　　芩枳枇杷石斛倫
甘草二冬平胃熱　　桂苓犀角可加均

10. 清胃散

清胃散用升麻連　　當歸生地牡丹全
或益石膏平胃熱　　口瘡吐衄及牙宣

11. 瀉黃散

瀉黃甘草與防風　　石膏梔子藿香充
炒香蜜酒調和服　　胃熱口瘡並見功

12. 錢乙瀉黃散

錢乙瀉黃升防芷　　芩夏石斛同甘枳
亦治胃熱及口瘡　　火鬱發之斯爲美

13. 瀉白散

瀉白桑皮地骨皮　　甘草粳米四般宜
參茯知芩皆可入　　肺炎喘嗽此方施

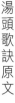

14. 瀉青丸

瀉青丸用龍膽梔　　下行瀉火大黃資
羌防升上芎歸潤　　火鬱肝經用此宜

15. 龍膽瀉肝湯

龍膽瀉肝梔芩柴　　生地車前澤瀉偕
木通甘草當歸合　　肝經濕熱力能排

16. 當歸龍薈丸

當歸龍薈用四黃　　龍膽蘆薈木麝香
黑梔青黛薑湯下　　一切肝火盡能攘

17. 左金丸

左金茱連六一九　　肝經火鬱吐吞酸
再加芍藥名戊己　　熱瀉熱痢服之安
連附六一治胃痛　　寒因熱用理一般

18. 導赤散

導赤生地與木通　　草梢竹葉四般攻
口糜淋痛小腸火　　引熱同歸小便中

19. 清骨散

清骨散用銀柴胡　　胡連秦艽鱉甲符
地骨青蒿知母草　　骨蒸勞熱保無虞

20. 普濟消毒飲

普濟消毒芩連鼠　　玄參甘桔藍根侶
升柴馬勃連翹陳　　僵蠶薄荷爲末咀
或加人參及大黃　　大頭天行力能禦

21. 清震湯

清震湯治雷頭風　　升麻蒼朮兩般充
荷葉一枚升胃氣　　邪從上散不傳中

22. 桔梗湯

桔梗湯中用防己　　桑皮貝母瓜蔞子
甘枳當歸薏杏仁　　黃耆百合薑煎此
肺癰吐膿或咽乾　　便秘大黃可加使

23. 清咽太平丸

清咽太平薄荷芎　　柿霜甘桔及防風
犀角蜜丸治膈熱　　早間咯血頰常紅

24. 消斑青黛飲

消斑青黛梔連犀　　知母玄參生地齊
石膏柴胡人參草　　便實參去大黃躋
薑棗煎加一匙醋　　陽邪裡實此方稽

25. 辛夷散

辛夷散裡藁防風　　白芷升麻與木通
芎細甘草茶調服　　鼻生息肉此方攻

26. 蒼耳散

蒼耳散中用薄荷　　辛夷白芷四般和
蔥茶調服疏肝肺　　清升濁降鼻淵瘥

27. 妙香散

妙香山藥與參耆　　甘桔二茯遠志隨
少佐辰砂木香麝　　驚悸鬱結夢中遺

增　輯

1. 紫雪丹

紫雪犀羚朱朴硝　　硝磁寒水滑和膏
丁沉木麝升玄草　　更用赤金法亦超

2. 至寶丹

至寶朱砂麝息香　　雄黃犀角與牛黃

金銀二箔兼龍腦　　琥珀還同玳瑁良

3. 萬氏牛黃丸

萬氏牛黃丸最精　　芩連梔子鬱砂並
或加雄角珠冰麝　　退熱清心力更宏

4. 玉女煎

玉女煎中地膝兼　　石膏知母麥冬全
陰虛胃火牙疼效　　去膝地生溫熱痊

5. 清瘟敗毒飲

清瘟敗毒地連芩　　丹石梔甘竹葉尋
犀角玄翹知芍桔　　瘟邪瀉毒亦滋陰

6. 化斑湯

化斑湯用石膏元　　粳米甘犀知母存
或入銀丹大青地　　溫邪斑毒治神昏

7. 神犀丹

神犀丹內用犀芩　　元參菖蒲生地群
豉粉銀翹藍紫草　　溫邪暑疫有奇勳

8. 青蒿鱉甲湯

青蒿鱉甲知地丹　　陰分伏熱此方攀
夜熱早涼無汗者　　從裡達表服之安

十六、除痰之劑

1. 二陳湯

二陳湯用半夏陳　　益以茯苓甘草成
利氣調中兼去濕　　一切痰飲此為珍
導痰湯內加星枳　　頑痰膠固力能馴
若加竹茹與枳實　　湯名溫膽可寧神
潤下丸僅陳皮草　　利氣祛痰妙絕倫

2. 滌痰湯

滌痰湯用半夏星　　甘草橘紅參茯苓
竹茹菖蒲兼枳實　　痰迷舌強服之醒

3. 青州白丸子

青州白丸星夏並　　白附川烏俱用生
曬露糊丸薑薄引　　風痰癱瘓小兒驚

4. 清氣化痰丸

清氣化痰星夏橘　　杏仁枳實瓜蔞實
芩苓薑汁爲糊丸　　氣順火消痰自失

5. 順氣消食化痰丸

順氣消食化痰丸　　青陳星夏菔蘇攢
麴麥山楂葛杏附　　蒸餅爲糊薑汁搏

6. 礞石滾痰丸

滾痰丸用青礞石　　大黃黃芩沉水香
百病多因痰作祟　　頑痰怪症力能匡

7. 金沸草散

金沸草散前胡辛　　半夏荊甘赤茯因
煎加薑棗除痰嗽　　肺感風寒頭目顰
局方不用細辛茯　　加入麻黃赤芍均

8. 半夏天麻白朮湯

半夏天麻白朮湯　　參耆橘柏及乾薑
苓瀉麥芽蒼朮麴　　太陰痰厥頭痛良

9. 常山飲

常山飲中知貝取　　烏梅草果檳榔聚
薑棗酒水煎露之　　劫痰截瘧功堪詡

10. 截瘧七寶飲

截瘧七寶常山果　　檳榔朴草青陳夥

水酒合煎露一宵　陽經實瘧服之妥

增　輯

1. 三子養親湯

三子養親痰火方　芥蘇萊菔共煎湯
外台別有茯苓飲　參朮陳薑枳實嘗

2. 指迷茯苓丸

指迷茯苓丸最精　風化芒硝枳半並
臂痛難移脾氣阻　停痰伏飲有嘉名

3. 紫金錠

紫金錠用麝朱雄　慈戟千金五倍同
太乙玉樞名又別　袪痰逐穢及驚風

4. 小陷胸湯

小陷胸湯連夏蔞　寬胸開結滌痰周
邪深大陷胸湯治　甘遂硝黃一瀉柔
大陷胸丸加杏藶　項強柔痓病能休

5. 十棗湯

十棗湯中遂戟花　強人伏飲效堪誇
控涎丹用遂戟芥　葶藶大棗亦可嘉

6. 千金葦莖湯

千金葦莖生薏仁　瓜瓣桃仁四味鄰
吐咳肺癰痰穢濁　涼營清氣自生津

7. 苓桂朮甘湯

苓桂朮甘痰飲嘗　和之溫藥四般良
雪羹定痛化痰熱　海蜇荸薺共合方

8. 金水六君煎

金水六君用二陳　再加熟地與歸身

別稱神尤丸蒼尤　　大棗芝麻停飲珍

9. 止嗽散

止嗽散中用白前　　陳皮桔梗草荊添
紫菀百部同蒸用　　感冒咳嗽此方先

十七、收澀之劑

1. 金鎖固精丸

金鎖固精芡蓮鬚　　龍骨蒺藜牡蠣需
蓮粉糊丸鹽酒下　　澀精秘氣滑遺無

2. 茯菟丸

茯菟丸療精滑脫　　菟苓五味石蓮末
酒煮山藥為糊丸　　亦治強中及消渴

3. 治濁固本丸

治濁固本蓮蕊鬚　　砂仁連柏二苓俱
益智半夏同甘草　　清熱利濕固兼驅

4. 訶子散

訶子散用治寒瀉　　炮薑粟殼橘紅也
河間木香訶草連　　仍用尤芍煎湯下
二者藥異治略同　　亦主脫肛便血者

5. 桑螵蛸散

桑螵蛸散治便數　　參茯龍骨同龜殼
菖蒲遠志及當歸　　補腎寧心健忘覺

6. 真人養臟湯

真人養臟訶粟殼　　肉蔻當歸桂木香
尤芍參甘為澀劑　　脫肛久痢早煎嘗

7. 當歸六黃湯

當歸六黃治汗出　　耆柏芩連生熟地

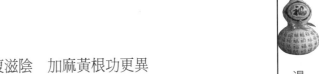

瀉火固表複滋陰　　加麻黃根功更異
或云此藥太苦寒　　胃弱氣虛在所忌

8. 柏子仁丸

柏子仁丸人參尤　　麥麩牡蠣麻黃根
再加半夏五味子　　陰虛盜汗棗丸吞

9. 牡蠣散

陽虛自汗牡蠣散　　黃耆浮麥麻黃根
撲法芎藁牡蠣粉　　或將龍骨牡蠣捫

增　輯

1. 桃花湯

桃花湯用石脂宜　　粳米乾薑共用之
為澀虛寒少陰利　　熱邪滯下切難施

2. 威喜丸

威喜丸治血海寒　　夢遺帶濁服之安
茯苓煮曬和黃蠟　　每日空心嚼一丸

3. 濟生烏梅丸

濟生烏梅與僵蠶　　共末為丸好醋參
便血淋漓頗難治　　醋吞唯有此方堪

4. 封髓丹

失精夢遺封髓丹　　砂仁黃柏草和丸
大封大固春常在　　巧奪先天服自安

十八、殺蟲之劑

1. 烏梅丸

烏梅丸用細辛桂　　人參附子椒薑繼
黃連黃柏及當歸　　溫藏安蛔寒厥劑

2. 化蟲丸

化蟲鶴虱及使君　　檳榔蕪荑苦楝群
白礬胡粉糊丸服　　腸胃諸蟲永絕氛

增　輯

集效丸

集效薑附與檳黃　　蕪荑訶鶴木香當
雄檳丸內白礬入　　蟲蟊攻疼均可嘗

十九、癰瘍之劑

1. 眞人活命飲

真人活命金銀花　　防芷歸陳草節加
貝母天花兼乳沒　　穿山角刺酒煎嘉
一切癰疽能潰散　　潰後忌服用毋差
大黃便實可加使　　鐵器酸物勿沾牙

2. 金銀花酒

金銀花酒加甘草　　奇瘍惡毒皆能保
護膜須用蠟礬丸　　二方均是瘍科寶

3. 托裡十補散

托裡十補參耆芎　　歸桂白芷及防風
甘桔厚朴酒調服　　癰瘍脈弱賴之充

4. 托裡溫中湯

托裡溫中薑附羌　　茴木丁沉共四香
陳皮益智兼甘草　　寒瘍內陷嘔瀉良

5. 托裡定痛湯

托裡定痛四物兼　　乳香沒藥桂心添
再加蜜炒罌粟殼　　潰瘍虛痛去如拈

6. 散腫潰堅湯

散腫潰堅知柏連　花粉黃芩龍膽宣
升柴翹葛兼甘桔　歸芍棱莪昆布全

增　輯

1. 醒消丸

醒消乳沒麝雄黃　專爲大癰紅腫嘗
每服三錢陳酒化　醉眠取汗是良方

2. 小金丹

小金專主治陰疽　鱉麝烏龍靈乳儲
墨炭膠香歸沒藥　陰瘡流注乳癌除

3. 梅花點舌丹

梅花點舌用三香　冰片硼珠朱二黃
沒藥熊葶蟾血竭　一丸酒化此方良

4. 保安萬靈丹

萬靈歸尤與三烏　辛草荊防芎活俱
天斛雄麻全蠍共　陰疽鶴膝濕痹須

5. 蟾酥丸

蟾酥丸用麝蝸牛　乳沒朱雄輕粉儔
銅綠二礬寒水石　疔瘡發背乳癰瘳

6. 一粒珠

一粒珠中犀甲冰　珍朱雄麝合之能
癰疽發背無名毒　酒化一丸力自勝

7. 六神丸

六神丸治爛喉痧　每服十丸效可誇
珠粉腰黃冰片麝　牛黃還與蟾酥加

8. 陽和湯

陽和湯法解寒凝　　外症虛寒色屬陰
熟地鹿膠薑炭桂　　麻黃白芥草相承

二十、經產之劑

1. 妊娠六合湯

海藏妊娠六合湯　　四物爲君妙義長
傷寒表虛地骨桂　　表實細辛兼麻黃
少陽柴胡黃芩入　　陽明石膏知母藏
小便不利加苓瀉　　不眠黃芩梔子良
風濕防風與蒼朮　　溫毒發斑升翹長
胎動血漏名膠艾　　虛痞朴實頗相當
脈沉寒厥亦桂附　　便秘蓄血桃仁黃
安胎養血先爲主　　餘因各症細參詳
後人法此治經水　　過多過少別溫涼
色黑後期連附商　　溫六合東加芩朮
熱六合湯梔連益　　寒六合東加附薑
氣六合東加陳朴　　風六合東加芎羌
此皆經產通用劑　　說與時師好審量

2. 膠艾湯

膠艾湯中四物先　　阿膠艾葉甘草全
婦人良方單膠艾　　胎動血漏腹痛全
膠艾四物加香附　　方名婦寶調經專

3. 當歸散

當歸散益婦人妊　　朮芍芎歸及子芩
安胎養血宜常服　　產後胎前功效深

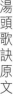

4. 黑神散

黑神散中熟地黃　歸芍甘草桂炮薑
蒲黃黑豆童便酒　消瘀下胎痛逆忘

5. 清魂散

清魂散用澤蘭葉　人參甘草川芎協
荊芥理血兼袪風　產中昏暈神魂帖

6. 羚羊角散

羚羊角散杏薏仁　防獨芎歸又茯神
酸棗木香和甘草　子癇風中可回春

7. 當歸生薑羊肉湯

當歸生薑羊肉湯　產後腹痛蓐勞匡
亦有加入參耆者　千金四物甘桂薑

8. 達生散

達生紫蘇大腹皮　參朮甘陳歸芍隨
再加蔥葉黃楊腦　孕婦臨盆先服之
若將川芎易白朮　紫蘇飲子子懸宜

9. 參朮飲

妊娠轉胞參朮飲　芎芍當歸熟地黃
炙草陳皮兼半夏　氣升胎舉自如常

10. 牡丹皮散

牡丹皮散延胡索　歸尾桂心赤芍藥
牛膝棱莪酒水煎　氣行瘀散血瘕削

11. 固經丸

固經丸用龜板君　黃柏椿皮香附群
黃芩芍藥酒丸服　漏下崩中色黑殷

12. 柏子仁丸

柏子仁丸熟地黃　牛膝續斷澤蘭芳

卷柏加之通血脈　經枯血少腎肝匡

增　輯

1. 交加散

交加散用薑地搗　二汁交拌各自炒
薑不辛散地不寒　產後伏熱此為寶

2. 天仙藤散

天仙藤散治子氣　香附陳甘烏藥繼
再入木瓜蘇葉薑　足浮喘悶此方貴

3. 白朮散

白朮散中用四皮　薑陳苓腹五般奇
妊娠水腫肢浮脹　子腫病名此可醫

4. 竹葉湯

竹葉湯能治子煩　人參芩麥茯苓存
有痰竹瀝宜加入　膽怯悶煩自斷根

5. 紫菀湯

紫菀湯方治子嗽　天冬甘桔杏桑會
更加蜂蜜竹茹煎　孕婦咳逆此為最

6. 失笑散

失笑蒲黃及五靈　暈平痛止積無停
山楂二兩便糖入　獨聖功同更守經

7. 如聖散

如聖烏梅棕炭薑　三般皆煅漏崩良
升陽舉經薑梔芎　加入補中益氣嘗

8. 生化湯

生化湯宜產後嘗　歸芎桃草炮薑良
倘因乳少豬蹄用　通草同煎亦妙方

9. 保產無憂方

保產無憂芎芍歸　荊羌耆朴菟絲依
枳甘貝母薑蘄艾　功效稱奇莫浪譏

10. 泰山磐石飲

泰山磐石八珍全　去茯加耆芩斷聯
再益砂仁及糯米　婦人胎動可安痊

11. 抵當丸

抵當丸用桃仁黃　水蛭蝱蟲共合方
蓄血胞宮少腹痛　破堅非此莫相當

12. 安胎飲子

安胎飲子建蓮先　青苧還同糯米煎
神造湯中須蟹爪　阿膠生草保安全

13. 固沖湯

固沖湯中耆朮龍　牡蠣海蛸五倍同
茜草山萸棕炭芍　益氣止血治血崩

附：（一）便用雜方

1. 望梅丸

望梅丸用鹽梅肉　蘇葉薄荷與柿霜
茶末麥冬糖共搗　旅行賚服勝瓊漿

2. 骨灰固齒散

骨灰固齒豬羊骨　臘月醃成煆碾之
骨能補骨咸補腎　堅牙健啖老尤奇

3. 軟腳散

軟腳散中芎芷防　細辛四味碾如霜
輕撒鞋中行遠道　足無箴疱汗皆香

附：（二）幼科

1. 回春丹

回春丹用附雄黃　冰麝羌防蛇蠍襄
朱貝竺黃天膽共　犀黃蠶草鉤藤良

2. 抱龍丸

抱龍星麝竺雄黃　加入辰砂痰熱嘗
琥珀抱龍星草枳　苓淮參竺箔朱香
牛黃抱龍星辰蠍　苓竺腰黃珀麝僵
明眼三方憑選擇　急驚風發保平康

3. 肥兒丸

肥兒丸用尤參甘　麥麴薈苓楂二連
更合使君研細末　爲丸兒服自安然
驗方別用內金朴　苓尤青陳豆麥聯
檳麴蟾蟲連楂合　砂仁加入積消痊

4. 八珍糕

八珍糕與小兒宜　參尤苓陳豆薏依
淮藥欠蓮糯粳米　健脾益胃又何疑

5. 保赤丹

保赤丹中巴豆霜　朱砂神麴膽星嘗
小兒急慢驚風發　每服三丸自不妨

湯頭歌訣應用新解

一、補益之劑

1. 四君子湯（《太平惠民和劑局方》）助陽補氣

　　四君子湯中和義　　參朮茯苓甘草比
　　益以夏陳名六君　　祛痰補氣陽虛餌
　　除祛半夏名異功　　或加香砂胃寒使

　　【藥物組成】人參10g，白朮15g，茯苓15g，炙甘草10g。

　　【新編歌訣】四君參苓白朮草。

　　【用法】水煎服。

　　【功效】益氣補中，健脾養胃。

　　【主治】脾胃氣虛。症見食慾不振，飲食減少，嘔噦吐逆，腸鳴泄瀉，四肢乏力，面色萎白，聲低語微，舌淡苔薄白，脈虛軟無力。

　　【運用要點】（1）本方為治療脾胃虛弱的基礎方，

方解
君——人參甘溫，大補元氣。
臣——白朮甘溫，燥濕健脾。
佐——茯苓甘淡，利濕健脾。
使——炙甘草甘溫，和中補脾。
四藥合用，共奏益氣補中，健脾養胃之功。

補氣健脾的方劑多由此方演化而來。對各種原因引起的脾胃氣虛，運化不足均可投用。臨床以面色萎白，飲食減少，四肢乏力，舌淡苔薄白，脈虛軟無力為辨證要點。

（2）本方對慢性胃炎、胃及十二指腸潰瘍屬脾胃虛弱者均可參考使用。

【臨床案例】某青年患中耳炎，歷時半年，服藥近百劑，始終無效。山東中醫藥大學教授李克紹接診治療，見患者舌淡脈遲，耳流清水，不膿不臭，認為脾胃虛弱，摒棄一切治療中耳炎的套方套藥，從補益脾胃著眼，投四君子東加炮薑、白芷，一劑即效，3劑痊癒。

【附方】（1）六君子湯（《醫學正傳》）

組成：四君子東加半夏、陳皮而成。

功效：益氣補中，化痰止嘔。

主治：脾胃氣虛兼夾痰濕，在脾胃氣虛的基礎上兼見痰濕表現，如痰多、嘔惡等。

（2）香砂六君子湯（《名醫方論》）

組成：六君子東加木香、砂仁。

功效：益氣補中，理氣化痰。

主治：脾胃氣虛兼夾痰濕和氣滯，在六君子湯方證的基礎上兼見氣滯表現，如胸脘痞滿、胃脹等。

【臨床案例】編者曾治羅某，男，77歲。胃癌術後2年。近期能食運艱，腹脹，時有噎塞感，食後噁心嘔吐，手足不溫，畏涼，尿清，便溏不暢，舌、唇瘡迭起。曾經黑便，貧血，血紅蛋白77g／L。舌淡潤，脈沉滑。此屬胃癌術後復發，脾腎陽氣已虧，當攻補兼施，擬四逆湯合香砂六君子東加味：附子15g，炮薑15g，黨參15g，茯苓25g，白朮15g，半夏15g，陳皮10g，吳茱萸10g，黃耆

30g，當歸 15g，黑牽牛、白牽牛、榔片各 20g，桃仁、紅花各 10g，枳殼 10g，厚朴 10g，砂仁 10g，雞內金 10g，蜈蚣 2 條，炙甘草 15g，大棗 10 個，生薑 10 片。10 劑藥後，噎、嘔症狀均消失，納增，足涼、畏寒顯減，繼續調理，症情平穩，納食起居正常。一年後死於胸部動脈瘤突然破裂。

（3）異功散（《小兒藥證直訣》）

組成：四君子東加陳皮。

功效：益氣補中，理氣和胃。

主治：脾胃氣虛兼有氣滯。症見飲食減少，大便溏稀，脘滿不適及小兒消化不良。

2. 升陽益胃湯（李東垣《內外傷辨惑論》）升陽益胃

升陽益胃參朮者　黃連半夏草陳皮
苓瀉防風羌獨活　柴胡白芍薑棗隨

【藥物組成】人參 10g，白朮 15g，黃耆 30g，黃連 5g，半夏 10g，炙甘草 10g，陳皮 6g，茯苓 15g，澤瀉 10g，防風 10g，羌活、獨活各 10g，柴胡 6g，白芍 10g。

【新編歌訣】升陽益胃六君者，二活芍柴連防澤。

【用法】上藥為粗末，每用 9g，加生薑 5 片，大棗 5 個，水煎服。

【功效】健脾祛濕，升發陽氣。

【主治】脾胃虛弱兼夾痰濕。症見肢體酸痛，怠惰嗜臥，口苦舌乾，飲食無味，大便溏稀，小便頻數，舌淡苔白膩，脈緩無力等。

【運用要點】本方主治脾胃虛弱兼見痰濕偏盛之症，以肢體酸痛，怠惰嗜臥，大便溏稀，小便頻數，舌淡苔白膩，脈緩無力等為辨證要點。

方解

君——黃耆甘溫，健脾益氣。

臣——人參、白朮補氣健脾，助陽益胃。

佐——半夏、陳皮化痰理氣，茯苓、澤瀉淡滲利濕，
　　　防風、羌活、獨活散風祛濕，柴胡升發陽氣，
　　　白芍和血斂陰，黃連清熱瀉火。

使——炙甘草健脾兼調和諸藥。

諸藥合用，共奏健脾祛濕，升發陽氣之功。

3. 黃耆鱉甲散（羅謙甫《衛生寶鑒》）勞熱

　　黃耆鱉甲地骨皮　　芐菀參苓柴半知

　　地黃芍藥天冬桂　　甘桔桑皮勞熱宜

【藥物組成】黃耆30g、鱉甲30g、地骨皮20g、秦芐15g、紫菀15g、人參10g、茯苓20g、柴胡6g、半夏10g、知母15g、生地15g、白芍15g、天冬15g、肉桂5g、甘草10g、桔梗10g、桑白皮15g。

【新編歌訣】黃耆鱉甲地骨皮，芐菀參苓柴半知，地黃芍藥天冬桂，甘桔桑皮勞熱宜。

【用法】共同搗為粗末，每用30g，水煎服。

【功效】益氣生津，滋陰退熱。

【主治】虛勞內熱，氣陰兩虛。症見日晡潮熱，自汗盜汗，四肢倦怠，口乾咽燥，五心煩熱，食減多渴，舌赤而乾，脈象細數無力等。

【運用要點】本方多用於治療肺癆之病，以日晡潮熱，自汗盜汗，四肢倦怠，口乾咽燥，五心煩熱，舌赤而乾，脈細數無力等為辨證要點。

方解

君——黃耆健脾益氣，鱉甲滋陰退熱。

臣——人參健脾補氣，生地、天冬、知母、秦艽、地
　　　骨皮滋陰清熱退蒸。

佐——半夏、茯苓健脾化痰，紫菀、桑白皮潤肺止
　　　咳，柴胡、白芍疏肝斂肺，肉桂生發陽氣。

使——甘草、桔梗載藥上行，調和諸藥。

諸藥合用，共奏益氣生津，滋陰退熱之功。

4. 秦艽鱉甲散（羅謙甫《衛生寶鑒》）風勞

秦艽鱉甲治風勞　　地骨柴胡及青蒿
當歸知母烏梅合　　止嗽除蒸斂汗高

【藥物組成】秦艽15g、鱉甲25g、地骨皮15g、柴胡10g、青蒿15g、當歸15g、知母10g、烏梅10g。

【新編歌訣】秦艽鱉甲地骨蒿，當歸柴知烏梅高。

【用法】上藥為粗末，每用9克，加青蒿5葉，烏梅5枚，水煎服。

【功效】滋陰清熱，止嗽斂汗。

【主治】風勞證見骨蒸潮熱，盜汗，消瘦乏力，胸悶

方解

君——秦艽、鱉甲滋陰清熱，除骨蒸。

臣——地骨皮、青蒿、知母滋陰清熱。

佐——當歸養血，柴胡清熱，烏梅養陰斂汗止咳。

諸藥合用，共奏滋陰清熱，止嗽斂汗之功。

氣短，五心煩熱，乾咳少痰，痰中夾血，舌赤少苔，脈細數無力等。

【運用要點】本方多用於治療肺癆之病，以骨蒸潮熱，盜汗，消瘦乏力，胸悶氣短，痰中夾血，舌赤少苔，脈細數無力等症爲辨證要點。

5. 秦艽扶羸湯（楊士瀛《楊氏家藏方》）肺癆

秦艽扶羸鱉甲柴　地骨當歸紫菀偕
半夏人參兼炙草　肺癆蒸嗽服之諧

【藥物組成】秦艽 15g、鱉甲 25g、柴胡 10g、地骨皮 15g、當歸 15g、紫菀 20g、半夏 10g、人參 10g、炙甘草 10g。

【新編歌訣】秦艽扶羸鱉甲柴，參歸夏菀草地來。

【用法】水煎服。

【功效】滋陰清熱，止嗽扶羸。

【主治】肺癆而見消瘦乏力，骨蒸潮熱，五心煩熱，乾咳少痰，舌赤少苔，脈細數無力等。

方解
君——秦艽、鱉甲、地骨皮滋陰清熱，除骨蒸。
臣——柴胡清熱，紫菀、半夏止咳化痰。
佐——人參扶正，當歸養血。
諸藥合用，共奏滋陰清熱，止嗽扶羸之功。

【運用要點】本方主治肺癆而見消瘦乏力，骨蒸潮熱，乾咳少痰，舌赤少苔，脈細數無力等爲辨證要點。

6. 紫菀湯（王海藏《醫壘元戎》）勞熱久嗽

　　紫菀湯中知貝母　　參苓五味阿膠偶

　　再加甘桔治肺傷　　咳血吐痰勞熱久

【藥物組成】紫菀15g、知母10g、貝母10g、人參10g、茯苓20g、五味子10g、阿膠10g、甘草10g、桔梗10g。

【新編歌訣】紫菀二母膠，參苓五桔草。

【用法】水煎服。

【功效】補肺潤燥，止咳化痰。

【主治】肺傷氣虛，陰血受損。症見低燒時發，久咳不止，痰中夾血，少氣懶言，舌赤而乾，脈見細數等，亦用治肺痿、肺癰。

方解

君——紫菀、阿膠潤肺止咳化痰。

臣——貝母、知母清熱止咳。

佐——人參、茯苓補氣，五味子斂肺止咳。

使——桔梗載藥上行，甘草止咳兼調諸藥。

諸藥合用，共奏補肺潤燥，止咳化痰之功。

【運用要點】本方用治肺痿、肺癰等勞熱久嗽之證，以低燒、久咳、痰中夾血等為辨證要點。

7. 百合固金湯（汪訒庵《醫方集解》）肺傷咳血

　　百合固金二地黃　　玄參貝母桔甘藏

　　麥冬芍藥當歸配　　喘咳痰血肺家傷

【藥物組成】百合20g，生地、熟地各15g，玄參10g，

川貝 10g，桔梗 10g，甘草 10g，麥冬 15g，白芍 15g，當歸 15g。

【新編歌訣】百合固金二地好，玄當芍麥貝桔草。

【用法】水煎服或作丸劑，每服 5～10g，每日 2～3 次。

【功效】養陰清熱，潤肺化痰。

【主治】肺腎陰虧，虛火上炎所致咽喉燥痛，咳嗽氣喘，痰中夾血，手足煩熱，舌赤少苔，脈見細數等症。

方解

君——百合、生地、熟地滋養肺腎之陰。

臣——麥冬、玄參滋養肺腎之陰。

佐——當歸、白芍養血平肝，川貝母止咳化痰。

使——桔梗、甘草載藥上行，止咳利咽。

諸藥合用，共奏養陰清熱，潤肺化痰之功。

【運用要點】

（1）本方為治肺腎陰虧，虛火上炎的常用方劑。以乾咳氣喘，痰中夾血，咽喉燥痛，舌赤少苔，脈細數為辨證要點。

（2）現代多用治肺結核、慢性支氣管炎、支氣管擴張咯血、咽炎等屬於陰虛燥熱者，用於咯血症尚可加入白及、白茅根、三七等止血之品。

（3）治療肺結核尚可加入百部、貓爪草、山藥、白及等藥。

8. 補肺阿膠散（錢乙《小兒藥證直訣》）止嗽生津

補肺阿膠馬兜鈴　鼠粘甘草杏糯停
肺虛火盛人當服　順氣生津嗽哽寧

【藥物組成】阿膠 15g、馬兜鈴 10g、牛蒡子（即鼠粘子）10g、甘草 10g、杏仁 10g、糯米 20g。

【新編歌訣】補肺阿膠蒡，杏兜草米上。

【用法】水煎服。

【功效】養陰生津，止咳化痰。

【主治】小兒肺有虛熱。症見咳嗽氣喘，痰中夾血，咽乾口燥，舌乾少苔，脈來細數等。

方解

君——阿膠甘平，滋陰止血。

臣——馬兜鈴、牛蒡子肅肺利咽。

佐——杏仁止咳平喘，糯米補脾而益肺。

使——炙甘草甘溫，調和諸藥。

諸藥合用，共奏養陰生津，止咳化痰之功。

【運用要點】本方潤肺止咳，爲治肺虛乾咳常用之方。臨床以久咳氣喘，痰中夾血，咽乾口燥，舌乾少苔，脈來細數等爲辨證要點。

9. 小建中湯（張仲景《傷寒論》）溫中散寒

小建中湯芍藥多　桂薑甘草大棗和
更加飴糖補中臟　虛勞腹冷服之瘥
增入黃耆名亦爾　表虛身痛效無過

又有建中十四味　陰斑勞損起沉疴

十全大補加附子　麥夏蓯蓉仔細哦

【藥物組成】白芍20g、桂枝10g、生薑10片、炙甘草10g、大棗10個、飴糖30g。

【新編歌訣】桂枝湯方倍加芍，再加飴糖或建中。

【用法】水煎服。

【功效】溫中補虛，緩急止痛。

【主治】虛勞裡急，腹中時痛，喜得溫按，或心中悸動，虛煩不寧，面色無華等。

方解

君——飴糖甘溫補脾，緩急和中。

臣——白芍酸甘化陰，緩急止痛。

佐——桂枝辛溫，溫陽祛寒，與白芍相合，調和營衛；生薑、大棗和養脾胃，兼調和營衛。

使——炙甘草甘溫，調和諸藥。

諸藥合用，共奏溫中補虛，緩急止痛之功。

【運用要點】

（1）本方所治諸虛以脾胃虛寒，營衛失和為主，臨床以虛勞腹痛，喜得溫按，或心中悸動，虛煩不寧，面色無華等為辨證要點。

（2）低燒每因勞累後發作或加甚，伴有乏力、肢冷等症，即所謂功能性發熱者，可試用本方。

（3）胃及十二指腸潰瘍、胃炎、再生障礙性貧血、慢性肝炎而見上述症狀者，也可參用本方。

【附方】（1）黃耆建中湯（《金匱要略》）

組成：小建中東加黃耆。

功效：溫中補氣，緩急止痛。

主治：虛勞裡急，諸虛不足，自汗盜汗，氣短，肢體困倦，脈象虛大。

（2）十四味建中湯（《太平惠民和劑局方》）

組成：人參、白朮、茯苓、炙甘草、黃耆、白芍、熟地、當歸、川芎、麥冬、肉桂、半夏、附子、肉蓯蓉14味藥組成，即十全大補（四君、四物加黃耆、肉桂）再加附子、半夏、肉蓯蓉、麥冬。

用法：各藥等分，研成細末，每次用9g，加生薑3片、大棗5枚，水煎服。

功效：益氣補血，調和陰陽。

主治：陰證發斑。症見胸背手足等部位出現稀疏淡紅色斑點，高出皮膚，病機屬陽虛所致者。

10. 益氣聰明湯（李東垣《東垣試效方》）聰耳明目

益氣聰明湯蔓荆　升葛參耆黃柏並

再加芍藥炙甘草　耳聾目障服之清

【藥物組成】蔓荆子10g、升麻10g、葛根15g、人參10g、黃耆30g、黃柏10g、白芍15g、炙甘草10g。

【新編歌訣】益氣聰明參耆草，升葛荆子芍柏好。

【用法】水煎服或作丸劑，每服5～10g，每日2～3次。

【功效】補中益氣，聰耳明目。

【主治】中氣虧虛，清陽不升所致體倦乏力，氣短懶言，耳鳴失聰，目暗昏花，視物不能等症。

方解

君——人參、黃耆補氣升陽。

臣——升麻、葛根、蔓荊子升提陽氣，上行頭目。

佐——白芍養血平肝，黃柏清熱瀉火。

使——炙甘草甘溫，調和諸藥。

諸藥合用，共奏補中益氣，聰耳明目之功。

【運用要點】本方適合中氣虧虛，清陽不升所致體倦乏力，氣短懶言，耳鳴失聰，目暗昏花，視物不清等症。現代醫學所稱腦動脈硬化、頸椎病、高血壓、低血壓、視神經萎縮、中耳炎而見上述症狀者可參考應用。

增　輯

1. 獨參湯（《十藥神書》）專補元氣

獨參功擅得嘉名　血脫脈微可返生

一味人參濃取汁　應知專任力方宏

【藥物組成】人參10～30g。

【用法】濃煎取汁服。

【功效】大補元氣。

【主治】元氣欲脫所致上下失血，大汗大瀉，脈微欲絕等。

方解

　　人參大補元氣，為補氣第一品藥，單味濃煎，專為元氣欲脫之危急重症而設。

【臨床案例】民國初年，曹錕賄選總統時，有一廣東議員因在議會上與人爭執，大打出手而致暴怒吐血，回至金台旅館延醫診治，服藥後吐血未止，又增便血，幾次更醫，不能見效，延請名醫施今墨出診。家人引至病人房中，將門從外反鎖，告訴施：此人救活則放你出來，治死則要你同葬！施今墨先是氣憤，後想還是先看病人，見床帳被褥盡是血漬，病人面無血色，雙目緊閉，氣息奄奄，嘴邊仍有血沫漾出。脈細如絲，似有似無。症情危重，施今墨認為，血自上出宜降，下出宜升，今上下皆出血，升降俱不相宜，只有固守中州脾胃才是上策。補益脾胃唯有人參最良，遂命急取老山參一枝（約30g）濃煎頻頻灌服，約一時許，病人不再吐血，脈亦復出。續取老山參一枝，再與灌服。服畢病人已有呻吟，眼可微睜，頷首示謝，生機已復。家人表示歉意並要重謝，施今墨拂袖而去。

2. 龜鹿二仙膠（王肯堂《證治準繩》）大補精髓

龜鹿二仙最守眞　補人三寶氣精神

人參枸杞和龜鹿　益壽延年實可珍

【藥物組成】龜板2.5kg、鹿角5kg、人參0.5kg、枸杞1.5kg。

【新編歌訣】龜鹿二仙枸杞參。

【用法】上藥依法熬製成膏，每服6～9g，早、晚清酒調化送服。

【功效】滋陰益氣，填精助陽。

【主治】虛勞腎虧，陰陽俱損。症見陽痿遺精，腰酸膝軟，頭暈目眩，齒髮早脫等。

方解

君——龜板、鹿角助陽溫腎，補陰塡精，陰陽平補。

臣——人參益氣補脾，枸杞滋陰補腎，脾腎雙補。

諸藥合用，共奏塡精益髓，脾腎雙補之功。

【運用要點】現代常用治性功能減退、不孕不育症、貧血症等。

3. 保元湯（《景岳全書》）溫補氣虛

保元補益總偏溫　桂草參耆四味存

男婦虛勞幼科痘　持綱三氣妙難言

【藥物組成】肉桂10g、炙甘草10g、人參10g、黃耆30g。

【新編歌訣】保元參耆草肉桂。

【用法】水煎服。

【功效】益氣溫陽。

【主治】虛損勞怯，元氣不足而見神疲乏力，畏寒懶言，舌淡潤，脈沉弱等症。

方解

君——黃耆甘溫，益氣升陽。

臣——人參甘溫，大補元氣。

佐——肉桂辛甘，溫補腎元。

使——炙甘草甘溫，和中而調諸藥。

諸藥合用，共奏益氣溫陽之功。

【運用要點】本方主治虛損以神疲乏力，畏寒懶言，舌淡潤，脈沉弱等為辨證要點。

4. 還少丹（楊倓《楊氏家藏方》）溫腎補脾

　　還少溫調脾腎寒　茱淮苓地杜牛餐
　　蓯蓉楮實茴巴枸　遠志菖蒲味棗丸

　　【藥物組成】山茱萸15g、懷山藥20g、茯苓15g、熟地15g、杜仲15g、牛膝10g、肉蓯蓉15g、楮實子15g、小茴香10g、巴戟天15g、枸杞子15g、遠志10g、石菖蒲10g、五味子10g、大棗10枚。

　　【新編歌訣】三補棗茴遠苓實，五仲牛枸巴蓯石。注：三補指六味地黃丸中的三味補藥熟地、山藥、山茱萸。

　　【用法】煉蜜為丸如梧桐子大，每服5～10g，每日2次，淡鹽湯送下。

> 方解
> 君——熟地、枸杞子、山茱萸、楮實子滋補腎陰；杜　　　仲、巴戟天、肉蓯蓉溫補腎陽，陰陽並補。
> 臣——茯苓、山藥、大棗益氣健脾，補後天以助先　　　天。
> 佐——遠志、五味子安神定志；小茴香理氣溫中；石　　　菖蒲化濕開竅，兼有益智功能。
> 使——牛膝補腎壯腰，兼可引諸藥入腎。
> 　　諸藥合用，陰陽平補，補而不滯，藥力平和，不溫不燥，適合常人養生益壽，久病虛弱、年老體衰者用之尤宜。

【功效】溫脾補腎，滋陰壯陽。

【主治】脾腎兩虛，陰陽俱損所致腰酸膝軟，耳鳴目暗，神疲乏力，齒搖髮脫，陽痿早洩，未老先衰等症。

【運用要點】本方乃溫補脾腎，養生益壽名方，臨床應用以腰酸膝軟，耳鳴目暗，神疲乏力，齒搖髮脫，陽痿、早洩等為辨證要點。

【臨床案例】關於本方有一個傳說。相傳，有一婦人有歷代家藏秘方，自製為丸經常服用，所以這一婦人雖年逾百歲，卻青絲黑髮，步履矯健，看上去仍像一中年女子。婦人有幾個兒子，均遵老人服藥之法，因此這些兒子雖都年過古稀而「面如童子」。只有她的小兒子性格乖僻，說什麼都不肯服用老母配製的藥丸，所以沒到70歲就彎背弓腰，白髮蒼蒼，整個就是一個老頭兒了。有一天，娘倆因用藥之事發生爭執，氣得婦人拿起鞭子追打「老兒」。許多人圍觀過來，都十分奇怪，怎麼一個中年婦人欺侮老頭兒？不少人過去責問婦人。婦人說：「這是我的老兒子，年齡還沒到70歲，你們看已經彎腰曲背，老態龍鍾了。我家祖上傳有良藥，可以長生不老，讓他服用，可是他就是不肯服，才衰老到今天這個地步，我這不追著讓他服藥嗎。」圍觀者方然醒悟，都對她家的藥發生興趣。由此婦人所製的藥丸求者甚多，並為此藥起了個很有意思的方名──「打老兒丸」，其實這個方劑就是還少丹。

5. 金匱腎氣丸（張仲景《金匱要略》）治腎祖方

金匱腎氣治腎虛　熟地淮藥及山萸
丹皮苓澤加附桂　引火歸原熱下趨
濟生加入車牛膝　二便通調腫脹除

錢氏六味去附桂　專治陰虛火有餘

六味再加五味麥　八仙都氣治相殊

更有知柏與杞菊　歸芍參麥各分途

【藥物組成】熟地20g、山藥20g、山茱萸15g、丹皮10g、茯苓15g、澤瀉10g、附子10g、桂枝10g。

【新編歌訣】六味地黃山藥萸，茯苓澤瀉牡丹皮，金匱腎氣加桂附。

【用法】水煎服。或作丸劑，每服6～10g，每日2～3次。

【功效】補腎助陽。

【主治】腎陽虧虛所致腰膝酸軟，少腹拘急，小便不利，腰以下常感發涼，陽痿早洩，舌淡胖潤，脈沉微尺部尤弱等症。

方解

君——熟地滋陰，附子壯陽，陰陽並補。

臣——山茱萸滋陰，桂枝（今多用肉桂）溫陽。

佐——山藥、茯苓健脾而利水，澤瀉、丹皮利濕而瀉火，補中有瀉，補而不滯。

　　諸藥合用，陰中求陽，陰陽並補，而以補陽為宗，鼓舞腎氣，故名為腎氣丸。

【運用要點】（1）本方為補腎祖方，主治腎虛陽氣不足，水液代謝失調之證。臨床以腰膝酸軟，小便不利或水腫，腰以下常感發涼，陽痿早洩，舌淡胖潤，脈沉微尺部尤弱等為辨證要點。

（2）現代多用於治療腎病綜合徵、慢性腎炎、慢性前列腺炎、性功能低下、遺精遺尿、糖尿病、甲狀腺功能減退等屬於腎陽不足者。

【臨床案例】夏季某日，編者與鄰居老嫗相遇於樓道，年近七旬，述近日口中發鹹，如飲鹽湯，頻頻漱口而不解，餘無所苦。去幾家醫院診視，皆云不知所以，無法施治。倉促之間不及按脈，視其舌頭，則淡胖而潤。因思五味在腎屬鹹，今者口鹹，當屬腎虛本臟氣味上泛，然腎虛有陰陽之分，今患者舌淡胖而潤，顯爲陽虛之兆，斷爲陽虛腎水上泛而致口鹹，囑服金匱腎氣丸2盒。隔約半月，又與老嫗相遇，笑稱金匱腎氣丸服完一盒，口鹹之感已經消失，沒想到這藥還真管用。

【附方】（1）濟生腎氣丸（《濟生方》）

組成：金匱腎氣丸加車前子、牛膝。

功效：補腎助陽，利水消腫。

主治：腎陽虛損而水腫較明顯者。

（2）六味地黃丸（《小兒藥證直訣》）

組成：金匱腎氣丸去掉附子、桂枝，由原來的溫補腎陽之方變爲滋補腎陰主方。

功效：滋補腎陰。

主治：腎陰不足而見腰膝酸軟，頭暈目眩，耳鳴耳聾，盜汗遺精，五心煩熱，舌紅少苔，脈沉細數等症。

（3）都氣丸（《醫方集解》）

組成：六味地黃丸加五味子。

功效：滋陰補腎，納氣平喘。

主治：久病咳喘，腎氣已虛，虛喘氣短，腰膝酸軟等症。

（4）麥味地黃丸（《壽世保元》）

組成：六味地黃丸加麥冬、五味子，又稱「八仙長壽丸」。

功效：滋補肺腎。

主治：陰虛勞損，咳嗽吐血，潮熱盜汗，夜夢遺精等症。

（5）知柏地黃丸（《症因脈治》）

組成：六味地黃丸加知母、黃柏。

功效：滋陰降火。

主治：陰虛火旺所致骨蒸勞熱，盜汗，口乾舌燥，尺脈獨大等症。

（6）杞菊地黃丸（《醫級》）

組成：六味地黃丸加枸杞子、菊花。

功效：滋養肝腎，明目。

主治：肝腎陰虛所致眼花乾澀，視力減退等症。

（7）歸芍地黃丸（《症因脈治》）

組成：六味地黃丸加當歸、白芍。

功效：滋補肝腎，養血。

主治：肝腎陰血虧虛所致頭暈目眩，耳鳴耳聾，心悸怔忡等症。

（8）參麥地黃丸（驗方）

組成：六味地黃丸加人參、麥冬。

功效：滋補肺腎，益氣。

主治：肺腎陰虛，咳嗽氣喘，身倦乏力等。

6. 右歸飲（張景岳《景岳全書》）溫補命門

右歸飲治命門衰　附桂山萸杜仲施

地草淮山枸杞子　便溏陽痿服之宜

左歸飲主眞陰弱　附桂當除易麥龜

【藥物組成】附子10g、肉桂10g、山茱萸15g、杜仲15g、熟地20g、炙甘草10g、山藥15g、 枸杞子15g。

【新編歌訣】右歸地黃山藥萸，桂附杜仲草枸杞。

【用法】水煎服。

【功效】溫腎助陽，塡精益髓。

【主治】腎陽不足。症見腰酸膝軟，神疲乏力，四肢不溫，舌淡苔白潤，脈沉細等。

方解

君——熟地滋陰，附子壯陽，陰陽並補。

臣——山茱萸、枸杞子滋陰，肉桂溫陽。

佐——山藥健脾益氣，杜仲補腎壯腰。

使——炙甘草甘溫，調和諸藥。

諸藥合用，陰中求陽，陰陽並補，而以補陽爲宗。

【運用要點】本方主治腎陽不足之證，以腰酸，肢冷，神疲，舌淡脈沉細爲辨證要點。

【附方】左歸飲（張景岳《景岳全書》）

組成：本方由右歸飲減去附子、肉桂、杜仲，再加茯苓而成。考景岳原方中並無歌訣所稱的麥冬、龜板（麥龜）兩味，今據《景岳全書》改正。

功效：滋補腎陰。

主治：腎陰不足而致腰酸膝軟，口乾咽燥，潮熱盜汗，口渴欲飲，舌光紅，脈沉細數等症。

【運用要點】右歸飲主治右腎命火不足之證。本方主治左腎陰水不足之證，二者有左右陰陽之分，以口乾咽燥，潮熱盜汗，口渴欲飲，舌光紅，脈沉細數爲辨證要點。

7. 當歸補血湯（李東垣《內外傷辨惑論》）血虛身熱

　　當歸補血有奇功　　歸少耆多力最雄
　　更有耆防同白朮　　別名止汗玉屏風

【藥物組成】當歸10g、黃耆60g。

【用法】水煎服。

【功效】補氣生血。

【主治】血虛發熱。症見肌熱面紅，煩渴欲飲，舌淡白，脈洪大而虛，重按無力，以及婦人經期或產後血虛發熱等症。

方解

君——黃耆甘溫，大補脾胃之氣，作用有二：其一，血脫益氣，血虧之際，陽氣亦浮散欲脫，黃耆有補氣固脫之功，所謂「有形之血不能速生，無形之氣所當急固」是也。其二，益氣生血，以資生化之源，所謂「有形之血，生於無形之氣」。

臣——當歸甘、辛、溫，為補血正藥。

兩藥相合，共奏益氣補血之功。

【運用要點】本方以黃耆補氣爲主，既可用於血虛陽浮的假熱之症，又可用於氣虛不能攝血的出血之症。臨床

以舌淡白，脈洪大而虛，重按無力爲辨證要點。

【附方】玉屏風散（《世醫得效方》）

組成：黃耆15g、白朮10g、防風10g。

功效：益氣固表，止汗。

主治：氣虛自汗，或虛人容易感冒者。

【臨床案例】北京原中國中醫研究院已故名醫蒲輔周先生曾治某軍區司令汪某，因肝炎住院兩月，高熱汗出欲虛脫而請會診。患者肝功能雖已恢復，近半月來體溫在38℃～39℃之間，汗出如洗，衣被盡濕。某醫見大熱大汗，投以犀羚白虎湯清熱，大劑數劑不效，又進大柴胡湯而病情日重，精神委靡已報病危。蒲氏認爲大熱大汗，但不煩不渴，非實熱也。身倦欲脫，舌質豔紅，脈大按之無力，爲正虛衛外不固，投以玉屏風散合甘麥大棗湯，用方甚是平常，誰知服之汗止熱退而痊癒，每劑藥才幾角錢。

8. 七寶美髯丹（邵應節《醫方集解》引）補益肝腎

七寶美髯何首烏　菟絲牛膝茯苓俱

骨脂枸杞當歸合　專益腎肝精血虛

【藥物組成】何首烏20g、菟絲子15g、牛膝10g、茯苓15g、補骨脂15g、枸杞子15g、當歸15g。

【新編歌訣】七寶美髯何首烏，枸菟苓脂當膝呼。

【用法】上藥製爲蜜丸，每服10g，每日2次。

【功效】滋養肝腎，烏鬚黑髮。

【主治】肝腎不足所致鬚髮早白，脫髮，頭暈目花，腰膝酸軟，齒牙動搖等症。

【運用要點】本方是補益肝腎，烏髮固齒，養生益壽的名方，多用於治療早衰，鬚髮早白，齒牙動搖等症。臨

方解

君——何首烏甘、苦、微溫，滋補肝腎，生精烏髮。

臣——菟絲子、補骨脂補腎助陽固精。

佐——枸杞子、當歸補肝養血，茯苓補脾滲濕。

使——牛膝苦、甘，強壯筋骨且能引藥入腎。

諸藥合用，共奏滋養肝腎，烏須黑髮之功。

床應用指徵為筋骨萎軟，頭暈目花，鬚髮早白，齒牙動搖以及遺精、帶下等。

9. 天王補心丹（《道藏》）寧心益智

天王補心柏棗仁　二冬生地與歸身

三參桔梗朱砂味　遠志茯苓共養神

或以菖蒲更五味　勞心思慮過耗真

【藥物組成】柏子仁10g，酸棗仁20g，天冬、麥冬各15g，生地15g，當歸15g，人參10g，玄參10g，丹參20g，桔梗10g，朱砂5g，五味子10g，遠志10g，茯苓25g。

【新編歌訣】玄地丹當柏志多，朱桔參苓酸味冬。

【用法】研末煉蜜作丸，每服10g，每日2～3次。

【功效】滋陰清熱，養心安神。

【主治】心血虧虛，心神不寧，虛煩不眠，怔忡健忘，五心煩熱，神疲倦怠，大便乾燥，口舌生瘡，舌紅少苔，脈細數等症。

【運用要點】（1）本方乃滋補心陰的代表方，臨床應用以虛煩不眠，怔忡健忘，五心煩熱，舌紅少苔，脈細數等為辨證要點。

> **方解**
>
> 君——生地、玄參滋陰清熱，補養心腎。
>
> 臣——天冬、麥冬滋陰清熱，當歸、丹參和血而養心，人參、茯苓益氣而安神，柏子仁、酸棗仁、遠志養心而安神。
>
> 佐——五味子斂氣寧神，朱砂重鎮安神。
>
> 使——桔梗辛苦平，載藥上行，引諸藥入心經。
>
> 　　諸藥合用，滋陰清熱，養心安神，標本兼治，重在治本。心腎兼顧，重在養心。如果以石菖蒲代替五味子，與遠志配合，有利於交通心腎，有助安神。

（2）現代常用於神經衰弱、冠心病、甲狀腺功能亢進等所致失眠、心悸以及復發性舌瘡、口瘡等屬於心腎陰虛血虧者。

10. 虎潛丸（朱丹溪《丹溪心法》）腳痿

　　虎潛腳痿是神方　虎脛膝陳地鎖陽
　　龜板薑歸知柏芍　再加羊肉搗丸嘗

【藥物組成】虎脛骨30g、牛膝60g、陳皮60g、熟地90g、鎖陽45g、龜板120g、乾薑30g、當歸45g、知母90g、黃柏90g、白芍60g。

【新編歌訣】虎潛膝大補，陳鎖芍薑當。注：「大補」指大補陰丸，由熟地、龜板、知母、黃柏、豬脊髓組成，詳見該方劑。虎潛丸方改豬脊髓為羊肉，提請注意。

【用法】研末，羊肉煮爛，搗和為丸，每服9g，日2次，淡鹽湯或溫水送下。

【功效】滋陰降火，強壯筋骨。

【主治】肝腎陰虛，症見腰膝酸軟，筋骨萎軟，腿足萎弱，步履維艱，舌紅少苔，脈細弱等。

方解

君——黃柏、熟地、知母、龜板、當歸、白芍滋陰降火治其本。

臣——虎脛骨、鎖陽強壯筋骨治其標。虎骨可用狗骨等替代。

佐——乾薑、陳皮溫中健脾，理氣和胃，監製方中黃柏等主藥之苦寒。

使——牛膝引藥下行，另用羊肉暖胃，有食療之功。

諸藥合用，共奏滋陰降火，強壯筋骨之功。

【運用要點】

（1）本方用治肝腎陰虛，精血不足的痿證有效，臨床應用以筋骨萎軟，舌紅少苔，脈細弱等為辨證要點。

（2）小兒麻痺後遺症以及膝關節結核等見筋骨萎軟者，可用本方參考治療。

11. 河車大造丸（吳球《諸證辨疑》）大補真元

河車大造膝蓯蓉　二地天冬杜柏從

五味鎖陽歸杞子　真元虛弱此方宗

【藥物組成】紫河車1具，牛膝60g，肉蓯蓉20g，生地、熟地各45g，天門冬20g，杜仲30g，黃柏20g，五味子20g，鎖陽20g，當歸20g，枸杞子45g。

【新編歌訣】河車二地膝仲蓉，五陽當天杞柏從。

【用法】共研細末作丸，每服10g，每日2～3次。

【功效】滋陰填精，補養肺腎。

【主治】虛損勞傷，精血虧虛，肺腎不足之虛勞咳嗽。

方解

君——紫河車甘、鹹、溫，血肉有情之品，大補氣血，填精補腎。

臣——熟地、枸杞子益陰填精。

佐——天門冬滋補肺腎而止咳；生地、黃柏降火滋陰而退虛熱；杜仲、鎖陽、肉蓯蓉、牛膝補腎助陽而強壯筋骨；五味子斂肺止咳，當歸和血養陰。

諸藥合用，共奏滋陰填精，補養肺腎之功。

【運用要點】

（1）本方多用於肺腎陰虧，元氣內傷之虛勞咳嗽，潮熱骨蒸，盜汗遺精等證。臨床應用以乾咳少痰，痰中夾血，頭暈耳鳴，腰膝酸軟，五心煩熱，舌紅少苔，脈細數等爲辨證要點。

（2）現代醫學之肺結核、骨結核、淋巴結核；慢性肝炎、慢性腎炎、晚期癌症；高血壓、更年期綜合徵等而見上述表現者，可用本方參考治療。

12. 斑龍丸（《古今醫統大全》）補益元陽

斑龍丸用鹿膠霜　苓柏菟脂熟地黃

等分爲丸酒化服　玉龍關下補元陽

【藥物組成】鹿角膠、鹿角霜、茯苓、柏子仁、菟絲子、補骨脂、熟地黃各等分。

【新編歌訣】斑龍丸用鹿膠霜，柏苓菟脂熟地黃。

【用法】上藥研末，用酒將鹿角膠溶化，和藥爲丸如梧桐子大，每服10g，溫酒化服，每日2次。

【功效】塡精補腎，養血安神。

【主治】腎虛所致陽痿、遺精，腰膝酸軟之症。

方解

君——鹿角膠、鹿角霜、熟地溫腎壯陽，塡精養血。

臣——補骨脂、菟絲子溫腎固精。

佐——柏子仁養心安神，茯苓健脾利濕。

　　諸藥合用，共奏塡精補腎，養血安神之功。「斑龍」者，鹿的別稱，本方以鹿角膠、鹿角霜爲主藥，故稱斑龍丸。

【運用要點】本方臨床應用以陽痿遺精，小便頻數，頭暈目眩，腰酸膝軟，舌淡苔薄，脈沉弱等爲辨證要點。

二、發表之劑

1. 麻黃湯（張仲景《傷寒論》）寒傷營無汗

　　麻黃湯中用桂枝　　杏仁甘草四般施
　　發熱惡寒頭項痛　　傷寒服此汗淋漓

　　【藥物組成】麻黃 10g、桂枝 10g、杏仁 10g、炙甘草 10g。

　　【新編歌訣】麻黃湯中用桂枝，杏仁甘草四般施。

　　【用法】水煎服。

　　【功效】發汗散寒，宣肺平喘。

　　【主治】外感風寒表實證，症見惡寒發熱，頭身疼痛，無汗或喘，舌苔薄白，脈浮緊。

方解

君——麻黃辛溫，發汗解表，止咳平喘。

臣——桂枝辛溫，佐汗解肌，溫經通脈。

佐——杏仁苦溫，宣肺利氣。

使——炙甘草甘溫，調和諸藥。

四藥合用，共奏發汗散寒，宣肺平喘之功。

　　【運用要點】

　　（1）本方為主治外感風寒表實證之主方，臨床應用以惡寒發熱，頭身疼痛，無汗或喘，舌苔薄白，脈浮緊為辨證要點。

　　（2）本方多用於現代醫學的感冒、流行性感冒以及慢性支氣管炎、支氣管哮喘等屬於外感風寒表實證者。

（3）本方為發汗峻劑，只用暫用，一服汗出，無須再服，以免汗多傷陽。

【臨床案例】滬上名醫惲鐵樵任《小說月報》主編時，業餘也學習醫學，對《內經》、《傷寒論》所下工夫尤多。他三個兒子都死於傷寒，後愛子慧度也患傷寒，請來諸醫，仍是歷次用過的梔子、桑葉、菊花、銀花、連翹等辛涼藥物，服後發熱依舊，氣喘如故。惲氏徹夜未眠，在屋中徘徊，苦於缺乏臨床經驗，難下決心。

天亮，他果斷地說：「這不是《傷寒論》中太陽病，頭痛發熱，身疼腰痛，骨節疼痛，惡風寒，無汗而喘之麻黃湯證嗎？」於是開了麻黃、桂枝、杏仁、甘草四味藥，交給夫人說：「三個兒子都死於傷寒，今慧度又病，醫生無能為力，與其坐以等死，寧願服藥而亡。」夫人按方給孩子用藥，晚上氣喘已減，肌膚濕潤，再用藥汗出喘平而癒。惲氏於是更加堅信傷寒方，1921年毅然辭職，轉行掛牌行醫，終成一代名醫。

2. 桂枝湯（張仲景《傷寒論》）風傷衛有汗

桂枝湯治太陽風　芍藥甘草薑棗同
桂麻相合名各半　太陽如瘧此為功

【藥物組成】桂枝10g、白芍10g、炙甘草10g、生薑10g、大棗10枚。

【新編歌訣】桂枝湯治太陽方，芍藥甘草棗生薑。

【用法】水煎服。服後少頃，喝熱稀粥以助藥力。

【功效】解肌發表，調和營衛。

【主治】外感風寒表虛證。症見發熱頭痛，汗出惡風，或鼻鳴乾嘔，舌苔薄白，脈浮緩等。

方解

君——桂枝辛溫，發汗解肌，溫經通脈。

臣——白芍酸苦，和營養陰。

佐——生薑散寒調衛氣，大棗益氣和營血。

使——炙甘草甘溫，調和諸藥。

四藥合用，共奏解肌發表，調和營衛之功。

【運用要點】本方為主治外感風寒表虛證的代表方劑，臨床應用以發熱汗出，惡風，脈浮緩為辨證要點。

【臨床案例】編者曾治趙某，女，80歲。既往曾發心梗，刻診：心悸，乏力，氣短，已經2年，伴有轟熱汗出，嘔惡，納差，背部發涼作痛，腹瀉，手足心熱，雙足略腫，尿少，色黃，眠差，血壓尚正常。舌淡赤稍胖潤，脈滑軟稍數。此心陽不足，水濕偏盛，營衛失調，其轟熱汗出，手足心熱，當以虛陽外越看待，不當視為陰虛。擬予桂枝湯合真武湯加味：附子10g，桂枝10g，白芍10g，龍骨、牡蠣各30g，酸棗仁30g，黃耆30g，炮薑15g，白參10g，茯苓30g，麵芽25g，防風5g，炙甘草10g，大棗10個，生薑10片。10劑後，心悸，乏力，氣短，腹瀉，眠差，烘熱汗出各症均減，嘔惡消失。藥已中的，守方調理月餘，諸症若失。

【附方】桂枝麻黃各半湯（張仲景《傷寒論》）

組成：由桂枝湯、麻黃湯各取半量組成，藥物包括桂枝、白芍、麻黃、杏仁、炙甘草、生薑、大棗。

功效：發汗解表，調和營衛。

主治：太陽病，如瘧狀，發熱惡寒，熱多寒少，脈浮。

3. 大青龍湯（張仲景《傷寒論》）風寒兩解

> 大青龍湯桂麻黃　杏草石膏薑棗藏
>
> 太陽無汗兼煩躁　風寒兩解此為良

【藥物組成】桂枝10g、麻黃15g、杏仁10g、炙甘草10g、石膏30g、生薑10g、大棗10枚。

【新編歌訣】大青龍湯桂麻黃，杏草石膏薑棗藏。

【用法】水煎服。

【功效】發汗解表，清熱除煩。

【主治】外感風寒，內有鬱熱，惡寒無汗，煩躁，頭身疼痛。

方解

君——麻黃辛溫，發汗解表。

臣——桂枝辛溫，散寒解表。

佐——石膏清泄裡熱而除煩，杏仁宣降肺氣而止咳，生薑、大棗調和營衛，且可監製石膏寒涼傷胃。

使——炙甘草甘溫，調和諸藥。

諸藥合用，使風寒宣散，內熱得清，諸證皆除。

【運用要點】

（1）本方為外感風寒，內有鬱熱（北方有稱為「寒包火」、「燈籠熱」者）的常用方。臨床應用以惡寒無汗，煩躁，脈浮緊為辨證要點。

（2）現代多用於感冒、流行性感冒、支氣管炎、支氣管哮喘、過敏性鼻炎、急性腎炎等證屬外寒裡熱者。

（3）本方亦為發汗峻劑，一服得汗者，無須再服，

以免汗多傷陽。

【臨床案例】1957年，毛澤東主席在青島開會期間，感冒、發燒、咳嗽，多方治療不見好轉，當時山東省委書記舒同推薦名醫劉惠民赴診。劉診為外感日久，表未解而裡熱甚，用大青龍湯重劑加減，表裡雙解。兩劑即熱退病除，保證了毛澤東按時參加會議。毛澤東說：「我30多年沒吃中藥了，這次感冒總是不好，劉大夫的兩劑中藥解決了問題。中醫中藥好，劉大夫的醫術也好啊。」

4. 小青龍湯（張仲景《傷寒論》）太陽行水發汗

小青龍湯治水氣　喘咳嘔噦渴利慰
薑桂麻黃芍藥甘　細辛半夏兼五味

【藥物組成】乾薑、桂枝、麻黃、白芍、炙甘草各10g，細辛5g，半夏15g，五味子10g。

【新編歌訣】薑桂麻黃芍藥甘，細辛半夏兼五味。

【用法】水煎服。

【功效】解表散寒，溫肺化飲。

方解
君——麻黃、桂枝同用發汗散寒以解表邪。
臣——乾薑、細辛溫肺化飲。
佐——五味子斂肺止咳，白芍和營養血，二藥又可監製諸藥辛散太過，半夏燥濕化痰，和胃降逆。
使——炙甘草甘溫，既可益氣和中，又可調和諸藥。
　　諸藥相合，散中有收，宣中有降，可令風寒得解，水飲得除，諸證自平。

【主治】外感風寒，內停水飲。症見惡寒發熱，無汗，咳喘，痰多而稀，頭身疼重，胸痞，乾嘔，脈浮等。

【運用要點】

（1）本方為外感風寒，內停水飲證之代表方。臨床應用以惡寒發熱，無汗，咳喘，痰多而稀，舌苔白滑，脈浮等為辨證要點。

（2）現代多用於感冒、支氣管炎、支氣管哮喘、百日咳、肺心病等證屬外寒內飲者。

【臨床案例】清代名醫徐靈胎曾治松江王孝賢夫人，素有出血之證，時發時止，發則咳嗽。此次感冒變成痰喘，不能著枕，日夜伏幾而坐，將近不能支持。先有常州名醫法丹書調治無效，因請徐靈胎診治。徐診畢曰：「此小青龍證也。」法丹書曰：「我固知之，但弱體而素有血證，麻桂等藥可用乎？」徐曰：「急則治標，若更喘數日則立斃矣。且治其新病，癒後再治其本病可也。」法曰：「你說的確實有理，但病家焉能知之？治本病而死，死而無怨。如用麻桂而死，則不咎病本無治，而恨麻桂殺之矣。」徐曰：「服之有害，我自當之，但求先生不阻之耳。」遂用小青龍湯，服後氣平就枕，終夜得安，再經調理乃復其舊。

5. 葛根湯（張仲景《傷寒論》）太陽無汗惡風

　　葛根湯內麻黃裹　　二味加入桂枝湯
　　輕可去實因無汗　　有汗加葛無麻黃

【藥物組成】葛根20g、麻黃10g、桂枝10g、白芍10g、炙甘草10g、生薑10g、大棗10枚。

【新編歌訣】葛根加麻桂枝湯。

【用法】水煎服。

【功效】解表散寒，濡潤筋脈。

【主治】外感風寒，筋脈失養。症見惡寒發熱，無汗，頭項強痛，苔薄白，脈浮緊。

方解

君——葛根辛涼，解表祛風，濡潤筋脈。

臣——麻黃、桂枝發汗解表。

佐——白芍、大棗、桂枝、生薑調和營衛。

使——炙甘草甘溫，益氣和中，調和諸藥。

諸藥相合，共奏解表散寒，濡潤筋脈之功。

【運用要點】本方爲治療外感風寒，筋脈失養所致項背僵強不適的代表方。臨床應用以惡寒發熱，無汗，頭項強痛，苔薄白，脈浮緊爲辨證要點。

6. 升麻葛根湯（錢乙《小兒藥證直訣》）陽明升散

升麻葛根湯錢氏　再加芍藥甘草是

陽明發熱與頭痛　無汗惡寒均堪倚

亦治時疫與陽斑　痘疹已出愼勿使

【藥物組成】升麻、葛根、赤芍、炙甘草各10g。

【新編歌訣】升麻葛根加芍草。

【用法】水煎服。

【功效】辛涼解肌，透疹解毒。

【主治】麻疹未發或發而未透，發熱惡風，頭身疼痛，咳嗽，噴嚏，目赤流淚，口渴，舌紅苔乾，脈浮數。

方解

君——升麻、葛根辛涼解肌，透疹解毒。

臣——赤芍苦微寒，清熱涼血之中且善活血。

使——炙甘草甘溫，調和諸藥。

　　　四藥合用，可於麻疹未發或發而未透之時，助以順利透發。

亦用治瘟疫。

【運用要點】本方為治療麻疹初起的常用方，凡麻疹未發或發而未透者，可用本方調理，若麻疹已出透者禁用本方，恐其升散重虛其表也。本方尚可用治時行瘟疫、陽性癍疹等症。

7. 九味羌活湯（張元素《此事難知》引）解表通利

　　九味羌活用防風　　細辛蒼芷與川芎
　　黃芩生地同甘草　　三陽解表益薑蔥
　　陰虛氣弱人禁用　　加減臨時在變通

【藥物組成】羌活10g、防風10g、細辛5g、蒼朮10g、白芷10g、川芎10g、黃芩10g、生地15g、甘草10g、生薑10g、蔥白10g。

【新編歌訣】九味羌活辛芷風，蒼芎地芩薑草蔥。

【用法】水煎服。

【功效】發汗祛濕，兼清裡熱。

【主治】外感風寒濕邪，入裡化熱。症見惡寒發熱，肢體酸痛，口苦或渴，舌苔白，脈浮。

方解

君——羌活辛溫，散寒祛濕，通利關節。

臣——防風、蒼朮辛溫發表。

佐——細辛、川芎、白芷祛風散寒，兼善行氣活血，
宣痹止痛；生地涼血，兼制風藥之燥；生薑、
蔥白和胃散寒。

使——甘草甘溫，調和諸藥。

諸藥相合，共奏發汗祛濕，兼清裡熱之功。

【運用要點】

（1）本方為四時感冒風寒濕邪的常用方劑，適於表實無汗而兼內熱之證。臨床應用以惡寒發熱，寒多熱少，頭痛無汗，肢體酸楚疼痛，口苦或渴為辨證要點。

（2）現代多用於流感、風濕性關節炎等而見本方證者。

8. 神朮散（《太平惠民和劑局方》）散風寒濕

神朮散用甘草蒼　細辛藁本芎芷羌

各走一經祛風濕　風寒泄瀉總堪嘗

太無神朮即平胃　加入菖蒲與藿香

海藏神朮蒼防草　太陽無汗代麻黃

若以白朮易蒼朮　太陽有汗此方良

【藥物組成】炙甘草10g、蒼朮10g、細辛5g、藁本10g、川芎10g、白芷10g、羌活10g。

【新編歌訣】神朮散用甘草蒼，細辛藁本芎芷羌。

【用法】水煎服，或作丸劑，每服10g，每日2～3次。

方解

君——蒼朮辛溫，發汗解表，燥濕健脾，外感裡濕兼可治療。

臣——羌活、白芷散風除濕，祛寒解表。

佐——細辛、川芎、藁本散寒止痛。

使——炙甘草甘溫，調和諸藥。

諸藥相合，共奏祛風解表，散寒止痛之功。

【功效】祛風解表，散寒止痛。

【主治】外感風寒濕邪，症見惡寒發熱，頭身疼痛，鼻塞聲重，咳嗽頭昏，或見瀉利等。

【運用要點】本方常用於治療感冒、寒濕頭痛等，臨床以惡寒發熱，頭身疼痛為辨證要點。

【附方】（1）太無神朮散（《醫方考》）

組成：即平胃散（蒼朮、川朴、陳皮、炙甘草）加入石菖蒲、藿香。

功效：芳香辟穢，理氣和中。

主治：感受時氣瘴邪，發熱頭痛，傷食停飲，嘔吐瀉痢等症。

（2）海藏神朮散（《陰證略例》）

組成：蒼朮、防風、炙甘草、生薑、蔥白。

功效：祛濕解表。

主治：外感寒邪，內傷生冷，惡寒無汗，頭痛而沉等症，可代替麻黃湯選用。

（3）白朮湯

組成：白朮、防風、炙甘草、生薑、蔥白。

功效：袪濕解表。

主治：外感寒邪，惡寒有汗、頭痛而沉。

9. 麻黃附子細辛湯（張仲景《傷寒論》）少陰表證

麻黃附子細辛湯　發表溫經兩法彰

若非表裡相兼治　少陰反熱曷能康

【藥物組成】麻黃10g、附子10g、細辛5g。

【用法】水煎服。

方解

君——麻黃解表散寒，附子溫陽袪寒，表裡同治。

臣——細辛辛溫，既助麻黃以解表，又助附子溫裡，
　　　表裡兼顧。

三藥相合，共奏溫陽解表之功。

【功效】溫陽解表。

【主治】素體陽虛，感受風寒，惡寒而見發熱，脈沉者。

【運用要點】本方適於陽虛而兼外感之證，既有陽虛之本，又有外感之標，乃標本同治之方。臨床上以惡寒重，發熱輕，脈沉弱為辨證要點。

【臨床案例】編者曾治程某，女，41歲。低熱反覆發作2年。低熱，37℃上下，熱時頭脹而痛，乏力，小腹墜脹，無汗，畏寒，關節酸痛，足涼，宿有子宮肌瘤、卵巢囊腫。納食尚可，素有便溏，月經過多。血象：WBC 5.0×109個/L。抗生素反覆用遍，排除結核、風濕病。舌

淡潤，脈沉滑。此表實而陽氣虧虛，虛陽外越。治以溫陽解表，擬麻黃附子細辛東加味：附子15g，麻黃、桂枝、乾薑各10g，細辛5g，炮薑15g，血餘炭20g，砂仁10g，大棗10個，生薑10片。3劑後，汗出，自覺氣力增加，呼吸順暢，減去麻黃，加黃耆30g，白芍15g，繼續調理，汗止，便調，低熱仍未退。前方附子增至20g，另加酸棗仁30g，磁石30g，吳茱萸10g，前後調理2月餘，低熱終於消退，餘症若失，隨訪年餘未發。

10. 人參敗毒散（朱肱《類證活人書》）暑濕熱時行

　　人參敗毒茯苓草　　枳桔柴前羌獨芎
　　薄荷少許薑三片　　四時感冒有奇功
　　去參名爲敗毒散　　加入消風治亦同

【藥物組成】人參10g、茯苓25g、甘草10g、枳殼10g、桔梗10g、柴胡10g、前胡10g、羌活10g、獨活10g、川芎10g、薄荷5g、生薑5g。

【新編歌訣】人參薑荷草苓芎，羌獨柴前枳桔同。

方解

君——羌活、獨活散風祛濕，治一身上下之風寒濕邪。

臣——柴胡、前胡、薄荷透表散熱兼能止咳。

佐——川芎活血而止痛，桔梗、枳殼一升一降，寬胸利氣，人參、茯苓益氣扶正。

使——甘草、生薑和中而調和諸藥。

諸藥合用，共奏益氣解表，散風祛濕之功。

【用法】上藥爲末，每服6g。

【功效】益氣解表，散風祛濕。

【主治】正氣不足，外感風寒濕邪。症見憎寒壯熱，頭身疼痛，無汗，頭項強痛，肢體酸痛，胸膈痞悶，鼻塞聲重，咳嗽有痰，舌淡苔白，脈浮而無力等。

【運用要點】

（1）本方爲益氣解表的代表方劑，以憎寒壯熱，頭身疼痛，鼻塞聲重，舌淡苔白，脈浮而無力等爲辨證要點。

（2）本方亦用治痢疾、泄瀉初起而見表證者，清代喻嘉言倡用此法，稱之爲「逆流挽舟法」，頗有見地。

（3）本方還可用於瘡瘍初起而見風寒濕表證者，稱之爲「敗毒散」，即含此意。一般可去掉人參，再加銀花、連翹，稱爲連翹敗毒散。

【臨床案例】民國時，某年夏季，滬上名醫丁甘仁的一位幼輩患了痢疾，丁老先生用了治痢方藥多種，竟然不效，遷延月餘，總是身熱不退，下痢不止，不免心焦。正在憂思之際，四川名醫唐容川來到上海，名家相見，交談甚契。丁老先生憐幼心切，虛懷若谷，特邀唐氏診治。一番診視之後，唐氏擬以人參敗毒散治之。丁老先生深覺有理，表示贊同。服藥後，病人一劑身熱即退，再劑下痢亦止。當時上海廣爲流傳，一者盛讚丁老先生虛懷若谷，二者欽佩唐容川經驗豐富。清代喻嘉言十分推崇以人參敗毒散治療痢疾而兼表證者，稱爲「逆流挽舟法」，唐容川繼承此法而有所得。

【附方】（1）敗毒散：如正氣不虛，可去掉人參，稱之為「敗毒散」。

（2）消風敗毒散：人參敗毒散與消風散（見該方）合

用，名為消風敗毒散，主治大致相同，而偏於治療皮膚病。

11. 再造散（陶節庵《傷寒六書》）陽虛不能作汗

再造散用參耆甘　桂附羌防芎芍參
細辛加棗煨薑煎　陽虛無汗法當諳

【藥物組成】人參 10g，黃耆 15g，炙甘草、桂枝、附子、羌活、防風、川芎、白芍各 10g，細辛 5g，大棗 10 枚，煨生薑 10g。

【新編歌訣】再造薑棗參耆甘，細桂附羌防芍川。

【用法】水煎服。

【功效】益氣助陽，解表散寒。

【主治】陽氣虛弱，外感風寒證。症見惡寒發熱，熱輕寒重，無汗肢冷，倦怠嗜臥，語聲低微，舌淡苔白，脈沉無力或浮大無力。

【運用要點】本方是益氣助陽解表的常用方劑。臨床應用以惡寒重，發熱輕，無汗肢冷，舌淡苔白，脈沉無力

方解

君——桂枝、細辛辛溫解表，溫經通陽。

臣——羌活、防風輔助桂、辛散寒解表，附子溫壯元陽，黃耆、人參補益元氣。

佐——川芎活血行氣，白芍斂陰和營，煨生薑、大棗溫脾養胃，兼可調和營衛。

使——炙甘草甘溫，調和諸藥。

　　各藥合用，扶正而不戀邪，發汗而不傷正，相輔相成，配伍嚴謹。

或浮大無力爲辨證要點。現代多用於老年人感冒、風濕性關節炎等證屬陽氣虛弱，外感風寒者。

12. 麻黃人參芍藥湯（李東垣《脾胃論》）內虛感寒

麻黃人參芍藥湯　桂枝五味麥冬裏
歸耆甘草汗兼補　虛人外感服之康

【藥物組成】麻黃10g、人參10g、白芍10g、桂枝10g、五味子5g、麥門冬10g、當歸10g、黃耆15g、炙甘草10g。

【新編歌訣】麻黃人參芍藥湯，麥味桂枝草耆當。

【用法】水煎服。

方解
君——麻黃辛溫，解表散寒。
臣——桂枝辛溫，解肌發汗。
佐——人參、黃耆益氣健脾，當歸、白芍養血和營，
　　　麥門冬、五味子養陰清熱。
使——炙甘草甘溫，調和諸藥。
各藥合用，共奏解表散寒，益氣養血之功。

【功效】解表散寒，益氣養血。

【主治】脾氣內虛，外感風寒而見惡寒發熱，無汗，疲憊乏力，或見吐血者。

【運用要點】本方爲治虛人外感的方劑，可以理解爲麻黃湯、桂枝湯、生脈飲、當歸補血湯的合方，臨床應用以惡寒發熱，無汗，疲憊乏力爲辨證要點。

13. 神白散（朱端章《衛生家寶方》）一切風寒

> 神白散用白芷甘　薑蔥淡豉與相參
>
> 一切風寒皆可服　婦人雞犬忌窺探
>
> 肘後單煎蔥白豉　用代麻黃功不慚

【藥物組成】白芷、甘草、生薑、蔥白、淡豆豉各10g。

【新編歌訣】神白芷豉薑蔥草。

【用法】水煎服。

【功效】解表散寒。

【主治】外感風寒輕證而見惡寒發熱，無汗，頭痛，舌淡苔白，脈浮。

方解

君——白芷辛溫，散寒止痛。

臣——生薑、蔥白通陽散寒解表。

佐——淡豆豉辛微溫，解表兼可除煩。

使——甘草甘溫，調和諸藥。

諸藥相合，共奏解表散寒之功。

【運用要點】本方為外感風寒初起，症狀較輕者而設。

【附方】蔥豉湯（《肘後備急方》）

組成：蔥白10g，淡豆豉10g。

功效：解表散寒。

主治：外感風寒初起，頭痛鼻塞，無汗之輕症。

14. 十神湯（《太平惠民和劑局方》）時行感冒

> 十神湯裡葛升麻　陳草芎蘇白芷加

麻黃赤芍兼香附　時邪感冒效堪誇

【藥物組成】葛根15g，升麻、陳皮、炙甘草、川芎、蘇葉、白芷、麻黃、赤芍、香附各10g。

【新編歌訣】十神升葛麻芷薑，陳芎赤蘇草蔥香。

【用法】上藥共爲細末，每用10g，加生薑5片，蔥白3莖，水煎服。

【功效】解表散寒，理氣和中。

【主治】時令不正，感冒瘟疫而見惡寒發熱，無汗，頭痛，胸脘痞悶，心煩，舌淡苔白，脈浮等證。

方解

君——升麻、葛根解肌散熱，升津止渴。

臣——麻黃、白芷、蘇葉發表止痛，兼可辟穢。

佐——香附、陳皮理氣和中，赤芍清熱和血。

使——炙甘草甘溫，調和諸藥。

諸藥合用，共奏解表散寒，理氣和中之功。

【運用要點】本方溫涼並用，因此不論陰陽兩感，時邪瘟疫，均可酌用，適於現代各型流行性感冒。

增　輯

1. 銀翹散（吳鞠通《溫病條辨》）溫邪初起

銀翹散主上焦醫　竹葉荊牛薄荷豉

甘桔蘆根涼解法　風溫初感此方宜

咳加杏貝渴花粉　熱甚梔芩次第施

【藥物組成】銀花15g，連翹、竹葉、荊芥、牛蒡子、

薄荷、豆豉、甘草、桔梗、蘆根各10g。

【新編歌訣】銀翹薄豉荊，竹蒡蘆草梗。

【用法】鮮蘆根為引，水煎服。

【功效】疏散風熱，清熱解毒。

【主治】風溫初起。症見發熱，微惡風寒，無汗或有汗不暢，頭痛，口渴，咳嗽，咽痛，舌邊尖紅，苔薄白，脈浮數者。

方解

君——銀花、連翹清熱解毒，兼善辛涼透表。

臣——薄荷、荊芥、豆豉辛散表邪，透熱外出。

佐——蘆根、竹葉甘涼輕清以清熱生津，牛蒡子、桔梗宣肺止咳，清利咽喉。

使——甘草甘溫，調和諸藥。

諸藥相合，辛涼透表，共奏疏散風熱，清熱解毒之功。如果兼見咳嗽可加杏仁、川貝；口渴宜加花粉；熱甚者再加梔子、黃芩等，隨症加味，當有次第。

【運用要點】

（1）本方為「辛涼平劑」，適於風熱表證。臨床應用以發熱，微惡風寒，口渴，舌邊尖紅為辨證要點。

（2）本方常用於流行性感冒、急性扁桃體炎等見本方證者。由於本方的清熱解毒作用，一切發熱性流行病如日本腦炎、流腦、腮腺炎等，具有風熱表證者均可參用。

（3）本方亦可用於風疹發熱或麻疹初起者。

2. 桑菊飲（吳鞠通《溫病條辨》）風溫咳嗽

桑菊飲中桔梗翹　杏仁甘草薄荷饒

蘆根爲引輕清劑　熱盛陽明入母膏

【藥物組成】桑葉15g，菊花、桔梗、連翹、杏仁、甘草、薄荷、蘆根各10g。

【新編歌訣】桑菊桔杏荷，蘆翹甘草和。

【用法】水煎服。

【功效】疏散風熱，宣肺止咳。

【主治】風溫初起。症見乾咳，身不甚熱，微渴等。

【運用要點】

（1）本方主治風溫初起，邪在肺衛，以咳嗽爲主的風熱表證，同時亦治感受秋燥而咳者，故本方用治乾咳無痰之燥咳亦效。臨床應用以乾咳無痰，身不甚熱，微渴爲辨證要點。

方解

君——桑葉、菊花既散上焦風溫之邪，又清肺中之熱，兼善止咳。

臣——薄荷助桑菊增強辛涼解表之效，桔梗、杏仁一升一降，宣肅肺氣而收止咳之功，透表而善清熱，猶可生津。

佐——連翹苦辛寒，清熱透表；節根生津止渴。

使——甘草甘溫，利咽，調和諸藥。

　　諸藥相合，共奏疏散風熱，宣肺止咳之功，如果邪入陽明，裡熱較重者，應該加入石膏、知母以清熱生津止渴。

（2）流行性感冒、急性扁桃體炎、流行性結膜炎等屬於風熱表證者，可參用本方。

3. 防風解毒湯（繆仲淳《先醒齋醫學十筆記》）風溫痧疹

　　防風解毒荊薄荷　　大力石膏竹葉和

　　甘桔連翹知木枳　　風溫痧疹肺經多

【藥物組成】防風、荊芥、薄荷、牛蒡子（大力子）各10g，石膏30g，竹葉、甘草、桔梗、連翹、知母、木通、枳實各10g。

【新編歌訣】防風荊薄牛通實，草梗連翹竹知石。

【用法】水煎服。或作丸劑，每服10g，每日2～3次。

【功效】解表透疹，清熱瀉火。

【主治】風溫痧疹初起表證明顯者。

【運用要點】大人、小兒風溫痧疹初起表證明顯者。

方解

君——牛蒡子、連翹辛涼透疹。

臣——荊芥、防風、薄荷疏風解表。

佐——石膏、知母、竹葉清瀉肺胃之熱，連翹、木通
　　　清心瀉火，桔梗、枳實宣降氣機。

使——甘草甘溫，調和諸藥。

諸藥相合，共奏解表透疹，清熱瀉火之功。

4. 竹葉柳蒡湯（繆仲淳《先醒齋醫學廣筆記》）小兒
痧瘄

竹葉柳蒡乾葛知　蟬衣荊芥薄荷司
石膏粳米參甘麥　初起風痧此可施

【藥物組成】竹葉10g，西河柳20g，牛蒡子、葛根、知母、蟬蛻、荊芥、薄荷各10g，石膏20g，粳米、玄參、甘草、麥冬各10g。

【新編歌訣】竹葉柳蒡葛甘知，荊粳元石麥薄衣。

【用法】水煎服。

【功效】解表透疹，清熱瀉火。

【主治】痧疹初起，透發不暢。症見咳嗽噴嚏，鼻流清涕，發熱重，惡寒輕，煩躁口渴，面赤腮腫，舌苔薄黃而乾，脈浮數等。

方解
君——牛蒡子、西河柳、竹葉善於解表透疹。
臣——葛根、薄荷、蟬蛻升陽透疹。
佐——石膏、玄參、知母、麥冬清瀉肺胃之熱，兼可生津止渴，荊芥辛溫解表。
使——粳米和胃，甘草調和諸藥。
諸藥相合，共奏解表透疹，清熱瀉火之功。

【運用要點】臨床應用以痧疹初起，透發不暢，發熱重，惡寒輕，煩躁口渴，舌苔薄黃而乾，脈浮數為辨證要點。

5. 華蓋散（《太平惠民和劑局方》）風寒致哮

華蓋麻黃杏橘紅　桑皮苓草紫蘇供

三拗只用麻甘杏　表散風寒力最雄

【藥物組成】麻黃、杏仁、陳皮、桑白皮各10g，赤茯苓20g，炙甘草、紫蘇子各10g。

【新編歌訣】華蓋拗陳桑苓蘇。注：「拗」指三拗湯，含麻黃、杏仁、甘草三味。

【用法】水煎服。

【功效】宣肺解表，祛痰止咳。

【主治】肺感風寒挾痰證。症見咳嗽上氣，胸膈煩滿，項背拘急，聲重鼻塞，頭昏目眩，肺氣挾痰不利，呷呀聲聲，脈浮。

方解

君——麻黃辛溫，散寒解表，宣肺平喘。

臣——杏仁、桑白皮、紫蘇子降氣化痰，止咳平喘。

佐——陳皮、赤茯苓健脾化痰。

使——炙甘草甘溫，和中調藥。

　　諸藥合用，共奏宣肺解表，祛痰止咳之功。因肺為五臟之華蓋，故名「華蓋散」。

【運用要點】臨床應用以咳痰上氣，聲重鼻塞，呷呀有聲為辨證要點。

【附方】三拗湯（《太平惠民和劑局方》）

組成：麻黃、杏仁、生甘草各等分。

功效：宣肺止咳，降逆平喘。

主治：感冒風邪，鼻塞聲重，言語不出，惡風惡寒，頭痛目眩，咳嗽痰多，氣短胸悶，四肢倦拘等症。

三、攻裡之劑

1. 大承氣湯（張仲景《傷寒論》）胃腑三焦大實大熱

大承氣湯用芒硝　枳實厚朴大黃饒

救陰瀉熱功偏擅　急下陽明有數條

【藥物組成】芒硝10g、枳實15g、厚朴15g、大黃10g。

【新編歌訣】大承氣硝黃朴實。

【用法】水煎，分二次溫服。若便通則停服第二次。

【功效】峻下熱結。

【主治】

（1）陽明腑實證，症見大便不通，頻轉失氣，脘腹痞滿，腹痛拒按，按之則硬，日晡潮熱，神昏譫語，手足戢然汗出，舌苔黃燥起刺或焦黑燥烈，脈沉實。

（2）熱結旁流。下利清水，色純青，其氣臭穢，臍腹疼痛，按之堅硬有塊，口舌乾燥，脈滑數。

（3）裡熱結實證之熱厥，痙病或發狂。

【運用要點】本方為攻下瀉熱的代表方劑，臨床應用

方解

君——大黃苦寒，瀉熱通便，蕩滌腸胃邪熱積滯。

臣——芒硝鹹寒，瀉熱，軟堅潤燥通便。

佐——厚朴下氣除滿，枳實破結消痞，兩藥配合，行氣導滯，並助硝黃攻下熱結。

諸藥合用，共奏峻下熱結之功。

以不大便，脘腹脹滿，苔黑而乾或焦黑燥烈，脈沉數有力為辨證要點。若痞滿燥實俱重，而氣脹明顯者，本方加桃仁、赤芍、萊菔子，改枳實為枳殼，以加強下氣除滿消痞，活血化淤之力，方名複方大承氣湯。

對於急性單純性腸梗阻、粘連性腸梗阻、蛔蟲性腸梗阻、急性膽囊炎、膽道蛔蟲，急性水腫型胰腺炎，急性闌尾炎，急性菌痢初起，消化不良性胃炎，充血性頭痛以及某些疾病出現的高熱、神昏、譫語、驚厥、發狂而具陽明實證者，均可用本方加減治療。

【臨床案例】1942年夏，新四軍名將羅炳輝將軍在安徽患了溫熱病，高燒不退，皮下隱疹，時時說胡話。當時西藥奇缺，致使病勢危篤。後慕名求治於安徽名醫戴星甫（1896—1948），戴氏識證準確，投藥果敢。一診即診斷羅將軍是「陽明腑實證」，逕投大承氣湯通腑瀉熱，生大黃用至100g。藥店懼怕藥量太重，自行改配熟大黃且減其用量。羅將軍服後未效，戴氏甚感詫異，親自檢視藥材，發現大黃劑量不夠，且為熟大黃，藥力不足，復命取生大黃100g重煎再服，果然熱退便通，轉危為安。

2. 小承氣湯（張仲景《傷寒論》）胃腑實滿

　　小承氣湯朴實黃　　譫狂痞硬上焦強
　　益以羌活名三化　　中風閉實可消詳

【藥物組成】厚朴、枳實各10g，大黃15g。

【新編歌訣】小承氣湯朴實黃。

【用法】水煎分二次服，若便通，停服第二次。

【功效】輕下熱結。

【主治】陽明腑實證。症見大便不通，譫語潮熱，脘

> 方解
>
> 君——大黃苦寒，與它藥共下，瀉熱通便。
>
> 臣——厚朴下氣除滿，枳實破結消痞，兩藥配合，行
> 　　　氣導滯，並助大黃攻下熱結。
>
> 三藥相合，具有輕下熱結之功。

腹痞滿，舌苔老黃，脈滑而疾。痢疾初起，腹中脹痛，裡急後重者，亦可用之。

【運用要點】臨床應用以大便不通，譫語潮熱，脘腹痞滿，舌苔老黃為辨證要點。

【附方】三化湯（《活法機要》）

組成：厚朴、枳實、大黃、羌活。

功效：通便散風。

主治：類中風外無表證、內有二便不通者（素體壯人可服用）。

3. 調胃承氣湯（張仲景《傷寒論》）胃實緩攻

　　調胃承氣硝黃草　甘緩微和將胃保

　　不用朴實傷上焦　中焦燥實服之好

【藥物組成】芒硝10g、大黃12g、炙甘草10g。

【新編歌訣】調胃承氣硝黃草。

【用法】水煎溫頓服。

【功效】緩下熱結。

【主治】陽明胃腸燥熱。症見大便不通，口渴心煩，蒸蒸發熱，或腹中脹滿，舌苔正黃，脈滑數。

【運用要點】臨床應用以大便不通，口渴心煩，舌苔

方解

君——大黃苦寒，與它藥共下，瀉熱通便。

臣——芒硝鹹寒瀉熱，軟堅潤燥通便。

使——炙甘草甘溫，和中調藥。

三藥相合，共奏緩下熱結之功。

正黃，脈滑數爲辨證要點。

以上三方俗稱「三承氣湯」，爲治陽明腑實證，攻下胃腸積滯的常用方劑，但應用有峻緩之分。大承氣湯硝黃枳朴同用，功在峻下，需痞、滿、燥、實四證俱在方可應用。小承氣湯去掉芒硝，適於痞、滿、實而不燥結者，意在輕下。調胃承氣湯係硝黃再佐以甘草，適於燥、實而無痞、滿者，功在緩下。

【臨床案例】民國時，上海有一鉅賈患濕溫傷寒，病情轉惡，群醫束手無策。名醫張驤雲被邀會診。診視病情後，他對群醫所作「濕熱蘊結於中焦」診斷，並無異議。但對所開處方則不贊同，指出該病非汗吐可解，必須果斷泄濁通下，才能解除中焦濕熱，不能因病延多日而顧忌通下之法，貽誤病情。群醫對張氏之論不以爲然，唯恐下後虛脫，以致不起。爭辯良久，張氏提出先用調胃承氣湯輕下之法，並以西洋參扶正佐之。治之果有良效，病情由此轉機，群醫乃服。

4. 木香檳榔丸（張從正《儒門事親》）一切實積

木香檳榔青陳皮　枳柏茱連棱朮隨

大黃黑丑兼香附　芒硝水丸量服之

一切實積能推蕩　瀉痢食癥用咸宜

【藥物組成】木香10g，檳榔10g，青皮、陳皮、黃柏、黃連、三棱、莪朮、大黃各10g，牽牛子、香附各15g，芒硝10g。

【新編歌訣】木香檳榔青陳附，柏連硝黃丑三朮。

【用法】研爲細末，水法小丸，每服6g，每日2～3次，食後生薑湯或溫開水下。注：歌訣有「枳（殼）」、「茱（黃）」2味，考《儒門事親》中無此2味，今去之。

【功效】行氣導滯，攻積泄熱。

【主治】痢疾，食積，積滯等。症見脘腹脹滿，赤白痢疾，裡急後重，苔黃膩，脈沉實。

方解

君——木香、檳榔行氣導滯，消脹除滿而除裡急後重。

臣——大黃、牽牛攻積導滯，泄熱通便；青皮、香附行氣化積，助木香、檳榔行氣導滯。

佐——莪朮疏肝解鬱，破血中之氣；陳皮理氣和胃，健脾燥濕；黃柏、黃連清熱燥濕而止痢。

諸藥相合，共奏行氣導滯，攻積泄熱之功。

【運用要點】臨床應用以脘腹脹痛，便秘或下痢裡急後重，苔黃膩，脈沉實爲辨證要點。用於濕熱痢疾，宜去陳皮、莪朮、牽牛子，加白頭翁、白芍以清熱治痢。

5. 枳實導滯丸（李杲《內外傷辨惑論》）濕熱積滯

枳實導滯首大黃　芩連麴朮茯苓裏

澤瀉蒸餅糊丸服　濕熱積滯力能攘

若還後重兼氣滯　木香導滯加檳榔

【藥物組成】枳實、大黃、黃芩、黃連各15g，神麴、白朮、茯苓各15g，澤瀉10g。

【新編歌訣】枳實導滯麴大黃，芩連朮苓澤瀉良。

【用法】研為細末，湯浸蒸餅為丸，和藥末做成如梧桐子大，每服6～9g，溫水送下。

【功效】消食導滯，清熱祛濕。

【主治】濕熱食積證。症見脘腹脹痛，下痢泄瀉，或大便秘結，小便短赤，舌苔黃膩，脈沉而有力。

方解

君——大黃苦寒，攻積瀉熱。

臣——枳實行氣導滯，消積除脹滿；神麴消食化滯和胃，共助大黃以攻積導滯。

佐——黃芩、黃連清熱燥濕而止痢；茯苓、澤瀉利水滲濕而止瀉；白朮燥濕健脾，使攻積不傷正。

諸藥相合，共奏消食導滯，清熱祛濕之功。

【運用要點】臨床應用以脘腹脹痛，大便失常，苔黃膩，脈沉實有力為辨證要點。若脹滿較重，裏急後重者，酌加木香、檳榔以行氣導滯。

【附方】木香導滯丸：枳實導滯丸再加木香、檳榔而成，可治兼有後重氣滯的濕熱積滯證。

6. 溫脾湯（孫思邈《備急千金要方》）溫藥攻下

溫脾參附與乾薑　甘草當歸硝大黃
寒熱並行治寒積　臍腹絞結痛非常

【藥物組成】人參 10g、附子 10g、乾薑 10g、甘草 10g、當歸 15g、芒硝 10g、大黃 15g。

【新編歌訣】溫脾參附薑，硝黃甘草當。

【用法】水煎，分三次服。

【功效】攻下寒積，溫補脾陽。

【主治】寒積腹痛證。症見腹痛便秘，繞臍疼痛不休，手足不溫，苔白不渴，脈沉弦而遲。

方解

君——附子溫補脾陽，祛除寒邪；大黃瀉下，攻逐寒積，與附子相配，具有溫下之功，以逐寒積。

臣——芒硝、當歸軟堅潤腸，助大黃瀉下攻積；乾薑溫中助陽，助附子溫陽散寒。

佐——人參合甘草益氣健脾。

使——甘草甘溫，調和藥性。

諸藥相合，共奏攻下寒積，溫補脾陽之功。

【運用要點】臨床應用以腹痛便秘，手足不溫，苔白，脈沉弦而遲為辨證要點。如寒凝氣滯腹痛較甚，可加肉桂、木香以加強溫中行氣止痛；兼嘔吐者加製半夏、砂仁以和胃降逆止嘔。

7. 蜜煎導法（張仲景《傷寒論》）胃腑實滿

蜜煎導法通大便　或將豬膽灌肛中

不欲苦寒傷胃腑　陽明無熱勿輕攻

【藥物組成】蜂蜜。

【用法】將蜂蜜放在銅器內，用微火煎，時時攪和，不能發焦，煎至可用手撚作時取下，稍候，趁熱做成手指粗、兩頭尖，長6cm左右的錠狀物，用時塞入肛門。

【功效】潤腸通便。

【主治】津虧燥結。症見大便乾，堅澀難出等。

> 方解
>
> 　　蜂蜜味甘性平，功善潤燥，對於老人、兒童的虛性便秘更為適合。

【運用要點】臨床應用以大便乾，堅澀難出為辨證要點。

【附方】豬膽汁導法（張仲景《傷寒論》）

組成：豬膽汁（將大豬膽一枚，和醋少許，另用一細竹管修削乾淨，並將一端磨滑，插入肛門，然後將已混合好的膽汁灌入肛中）。

功效：潤燥通便。

主治：便秘。症見大便乾，堅澀難出等。

增　輯

1. 芍藥湯（劉完素《素問病機氣宜保命集》）痢下赤白

芍藥芩連與錦紋　桂甘檳木及歸身

別名導氣除甘桂　枳殼加之效若神

【藥物組成】白芍 15g，黃芩、黃連、大黃、肉桂、甘草各 10g，檳榔 15g，木香 10g，當歸 15g。

【新編歌訣】芍藥黃肉香，芩連草榔當。

【用法】水煎服。

【功效】清熱燥濕，調和氣血。

【主治】濕熱痢疾，腹痛，便膿血，赤白相兼，裡急後重，肛門灼熱，小便短赤，舌苔黃膩，脈弦數。

方解

君——白芍酸苦，柔肝理脾，調和氣血而止瀉痢腹痛。

臣——黃連、黃芩苦寒清熱燥濕。

佐——大黃苦寒通下瀉熱，化瘀導滯，使腸中濕熱積滯得以下排，此乃「通因通用」。木香、檳榔行氣導滯，除腸中壅塞氣滯，解裡急後重；當歸補血活血，與大黃合用，則有行瘀之用；與白芍配伍，則行氣和血，瘀滯得除，膿血無生。

使——甘草甘溫，益胃和中，調和諸藥，與芍藥相配，又能緩急止痛。

諸藥合用，共奏清熱燥濕，調和氣血之功。

【運用要點】本方為治濕熱痢疾的常用方，臨床應用以下痢赤白，腹痛裡急，苔膩微黃為辨證要點。若苔黃而乾，熱甚傷津者去肉桂；若苔膩脈滑，兼有食滯者加焦山

楂以消食導滯；若瀉下赤多白少或純下赤凍者，當歸改用歸尾並加丹皮、地榆等涼血止血。本方現代多用於細菌性痢疾、阿米巴痢疾、過敏性結腸炎、急性腸炎，見有瀉下不暢，腹痛裡急，屬濕熱爲患者。濕熱泄瀉，泄下不爽，肛門灼熱，腹痛拒按，苔黃而膩者，亦可用本方加減。

【附方】導氣湯（王肯堂《證治準繩》）

組成：芍藥、黃芩、黃連、大黃、檳榔、木香、當歸、枳殼。

功效：行氣導滯，清熱解毒。

主治：濕熱痢疾。症見裡急後重，便下膿血，脘腹脹痛，氣滯較重者。

2. 香連丸（楊士瀛《仁齋直指方》）赤白痢

　　香連治痢習爲常　　初起宜通勿遽嘗

　　別有白頭翁可恃　　秦皮連柏苦寒方

【藥物組成】木香150g、黃連600g。

【用法】共爲細末，醋糊爲丸，如梧桐子大，每服20丸，濃煎米湯空腹送服，日3服。或按比例水煎服。

【功效】清熱燥濕，行氣導滯。

【主治】濕熱痢疾。症見下痢赤白，膿血相雜，裡急

方解

君——黃連苦寒，清熱燥濕厚腸，涼血止痢，用吳茱萸同炒可減其大寒之性。

臣——木香辛苦溫，行氣導滯，除裡急後重。

二者相配，共奏行氣燥濕止痢之功。

後重。

【運用要點】臨床應用以濕熱痢疾，痢下或赤或白，腹痛裡急，苔膩微黃爲辨證要點。

【附方】白頭翁湯（張仲景《傷寒論》）

組成：白頭翁、黃連、黃柏、秦皮。

功效：清熱解毒，涼血止痢。

主治：熱毒痢疾。症見腹痛，裡急後重，肛門灼熱，下痢膿血，赤多白少，渴欲飲水，舌紅苔黃，脈弦數。

3. 更衣丸（《太平惠民和劑局方》）津枯便秘

> 更衣利便治津乾　蘆薈朱砂滴酒丸
> 脾約別行麻杏芍　大黃枳朴蜜和團

【藥物組成】蘆薈20g、朱砂15g。

【用法】研細滴好酒少許爲丸，如梧桐子大，每用3～6g，溫水送服。

【功效】瀉火通便。

【主治】腸胃津傷便秘。症見大便不通，心煩易怒，睡眠不安等。

方解

君——蘆薈苦寒，瀉火通便，兼清肝火。

臣——朱砂甘寒質重，鎮心安神，並助蘆薈瀉火。

二藥合用，共奏瀉火通便之功。

【運用要點】臨床應用以大便不通，心煩易怒，睡眠不安爲辨證要點。

【附方】麻子仁丸（張仲景《傷寒論》）

組成：麻子仁、杏仁、芍藥、大黃、枳實、厚朴。

功效：潤腸通便。

主治：脾約證。症見腸胃燥熱，大便結硬，小便頻數。

四、湧吐之劑

1. 瓜蒂散（張仲景《傷寒論》）痰食實熱

瓜蒂散中赤小豆　　或入藜蘆鬱金湊
此吐實熱與風痰　　虛者參蘆一味夠
若吐虛煩梔豉湯　　劇痰烏附尖方透
古人尚有燒鹽方　　一切積滯功能奏

【藥物組成】瓜蒂25g、赤小豆（紅豆）25g。

【用法】研細末和匀，每服1～3g，用淡豆豉煎湯送服。如欲急催吐，服藥後可用潔淨翎毛探喉催吐。

【功效】湧吐痰涎宿食。

【主治】痰涎宿食，壅滯胸脘。症見胸中痞硬，懊憹不安，欲吐不出，氣上沖咽，喉不得息，寸脈微浮。

方解

君——瓜蒂味苦，善於湧吐痰涎宿食。

臣——赤小豆味酸平，能祛濕除煩。

佐——豆豉辛涼，安中護胃，又宣解胸中鬱氣，利於湧吐。

　　諸藥相合，酸苦湧瀉，安中除煩，共奏湧吐痰涎宿食功。

【運用要點】本方為湧吐法之代表方劑，需形氣俱實者方用，臨床以胸脘痞硬，懊憹不安，氣上沖咽，喉不得息，或誤食毒物仍在胃中為辨證要點。若老年人或體質虛弱，必須湧吐時，可用人參蘆3～6g研末，開水調服湧

吐，即原文「虛者參蘆一味夠」之意。

【附方】（1）三聖散（《儒門事親》）

組成：防風、藜蘆、鬱金。

功效：湧吐風痰。

主治：中風閉證，失音悶亂，口眼喎斜或不省人事，牙關緊閉，脈浮滑實者。

（2）梔子豉湯（張仲景《傷寒論》）

組成：梔子、香豉。

功效：清熱除煩。

主治：身熱懊憹，虛煩不眠，胸脘痞滿，按之軟而不硬，嘈雜似饑不欲食，舌紅苔微黃者。

（3）烏附尖方

組成：取烏頭用地漿水（在土地上掘一坑，將水倒入，攪拌後靜置澄清，取上層清水即得，有解毒作用）煎服。

功效：湧吐痰涎。

主治：寒痰食積，壅塞上焦者。

（4）燒鹽方（孫思邈《備急千金要方》）

組成：將食鹽用開水調成飽和鹽湯，每服2升，服後探吐，以吐盡宿食為度。

功效：湧吐宿食。

主治：宿食停滯不消或乾霍亂，致脘腹脹痛不舒、欲吐不得吐，欲瀉不得瀉者。

2. 稀涎散（嚴用和《濟生方》）吐中風痰

稀涎皂角白礬班　　或益藜蘆微吐間

風中痰升人眩仆　　當先服此通其關

通關散用細辛皂　　吹鼻得嚏保生還

【藥物組成】皂角15g、白礬30g。

【用法】共爲細末，每用2～3g，溫水調下。

【功效】開竅湧吐。

【主治】中風閉證初起。症見痰涎壅盛，喉中痰聲轆轆，心神瞀悶，四肢不收，或倒仆不省，或口角喎斜，脈滑實有力者。也治喉痹。

方解

君——皂角辛溫，能通竅去閉，滌垢膩之痰濁。

臣——白礬酸苦，湧泄而化頑痰，並有開閉催吐之功。

二藥相合，共奏開竅湧吐功。

【運用要點】臨床應用以人事不省，氣閉不通，痰聲轆轆，心神瞀悶，脈滑實有力爲辨證要點。

【附方】通關散（《丹溪心法附餘》）

組成：細辛、皂角共研爲末，吹入鼻中。

功效：通關開竅。

主治：突然昏倒，氣閉不通的實證。

五、和解之劑

1. 小柴胡湯（張仲景《傷寒論》）半表半裡和解

小柴胡湯和解供　半夏人參甘草從
更用黃芩加薑棗　少陽百病此爲宗

【藥物組成】柴胡15g，半夏15g，人參、甘草、黃芩、生薑各10g，大棗10枚。

【新編歌訣】小柴胡湯用黃芩，薑夏大棗參草群。

【用法】水煎，分二次溫服。

【功效】和解少陽。

【主治】

（1）傷寒少陽證，症見往來寒熱，胸脇苦滿，默默不欲飲食，心煩喜嘔，口苦，咽乾，目眩，舌苔薄白，脈弦者。

（2）婦人中風，熱入血室，經水適斷，寒熱發作有時以及瘧疾、黃疸等病見少陽證者。

方解

君──柴胡辛涼，入肝膽經，透達少陽之邪，疏洩氣機之鬱滯。

臣──黃芩苦寒，清泄少陽之熱，柴胡、黃芩一者升散，一者降瀉，共同和解少陽。

佐──半夏、生薑和胃降逆止嘔，人參、大棗益氣健脾，扶正祛邪，防邪內傳。

使──炙甘草甘溫，助參棗扶正，又調和諸藥。

諸藥相合，共奏和解少陽之功。

【運用要點】本方是治療邪在少陽的主方，只須見到部分主證，即可使用，不必諸證悉俱。臨床應用以往來寒熱，胸脇苦滿，默默不欲飲食，舌苔薄白，脈弦爲辨證要點。

（1）本方除了用於和解少陽外，對於各種雜證如瘧疾、黃疸、產後或經期感冒風邪見有口苦咽乾、目眩、往來寒熱者，皆可用之治療。

（2）若胸中煩而不嘔者，可去半夏、黨參加瓜蔞實以除煩熱；若津傷口渴，可去半夏，加天花粉以清熱生津；若裡氣虛寒而腹痛，去黃芩，加白芍和陰以緩急止痛；若邪居脇下而致脇下痞硬，可去大棗之甘壅，加牡蠣以軟堅散結；若水飲停於心下而致心悸，小便不利加茯苓以利水滲濕，安神定悸；若不渴而外有微熱，可去黨參，加桂枝以解表；若夾有痰濕可加厚朴、蒼朮以燥濕祛痰。

（3）對於婦人傷寒，熱入血室證，若有陰傷表現，可加生地、丹皮涼血養陰；如瘀血互結，小腹滿痛，去人參、甘草、大棗加延胡索、當歸、桃仁以祛瘀止痛；兼寒勝，加肉桂以祛寒；氣滯者加香附、枳殼以行氣散滯。

【臨床案例】北京中國中醫研究院已故名醫岳美中先生曾治一季姓10歲女孩，其父親抱持而來。合眼哆口伏在肩上，四肢不自主地下垂軟癱，如無知覺之狀。其父訴稱孩子之病已經3天，每到中午時分和夜半子時即出現這種症狀，呼之不應。過一小時，即醒起如常人，延醫診視，不辨何病，未予針藥。岳見病狀，亦感茫然，訝爲奇症。乃深加思考，得出子時是一陽生之際，午時是一陰生之際，子午兩時正陰陽交替之時。該女孩於這兩個時辰出現癡迷及四肢不收病象，當屬陰陽失調之證，想到小柴胡湯

是調和陰陽之劑，姑投兩劑試治。不意其父親隔日來告，服藥兩劑，病已霍然而癒，明日即擬上學讀書。

2. 四逆散（張仲景《傷寒論》）陽證熱厥

四逆散裡用柴胡　芍藥枳實甘草須

此是陽邪成厥逆　斂陰泄熱平劑扶

【藥物組成】柴胡、白芍、枳實、炙甘草各10g。

【新編歌訣】四逆散柴芍枳草。

【用法】水煎服。

【功效】疏肝理脾，透邪解鬱。

【主治】

（1）陽鬱厥逆證：手足不溫，或身微熱，或咳，或悸，或小便不利，或腹痛，或泄利下重，脈弦。

方解

君——柴胡辛涼，入肝膽經，升發陽氣，疏肝解鬱，透邪外出。

臣——白芍酸苦、微寒，斂陰養血柔肝，與柴胡合用，以斂陰和陽，條達肝氣，且可使柴胡升散而無劫陰之弊。

佐——枳實辛苦溫，理氣解鬱，泄熱破結，與柴胡為伍，一升一降，加強調暢氣機之功，共奏升清降濁之功；與白芍相配，又能理氣和血，使氣血調和。

使——炙甘草甘溫，益脾和中，調和諸藥。

諸藥相合，共奏疏肝理脾，透邪解鬱之功。

（2）肝脾不和證：脇肋脹悶，脘腹疼痛，脈弦。

【運用要點】

（1）臨床應用以手足不溫或脇肋疼痛，脈弦爲辨證要點。凡肝鬱證而見四肢厥逆，或肝脾不和，以致脘腹脇痛者，都可應用。

（2）原方加減：咳者加五味子、乾薑；心悸者加桂枝；小便不利加茯苓；腹中痛加附子；泄利重者加薤白。

（3）胃痛吐酸者加左金丸止痛制酸；黃疸加茵陳、鬱金；治肝鬱血虛的脇痛，月經不調者，去枳實加當歸、白朮、茯苓；挾瘀作痛者，加蒲黃、五靈脂、丹參；痛經者可加當歸、香附、延胡索。

（4）近代臨床對慢性肝炎、膽道蛔蟲、疝氣、胰腺炎、急性胃腸炎、急性闌尾炎、肋間神經痛等見本方證者，可以用之治療。

【臨床案例】編者曾治李某，女，44歲。慢性泄瀉10年，日行一次，黏液狀便，每因生氣而發作。左小腹時痛，口臭，形瘦神疲，頭腦昏沉，嗜睡。舌淡胖潤，脈弦尺沉。此腸胃虛寒，元陽已虧，肝氣不舒，治宜溫陽健脾利濕，兼以舒肝，擬附子理中湯合四逆散加味：附子10g，乾薑15g，黨參15g，白朮15g，茯苓40g，薏苡仁40g，柴胡10g，枳殼10g，白芍15g，山藥25g，麥芽30g，砂仁10g，扁豆25g，藿香10g，敗醬草10g，炙甘草10g。守方調理月餘，諸證均癒。

3. 黃連湯（張仲景《傷寒論》）升降陰陽

　　黃連湯內用乾薑　半夏人參甘草藏
　　更用桂枝兼大棗　寒熱平調嘔痛忘

【藥物組成】黃連、乾薑、半夏、人參、甘草、桂枝各10g，大棗10枚。

【新編歌訣】黃連加桂減芩方。注：本方即半夏瀉心湯加桂枝，減掉黃芩。

【用法】水煎服。

【功效】寒熱平調，和胃降逆。

【主治】傷寒胸中有熱，胃中有寒，腹中疼痛，欲嘔吐者。

> 方解
> 君——黃連苦寒，清胸中之熱。
> 臣——乾薑、桂枝溫胃中之寒，君臣寒熱相輔，平調
> 　　　上中二焦寒熱。
> 佐——半夏和胃降逆，人參、大棗益氣和中，固護中
> 　　　焦。
> 使——甘草甘溫，調和藥性。
> 諸藥合用，使寒散熱消，升降復常，陰陽和調。

【運用要點】臨床應用以胸熱煩躁，胃中冷痛，欲嘔吐，上熱中寒為辨證要點。

4. 黃芩湯（張仲景《傷寒論》）太陽少陽合病下利

黃芩湯用甘芍並　二陽合利棗加烹

此方遂為治痢祖　後人加味或更名

再加生薑與半夏　前症兼嘔此能平

單用芍藥與甘草　散逆止痛能和營

【藥物組成】黃芩15g，甘草、白芍各10g，大棗10枚。

【新編歌訣】黃芩湯棗白芍甘。

【用法】水煎服。

【功效】清熱治利，和中止痛。

【主治】濕熱痢疾，泄瀉或下痢膿血，身熱不惡寒，心下痞，腹痛，口苦，舌紅苔膩，脈弦數。

方解

君——黃芩苦寒，清熱燥濕，涼血止痢。

臣——白芍酸苦，緩急止痛。

佐使——大棗、甘草益氣和胃，甘草又能調和諸藥。

四藥合用，為治療熱痢腹痛之良方。

【運用要點】黃芩湯有「治痢祖方」之說，臨床應用以腹痛下利，赤白膿血，舌紅，脈弦數為辨證要點。

【附方】

（1）黃芩加半夏生薑湯（張仲景《傷寒論》）

組成：即黃芩加半夏、生薑。

功效：清熱止利，降逆止嘔。

主治：黃芩湯證兼見嘔吐痰水者。

（2）芍藥甘草湯（張仲景《傷寒論》）

組成：白芍、甘草。

功效：緩急止痛。

主治：肝胃不和的腹痛或傷陰所致四肢攣急等。

5. 逍遙散（《太平惠民和劑局方》）解鬱調經

逍遙散用當歸芍　柴苓朮草加薑薄

散鬱除蒸功覺奇　調經八味丹梔著

【藥物組成】當歸15g、白芍15g、柴胡15g、茯苓30g、白朮15g、甘草10g。

【新編歌訣】逍遙散用柴胡薄，歸芍朮苓草薑末。

【用法】上藥共爲散，每服6～9g，煨薑、薄荷少許煎湯沖服，每日3次。亦可水煎服。

【功效】疏肝解鬱，養血健脾。

【主治】肝鬱血虛脾弱。症見兩脇作痛，頭痛目眩，口燥咽乾，神疲食少，或往來寒熱，或月經不調，乳房脹痛，脈弦而虛者。

方解

君——柴胡辛涼，疏肝解鬱，條達肝氣。

臣——當歸甘辛苦溫，養血和血；白芍酸苦微寒，柔肝緩急，與柴胡共用補肝助肝，使肝血和則肝氣舒。

佐——茯苓、白朮、甘草健脾益氣，防止肝病傳脾，加薄荷少許疏肝鬱，透肝熱。

使——生薑辛散解鬱，並能和中止嘔。柴胡兼有引經作用，甘草調和諸藥。

諸藥合用，共奏疏肝解鬱，養血健脾之功效。

【運用要點】本方爲調和肝脾之常用方劑。臨床應用以兩脇作痛，神疲食少，月經不調，脈弦而虛爲辨證要

點。近代用本方加減治療肝炎、胸膜炎、慢性胃炎、神經衰弱、中心性視網膜炎、慢性虹膜睫狀體炎等疾病屬肝鬱脾虛者。本方加生地或熟地名黑逍遙散，加強養血功效，用於肝鬱血虛所致經前腹痛，脈弦虛者。

【臨床案例】明代萬曆年間，巡撫慕天顏駐節蘇州，他早年喪父，事母至孝。一日，慕老夫人左肩生了一個瘡癤，醫者連用穿山甲、皂刺、銀花、大黃等藥清熱解毒，竟纏綿不癒，日夜呻吟。慕天顏憂火如焚，恨不能以身替母生病。有同僚向他推薦名醫陳實功診治，慕即差人去通州將陳請來。陳實功診視後問道：「太夫人往日頗多抑鬱否？」慕老夫人點頭說：「吾23歲喪夫，好不容易將子女苦養成人，多年抑鬱自不待言。吾子今雖富貴，吾夫卻是墓木已拱了。」說罷潸然淚下。陳說：「病之難治正在這『鬱』字上，其左關脈澀正由氣鬱痰熱膠結所致。開手誠應化瘀消腫，清熱解毒，稍現轉機即當疏肝解鬱。若一味服用涼藥，痰鬱癒加固滯不化，此為遷延不癒之由也。」遂處以逍遙散合越鞠丸，並以針刀排除膿腐，敷以草藥，不多日即告痊癒。

【附方】丹梔逍遙散（《內科摘要》）

組成：即逍遙散加丹皮、梔子。

功效：疏肝解鬱，益氣健脾，養血清熱。

主治：肝脾血虛發熱，或潮熱、自汗盜汗，或頭痛目赤，或怔忡不寧，或頰赤口乾，或月經不調，脘腹作痛，或少腹重墜，小便澀痛等症。

6. 藿香正氣散（《太平惠民和劑局方》）辟一切不正之氣

藿香正氣大腹蘇　甘桔陳苓朮朴俱
夏曲白芷加薑棗　感傷嵐瘴並能驅

【藥物組成】藿香、大腹皮、紫蘇、炙甘草、桔梗、陳皮各10g，茯苓、白朮各15g，厚朴、半夏麴、白芷各10g。

【新編歌訣】藿香蘇芷厚腹好，二陳桔殼朮苓草。

【用法】共同研為散劑，每服6～9g，生薑3片，大棗3枚，煎湯調下，亦可水煎服。

【功效】解表化濕，理氣和中。

【主治】外感風寒，內傷濕滯。症見惡寒發熱，頭痛，胸脘痞滿，噁心嘔吐，腸鳴泄瀉，舌苔白膩，以及山嵐瘴

方解

君——藿香辛溫，外散風寒，內化濕濁，又能理氣和中，升清降濁。

臣——紫蘇、白芷理氣寬胸；半夏麴（今為半夏）燥濕和胃，降逆止嘔；厚朴苦溫燥濕，行氣除滿。

佐——白朮、茯苓健脾利濕，大腹皮行氣利濕，陳皮理氣燥濕，桔梗宣肺利氣，生薑、大棗調和脾胃。

使——炙甘草甘溫，調和諸藥。

諸藥合用，使風寒外散，濕濁內化，氣機通暢，脾胃調和，則惡寒發熱，上吐下瀉諸證自癒。

瘧，水土不服之證。

【運用要點】本方為治暑濕感冒、腸胃型感冒常用方劑。臨床應用以上吐下瀉，惡寒發熱，頭痛腹痛，舌苔白膩為辨證要點。四時感冒，急性胃腸炎，尤其是夏月時感，腸胃不和，採用此方，每收良效。

【臨床案例】1994年1月，世界聞名的億萬富翁——澳洲紐曼金礦的老闆哈利先生在瑞士阿爾卑斯山旅遊度假時，突然患上嚴重的消化不良，腹瀉不止，病情危急，在當地醫院吃藥打針無效。恰逢一位來自馬來西亞的華人遊客張先生，略諳中醫之道，隨身帶有藿香正氣丸，以備自己不時之需。他見哈利先生病情危急，便送了兩瓶藿香正氣丸以救急。哈利先生治病心切，將2瓶藥一次服下。時間不長，奇蹟出現：腹瀉止住，稍事休息後康復如初。哈利先生盛讚此藥的神奇療效，為報答張先生救命之恩，當即決定贈其一輛賓士轎車。回國後，哈利先生特意在《紐曼時報》上發表了「中藥真靈」的文章，在當地引起巨大反響，廣東華天寶藥廠生產的藿香正氣丸由每瓶2澳元狂漲到20澳元，仍被搶購一空（《欣賞中醫》）。

7. 六和湯（《太平惠民和劑局方》）調和六氣

六和藿朴杏砂呈　半夏木瓜赤茯苓

尤參扁豆同甘草　薑棗煎之六氣平

或益香薷或蘇葉　傷寒傷暑用須明

【藥物組成】藿香、厚朴、杏仁、砂仁、半夏、木瓜各10g，赤茯苓、白尤各15g，人參、扁豆、甘草各10g。

【新編歌訣】六和藿朴夏豆砂，四君杏仁加木瓜。

【用法】加生薑3片，大棗15枚，水煎服。

【功效】健脾化濕，升清降濁。

【主治】脾胃氣虛，內傷濕滯。症見夏月飲食不調，濕傷脾胃，吐瀉並作，胸膈痞滿，舌苔白滑等。

方解

君——藿香辛溫，解表散寒，芳香化濕。

臣——厚朴辛苦溫，化濕和中，發散表邪。

佐——砂仁、半夏和胃止嘔；人參、白朮、扁豆益氣健脾；木瓜、赤茯苓滲濕利水；杏仁宣肺利氣；生薑、大棗調和營衛。

使——甘草甘溫，益氣和中並調和諸藥。

　　諸藥相合，共奏健脾化濕，升清降濁之功，本方用於傷暑時可加香薷（有「夏月麻黃」之稱），用於傷寒可加蘇葉，能增加祛暑和散寒之功。

【運用要點】臨床應用以夏季飲食不調，濕傷脾胃，霍亂吐瀉，胸膈痞滿，舌苔白滑為辨證要點。

8. 清脾飲（嚴用和《濟生方》）陽瘧

清脾飲用青朴柴　苓夏甘芩白朮偕

更加草果薑煎服　熱多陽瘧此方佳

【藥物組成】青皮、厚朴、柴胡各10g，茯苓、半夏各15g，甘草、黃芩、白朮、草果各10g。

【新編歌訣】清脾飲用青柴朴，苓夏朮甘薑芩果。

【用法】加生薑3片，於發作前2小時水煎服。

【功效】健脾祛濕，化痰截瘧。

【主治】瘧疾濕痰內遏證。症見熱重寒輕，或熱多寒少，胸脘痞悶，口苦咽乾，嘔惡時發，小便黃赤，舌苔黃膩，脈弦數。

方解

君——柴胡、黃芩和解少陽，清泄肝熱。

臣——草果辛溫，為截瘧專藥，兼以燥濕化痰。

佐——厚朴、青皮理氣寬胸；半夏、生薑、茯苓、白朮健脾燥濕，並能止嘔。

使——甘草甘溫，調和諸藥。

　　諸藥合用，共奏燥濕化痰，和解少陽，調和肝脾之功。

【運用要點】臨床用以治瘧，以熱重寒輕，胸脘痞悶，口苦心煩，脈弦數為辨證要點。

9. 痛瀉要方（劉草窗《醫方考》）痛瀉

痛瀉要方陳皮芍　防風白朮煎丸酌

補瀉並用理肝脾　若作食傷醫更錯

【藥物組成】陳皮、白芍、防風各10g，白朮15g。

【新編歌訣】痛瀉朮芍陳皮防。

【用法】水煎服。

【功效】補脾柔肝，祛濕止瀉。

【主治】腹痛泄瀉。症見腹痛即瀉，瀉後痛減，腸鳴，大便溏稀，舌苔薄白，脈兩關不調，弦而緩者。

【運用要點】本方為治泄瀉而兼腹痛的常用方劑。臨

方解

君──白朮苦甘溫，補脾燥濕以治脾虛。

臣──白芍酸寒，緩急止痛。

佐──陳皮辛苦溫，理氣燥濕，醒脾和胃。

使──配伍少量防風，具升散之性，與朮芍相伍，辛
　　　散肝鬱，香舒脾氣，勝濕止瀉。

諸藥相合，共奏補脾柔肝，袪濕止瀉之功。

床應用以腸鳴腹痛，大便泄瀉，瀉必腹痛，舌苔薄白，脈
兩關弦而緩者為辨證要點。

【臨床案例】編者曾治宋某，男，25歲。經常腹瀉10
餘年，著涼則發，腹痛則瀉，瀉後痛減，宿有痔瘡，反覆
便血，先便後血，面黃，形瘦，乏力，畏寒，眠差，口乾
不渴。舌淡胖潤，脈沉弦，右寸弱。此元陽已虧，腸胃虛
寒，脾虛肝乘，擬附子理中湯合痛瀉要方加味：附子
15g，炮薑25g，黨參15g，白朮15g，茯苓30g，白芍15g，
陳皮10g，防風10g，桂枝15g，牡蠣50g，木香10g，砂仁
10g，麥芽30g，地榆15g，半夏15g，炙甘草10g，大棗10
枚，生薑10片。7劑後，痛、瀉均減，便血消失，去掉地
榆，加黃耆30g，守方21劑痊癒。

增　輯

1. 何人飲（張景岳《景岳全書》）虛瘧

何人飲治久虛瘧　參首歸陳薑棗約
追瘧青陳柴半歸　首烏甘草正未弱
若名休瘧脾元虛　參朮歸烏甘草酌

四獸果梅入六君　補中兼收須量度

更截實瘧木賊煎　青朴夏榔蒼尤著

【藥物組成】人參10g，何首烏15g，當歸、陳皮、煨生薑各10g。

【新編歌訣】何人飲裡薑當陳。

【用法】瘧發前2小時水煎服。

【功效】益氣養血，治療虛瘧。

【主治】氣血兩虛而見瘧疾發作日久不癒。

方解

君——何首烏補肝腎，益精血，截虛瘧；人參益氣健
　　　脾，二藥合用，氣血雙補。

臣——當歸助何首烏養血和營，煨生薑助人參健脾溫
　　　中。

佐——陳皮辛散行氣，防補藥膩膈。

諸藥配合，補氣養血，扶助正氣，為治虛瘧良方。

【運用要點】臨床應用以瘧疾發作日久不癒，致使氣血兩虧而見面色萎黃，舌淡、脈緩大而虛為辨證要點。若脾氣虛甚者，可加白尤、炙甘草助人參補脾；脅下痞塊癥瘕者，可加鱉甲軟堅消痞；治久瘧可酌加烏梅、黃耆等。瘧疾初發，氣血未虛者慎用。

【附方】（1）追瘧飲（張景岳《景岳全書》）

組成：何首烏、當歸、甘草、半夏、青皮、陳皮、柴胡。

功效：養血截瘧。

主治：久瘧不止，氣血不甚虛弱者。

（2）休瘧飲（張景岳《景岳全書》）

組成：人參、何首烏、當歸、白朮、甘草、煨生薑。

功效：健脾養血，治療虛瘧。

主治：瘧疾使用發散劑過多，以致脾氣虛弱者。

（3）四獸飲（張景岳《景岳全書》）

組成：即六君子湯加草果、烏梅、大棗、生薑。

功效：益氣健脾化濕。

主治：脾虛內濕。症見寒熱時作，倦怠無力，自汗，食少，面色萎黃，形體消瘦，舌質淡，苔白膩，脈細無力。

（4）木賊煎（張景岳《景岳全書》）

組成：木賊、蒼朮、青皮、厚朴、半夏、檳榔。

功效：散風解鬱，燥濕化痰。

主治：體質強壯，多濕多痰之實瘧。

方解

君——李根白皮苦辛寒，清熱下氣，治消渴心煩，奔
　　　豚上逆。

臣——芍藥酸苦，緩急止痛。

佐——當歸、川芎養血活血；半夏、生薑降逆止嘔；
　　　葛根生津止渴；黃芩清瀉肺熱。

使——甘草甘溫，調和諸藥。

諸藥合用，降沖逆，補心血，奔豚可平。

2. 奔豚湯（張仲景《金匱要略》）腹痛氣上沖

　　奔豚湯治腎中邪　　氣上沖胸腹痛佳

芩芍芎歸甘草半　生薑乾葛李根加

【藥物組成】黃芩、芍藥、川芎、當歸、甘草各10g，半夏15g，生薑10g，葛根、李根白皮各15g。

【新編歌訣】奔豚李根葛夏當，芩芎白芍草生薑。

【用法】水煎服。

【功效】補心氣，平沖逆。

【主治】奔豚。症見氣上沖胸，腹痛，往來寒熱。

【運用要點】此方為仲景治奔豚專用方，臨床應用以氣上沖胸，腹痛，往來寒熱為辨證要點。

3. 達原飲（吳又可《溫疫論》）瘟疫初起

達原厚朴與常山　草果檳榔共滌痰
更用黃芩知母入　菖蒲青草不容刪

【藥物組成】厚朴10g，常山15g，草果10g，檳榔15g，黃芩、知母、石菖蒲、青皮、甘草各10g。

【新編歌訣】達原草果青榔朴，知芩常山菖草夥。

【用法】水煎，午後溫服。

【功效】開達膜原，辟穢化濁。

【主治】瘟疫初起或瘧疾邪伏膜原。症見憎寒壯熱，或1日3次，或1日1次，發無定時，胸悶嘔惡，頭痛煩躁，脈弦數，舌紅而苔垢膩者。

【運用要點】本方是治療瘟疫初起，或瘧疾邪伏膜原的常用方劑，臨床應用以憎寒壯熱，發無定時，胸悶嘔惡，頭痛煩躁，脈弦數，舌苔垢膩為辨證要點。如脇痛，耳聾，寒熱，嘔而口苦，加柴胡；腰背項痛，加羌活；目痛，眼痛，眉棱骨痛，鼻乾不眠，加葛根。本方去知母、白芍，加柴胡、枳殼、青皮、桔梗、荷葉梗，名柴胡達原

方解

君——常山、草果宣可去壅，善開痰結，為截瘧要
　　藥。

臣——檳榔、厚朴行氣化痰而燥濕。

佐——石菖蒲清上焦膜原；黃芩、知母清瘟疫之熱，
　　又可防止香燥藥物傷陰；青皮理氣止痛。

使——甘草甘溫，調和諸藥。

諸藥相合，共奏開達膜原，辟穢化濁之功。

飲。主治痰濕阻於膜原，症見胸脘痞滿，心煩懊憹，頭眩口膩，咳痰不爽，間日發瘧，舌苔粗如積粉，捫之糙澀者。

　　原書達原飲又名「達原散」，由檳榔、厚朴、知母、芍藥、黃芩、草果、甘草7味藥組成。今歌中多常山、青皮、石菖蒲，無芍藥，與原方有出入，用附注「菖蒲青草不容刪」加以說明。

4. 蒿芩清膽湯（俞根初《重訂通俗傷寒論》）清膽利濕化痰和胃

俞氏蒿芩清膽湯　陳皮半夏竹茹襄
赤苓枳殼兼碧玉　濕熱輕宣此法良

【藥物組成】青蒿15g，黃芩15g，陳皮、半夏、竹茹各10g，赤茯苓20g，枳殼10g，青黛5g，滑石15g，甘草10g。

【新編歌訣】蒿芩清膽竹茹從，陳更枳殼碧玉苓。注：碧玉指滑石、甘草、青黛。

【用法】水煎服。

【功效】清膽和胃，利濕化痰。

【主治】少陽濕熱證。症見寒熱如瘧，寒輕熱重，口苦膈悶，吐酸苦水，或嘔黃涎而黏，甚則乾嘔呃逆，胸脇痞悶，小便黃少，舌紅苔白膩，脈弦滑數者。

方解

君——青蒿苦寒芳香，清透少陽邪熱；黃芩苦寒善清膽熱，並能燥濕，兩藥相合，既內清少陽濕熱，又芳香透邪。

臣——竹茹善清膽胃之熱，化痰止嘔；半夏燥濕化痰，和胃降逆，兩味相協，以加強化痰止嘔之功；青黛、滑石、赤茯苓清熱利濕，導邪從小便而去。四藥配合，熱清、濕化、痰除。

佐——枳殼苦辛，下氣寬中，除痰消痞，陳皮理氣化痰，寬胸暢膈。

使——甘草甘溫，調和諸藥。

諸藥相合，共奏清膽和胃，利濕化痰之功。

【運用要點】本方爲治少陽濕熱的常用方劑。臨床應用以寒熱如瘧，寒輕熱重，口苦吐酸，胸脇痞悶，舌紅苔白膩，脈弦滑數爲辨證要點。

六、表裡之劑

1. 大柴胡湯（張仲景《金匱要略》）發表攻裡

大柴胡湯用大黃　　枳實芩夏白芍將

煎加薑棗表兼裡　　妙法內攻並外攘

柴胡芒硝義亦爾　　仍有桂枝大黃湯

【藥物組成】柴胡15g，大黃10g，枳實、黃芩各10g，半夏15g，白芍、生薑各10g，大棗10枚。

【新編歌訣】大柴胡湯大黃好，芩實芍藥薑夏棗。

【用法】水煎服。

【功效】和解少陽，內瀉熱結。

【主治】少陽與陽明合病。症見往來寒熱，胸脅苦滿，嘔不止，鬱鬱微煩，心下痞硬，或心下滿痛，大便不解或下利，舌苔黃，脈弦數而有力。

方解

君——柴胡苦平微寒，善解少陽之邪。

臣——黃芩苦寒，和解清熱，助柴胡和解少陽，輕用大黃、枳實內瀉陽明熱結，又善於行氣消痞。

佐——白芍酸苦，和裡緩急止痛，與大黃相配可治腹中實痛，與枳實相配可以理氣和血，以除心下滿痛；半夏和胃降逆，配大量生薑，以治嘔逆不止。

使——大棗與生薑相配，能和營衛而行津液，並調和諸藥。

諸藥相合，共奏和解少陽，內瀉熱結之功。

【運用要點】本方爲治少陽兼陽明病的代表方劑，臨床應用以往來寒熱，腹痛便秘，苔黃，脈弦數而有力爲辨證要點。

【附方】（1）柴胡加芒硝湯（張仲景《傷寒論》）：由小柴胡東加芒硝而成。

功效：和解少陽，內瀉內結。

主治：小柴胡湯證，而有腹中堅，大便燥結之症。或治大柴胡湯證誤下，陰津已傷，而裡實未解者。

（2）桂枝加大黃湯（張仲景《傷寒論》）：由桂枝東加重白芍，再加大黃而成。

功效：外解太陽，內瀉內結。

主治：太陽太陰同病，原爲太陽病誤下後，邪陷太陰，表證未罷，腹滿疼痛，大便燥結。

2. 防風通聖散（劉完素《宣明論方》）表裡實熱

　　防風通聖大黃硝　　荊芥麻黃栀芍翹
　　甘桔芎歸膏滑石　　薄荷苓朮力偏饒
　　表裡交攻陽熱盛　　外科瘍毒總能消

【藥物組成】防風、大黃、芒硝、荊芥、麻黃、栀子、白芍、連翹、甘草、桔梗、川芎、當歸各15g，石膏、滑石各30g，薄荷、黃芩各10g，白朮15g。

【新編歌訣】防風通聖麻硝黃，石芩栀翹桔滑涼；薄荊歸芍川朮用，薑草解表清下方。

【用法】上爲粗末，每次10g，加生薑3片，水煎服。或作丸劑，每次6g，日服2次。

【功效】疏風解表，瀉熱通便。

【主治】風熱壅盛，表裡俱實證。症見憎寒壯熱無汗，

頭目昏眩，目赤睛痛；口苦舌乾，咽喉不利，涕唾稠黏，
大便秘結，小便赤澀，舌苔黃膩，脈數有力。並治瘡瘍腫
毒，腸風痔漏，鼻赤癮疹等。

方解

君——麻黃、荊芥、防風、薄荷、生薑疏風解表，使
　　　外感風邪從汗而解。
臣——大黃、芒硝清熱通便，滑石、梔子清熱利濕，
　　　使裡熱從二便分消。配伍石膏、黃芩、連翹、
　　　桔梗清熱瀉火解毒，以清肺胃之熱。如此上下
　　　分消，表裡並治。
佐——當歸、白芍、川芎養血和血，白朮、甘草益氣
　　　和中。
使——甘草甘溫，調和諸藥。
諸藥相合，共奏疏風解表，瀉熱通便之功。

【運用要點】本方為解表瀉熱攻下的常用方劑。臨床
應用以憎寒壯熱無汗，口苦舌乾，大便秘結，小便赤澀，
舌苔黃膩，脈數有力為辨證要點。

3. 五積散（《太平惠民和劑局方》）發表溫裡

　　五積散治五般積　　麻黃蒼芷歸芍芎
　　枳桔桂薑甘茯朴　　陳皮半夏加薑蔥
　　除桂枳陳餘略炒　　熟料尤增溫散功
　　溫中解表祛寒濕　　散痞調經用各充

【藥物組成】麻黃180g，蒼朮720g，白芷、當歸、芍

藥、川芎各100g，枳殼180g，桔梗360g，肉桂90g，乾薑120g，甘草、茯苓、厚朴各90g，陳皮180g，半夏90g，生薑3片，大蔥3莖。

【新編歌訣】五積麻芷桂甘薑，平陳桔殼川芎當。注：「平」指平胃散四味：蒼朮、厚朴、陳皮、甘草；「陳」指二陳湯四味：陳皮、半夏、茯苓、甘草。

【用法】上爲粗末，每次10g，加生薑3片，蔥白3莖，水煎服。

【功效】發表溫裡，順氣化痰，活血消積。

【主治】外感風寒，內傷生冷而見寒、濕、氣、血、痰五積之證。症見身熱無汗，頭疼身痛，項背拘急，惡食嘔吐，脘腹冷痛，咳痰胸滿，舌苔薄白而膩，脈浮或沉遲，以及婦女血氣不和，心腹疼痛，月經不調等屬於寒性者。

【運用要點】本方爲治寒、濕、氣、血、痰五積的常用方劑，臨床應用以身熱無汗，頭疼身痛，惡食嘔吐，咳

方解

君——麻黃發汗解表，肉桂溫裡止痛。

臣——白芷助麻黃發汗，乾薑助肉桂溫裡散寒，蒼朮助麻黃解表，又健脾燥濕。

佐——陳皮、半夏、茯苓、厚朴理氣化痰，桔梗、枳殼升降氣機，加強化痰之效，川芎、白芍、當歸活血止痛。

使——甘草甘溫，和中健脾，調和藥性。

　諸藥相合，共奏發表溫裡，順氣化痰，活血消積之功。

痰胸滿，舌苔薄白而膩，脈浮或沉遲爲辨證要點。

【附方】熟料五積散：在五積散中去肉桂、枳殼、陳皮，餘藥炒成黃色，研爲粗末，叫做「熟料五積散」。更具溫散之性。

4. 三黃石膏湯（陶節庵《傷寒六書》）發表清裡

三黃石膏芩柏連　梔子麻黃豆豉全
薑棗細茶煎熱服　表裡三焦熱盛宣

【藥物組成】石膏30g，黃芩、黃柏、黃連、梔子、麻黃、豆豉各10g。

【新編歌訣】三黃石膏梔麻豆，薑棗細茶喝不夠。注：「三黃」指黃芩、黃連、黃柏三味。

【用法】加生薑3片，大棗1枚，細茶葉少許，水煎服。

【功效】發汗解表，清熱解毒。

【主治】傷寒裡熱已熾，表證未解。症見壯熱無汗，身體沉重拘急，鼻乾口渴，煩躁不眠，神昏譫語，脈滑數。

【運用要點】臨床應用以壯熱無汗，鼻乾口渴，煩躁不眠，神昏譫語，脈滑數爲辨證要點。

方解

君──麻黃辛溫，發汗解表，石膏、黃芩清熱除煩。

臣──黃連、黃柏、梔子助黃芩、石膏清三焦實火；
　　　豆豉助麻黃祛除表邪。

佐使──大棗、生薑、細茶葉調和營衛，益氣和中。

諸藥相合，共奏發汗解表，清熱解毒之功。

5. 葛根黃芩黃連湯（張仲景《傷寒論》）太陽陽明解表清裡

　　葛根黃芩黃連湯　甘草四般治二陽
　　解表清裡兼和胃　喘汗自利保平康

【藥物組成】葛根30g，黃芩、黃連、甘草各10g。

【新編歌訣】葛根芩連炙草加。

【用法】水煎服。

【功效】解表清裡。

【主治】協熱下利。症見身熱下利，胸脘煩熱，口中作渴，喘而汗出，舌紅苔黃，脈數或促。

方解

君——葛根甘辛而平，既能解表退熱，又能升發脾胃清陽之氣而止下利。

臣——黃芩、黃連清熱燥濕，厚腸止痢。

佐使——甘草甘緩和中，調和諸藥。

四者合用，共為解表清裡之劑。

【運用要點】臨床應用以身熱下利，舌紅苔黃，脈數為辨證要點。

【臨床案例】有一患者腹瀉數年，諸醫均作脾腎虧虛論治，遍嘗健脾補腎之劑，終無效果。北京中醫藥大學教授趙紹琴診之，立法清肝瀉火，與諸醫治法大相逕庭。弟子詢問其故，先生曰：形瘦色蒼，木形人也；目光炯炯，肝之盛也；聲屬性急，火之旺也；脈弦盛於兩關，木旺乘土之徵也；況瀉勢急迫，不容稍緩，經言「暴注下迫，皆

屬於熱」，此之謂也。何必拘泥於久瀉必虛之說耶！遂處以葛根芩連束加減，清熱瀉火，3劑即癒。

6. 參蘇飲（王好古《易簡方》）內傷外感

> 參蘇飲內用陳皮　枳殼前胡半夏宜
> 乾葛木香甘桔茯　內傷外感此方推
> 參前若去芎柴入　飲號芎蘇治不差
> 香蘇飲僅陳皮草　感傷內外亦堪施

【藥物組成】人參、紫蘇、陳皮、枳殼、前胡、半夏、葛根、木香、甘草、桔梗各10g，茯苓15g。

【新編歌訣】參蘇二陳葛，木前枳桔喝。注：「二陳」指二陳湯四味：陳皮、半夏、茯苓、甘草。

【用法】加生薑3片，大棗3枚，水煎服。

【功效】益氣解表，理氣化痰。

【主治】虛人外感風寒，內有痰飲證。症見惡寒發熱，無汗，頭痛，鼻塞，咳嗽痰白，胸膈滿悶，倦怠無力，氣短懶言，舌苔白，脈弱。

方解

君——紫蘇、葛根，發散風寒，解肌透邪。

臣——前胡、半夏、桔梗止嗽化痰，宣降肺氣；陳皮、枳殼理氣寬胸。

佐——人參益氣，茯苓健脾，滲濕化痰，木香行氣，醒氣，醒脾暢中。

使——甘草益氣安中，調和諸藥。

諸藥合用，共奏益氣解表，理氣化痰之功。

【運用要點】臨床應用以惡寒發熱，無汗，咳嗽痰白，胸膈滿悶，倦怠無力，舌苔白，脈弱爲辨證要點。

【臨床案例】20世紀70年代某日，胡喬木同志在無錫患病，感冒發燒，多日不退，遂向上海求援，上海特派名醫張伯臾（1901—1987）往治。經過檢查，診爲虛人感冒，處方以參蘇飲加減。胡喬木依方進服一劑，熱即消退，續服一劑痊癒。此事使胡喬木對張伯臾醫技十分佩服，此後介紹許多領導人請張氏診治。

【附方】（1）芎蘇飲（《澹寮集驗秘方》）

組成：參蘇飲去掉人參、前胡，加入川芎、柴胡而成。

功效：散風解表，理氣止痛。

主治：外感風寒，內有痰飲證。症見頭痛惡寒，咳嗽吐痰等。

（2）香蘇飲（《太平惠民和劑局方》）

組成：香附、紫蘇葉、陳皮、甘草（加薑蔥水煎服）。

功效：理氣解表。

主治：外感風寒，內有氣滯。症見形寒身熱，頭痛無汗，胸脘痞悶，不思飲食，舌苔薄白等。

7. 茵陳丸（王燾《外台秘要》）汗吐下兼行

茵陳丸用大黃硝　鱉甲常山巴豆邀
杏仁梔豉蜜丸服　汗吐下兼三法超
時氣毒癘及瘧痢　一丸兩服量病調

【藥物組成】茵陳60g，大黃15g，芒硝、鱉甲各60g，常山90g，巴豆30g，杏仁90g，梔子60g，豆豉60g，白蜜適量。

【新編歌訣】茵陳梔硝黃，鱉巴豉杏常。

【用法】研成細末，用白蜜做成如梧桐子丸劑，每服一丸，藥後如有吐、汗、下時，即停服。若服後無效，可酌加用量。

【功效】攻下湧吐，泄熱蕩實，發表散邪。

【主治】濕熱內停，實熱內結，外兼表邪證，及時行黃疸、瘧疾、赤白下痢。

方解

君——茵陳苦辛，清熱利濕，是治黃疸要藥。

臣——常山引吐截瘧；芒硝、大黃攻下實熱。

佐——杏仁、豆豉解肌發汗；鱉甲滋陰，以退虛熱；
　　　巴豆攻除臟腑冷積；梔子合豆豉可清熱除煩。

使——白蜜甘緩，調和諸藥。

　　諸藥合用，共奏攻下湧吐，泄熱蕩實，發表散邪之功。

【運用要點】臨床應用以濕熱內聚，實熱內結，外兼表邪為辨證要點。

8. 大羌活湯（張元素《此事難知》）傷寒兩感

大羌活湯即九味　　己獨知連白朮暨
散熱培陰表裡和　　傷寒兩感差堪慰

【藥物組成】羌活、防風各10g，生地30g，黃芩、炙甘草各10g，川芎30g，蒼朮、細辛、防己、獨活各10g，知母30g，黃連、白朮各10g。

【新編歌訣】大羌活湯即九味，己獨知連白朮暨。注：「九味」指九味羌活湯，由羌活、防風、生地、黃芩、炙甘草、川芎、細辛、蒼朮、白芷組成。但大羌活湯中無白芷。

【用法】水煎服。

【功效】發汗解表，清熱養陰。

【主治】風寒濕邪外感，兼有裡熱證。症見頭痛發熱，四肢困重，惡寒，口乾煩滿而渴。

方解

　　本方即九味羌活湯（見該方）加防己、獨活、知母、黃連、白朮而成。

君——羌活、獨活同用，散一身風寒濕邪。

臣——防風、蒼朮、細辛、川芎發汗解表。

佐——黃連、黃芩清熱燥濕；知母、生地清熱滋陰；防己、白朮利濕健脾。

使——炙甘草甘溫，益氣和中，調和諸藥。

　　諸藥合用，表裡同治，發汗而不傷正，辛燥而不傷陰。

【運用要點】本方為治風寒濕在表，兼有裡熱的常用方劑，臨床應用以頭痛發熱，四肢困重，惡寒，口乾煩渴為辨證要點。

七、消補之劑

1. 平胃散（《太平惠民和劑局方》）利濕散滿

平胃散是蒼朮朴　陳皮甘草四般藥

除濕散滿驅瘴嵐　調胃諸方從此擴

或合二陳或五苓　硝黃麥麴均堪著

若合小柴名柴平　煎加薑棗能除瘧

又不換金正氣散　即是此方加夏藿

【藥物組成】蒼朮150g，厚朴、陳皮、甘草各100g。

【新編歌訣】平胃散用蒼朮朴，陳皮炙草燥濕夥。

【用法】共研細末，每次服用10g，加生薑5片，大棗5枚同煎，去薑棗，飯前服。或生薑、大棗煎湯送下，或共作湯劑水煎服。

【功效】燥濕運脾，行氣和胃。

【主治】濕滯脾胃證。症見脘腹脹滿，不思飲食，嘔

方解

　　本方為治濕滯脾胃的基礎方劑，故曰「調胃諸方從此擴」。

君——蒼朮辛苦溫，燥濕健脾，使濕邪得以運化。

臣——厚朴辛苦溫，行氣消滿，助蒼朮芳化燥濕。

佐——陳皮理氣和胃，且能芳香醒脾，以助蒼朮、厚朴祛濕行氣之功。

使——甘草甘溫，甘緩和中，調和諸藥，煎加生薑、大棗，加強調和脾胃之功。

諸藥合用，共奏燥濕運脾，行氣和胃之功。

吐噁心，噯氣吞酸，肢體沉重，怠惰嗜臥，常自下痢，舌苔白膩，脈緩。

【運用要點】臨床應用以脘腹脹滿，納差，嘔惡，舌苔白膩而厚，脈緩爲辨證要點。

【臨床案例】清末，山西人郭某素來迂謹，兼以經商急躁，患病胸膈滿悶不食，繼而氣乏聲微，醫生以爲腎虛，令服腎氣丸。四五劑後轉而益甚，幾至昏不知人。名醫王堉至其家，問係何病，答曰：成虛癆矣。王又問：手熱自汗，咳嗽氣喘乎？曰否。王曰：此則非虛癆也。診其兩寸尺俱平，兩關皆堅而滯，而右關微帶弦象，此肝木剋脾土也，病由一時氣滯不遂，兼發急躁，以致肝氣壅塞脾胃，因而胸滿不食，理宜平肝清燥。前醫以桂附補之，脾胃愈塞，因之病重。乃開平胃散加山楂、麥芽消導化之。病者爭曰：我素無食積，且久不進食，君用消食藥，不亦悖乎？王笑曰：君知平胃散爲消食之藥，不知君脾胃中雖無食積，卻有桂附，我用平胃散非消食積，乃解「藥積」也。藥積不解，胸中終難爽快。人但知平胃散能消食積，不知亦有「藥積」，用其消之。病者欣然服之，越三日則胸中寬展，漸思食也。繼以逍遙散理脾清肝，服五劑而病入坦途。

【附方】（1）平陳湯（《症因脈治》）

組成：平胃散合二陳湯。

功效：燥濕健脾，理氣化痰。

主治：痰濕中阻，脾胃不和，胸膈痞悶，不思飲食，噁心嘔吐，咳嗽等。

（2）胃苓湯（《丹溪心法》）

組成：平胃散合五苓散。

功效：祛濕和胃，行氣利水。

主治：夏秋之間，脾胃傷濕，停飲夾食，浮腫泄瀉的實證。

（3）加味平胃散（《丹溪心法》）

組成：平胃散加麥芽、神麴。

功效：燥濕散滿，消食和胃。

主治：濕滯脾胃，宿食不消，脘腹脹滿，不思飲食，噯腐吞酸。若大便秘結，可再加大黃、芒硝，即「硝黃麥曲均堪著」之意。

（4）柴平湯（《景岳全書》）

組成：平胃散合小柴胡湯。

功效：和解少陽，祛濕和胃。

主治：濕瘧。症見一身盡疼，手足沉重，寒多熱少，脈濡等。

（5）不換金正氣散（《太平惠民和劑局方》）

組成：平胃散加藿香、半夏而成，等分為末，每次服6～9g，用生薑3片，大棗2枚同煎，食前稍熱服。

功效：燥濕化濁，降逆止嘔。

主治：濕濁內阻兼四時傷寒，嘔吐泄瀉，胸腹脹滿等。

2. 保和丸（朱丹溪《丹溪心法》）飲食輕傷

保和神麴與山楂　苓夏陳翹菔子加

麴糊爲丸麥湯下　亦可方中用麥芽

大安丸內加白朮　消中兼補效堪誇

【藥物組成】神麴60g，山楂180g，茯苓、半夏各90g，陳皮、連翹、萊菔子各30g。

【新編歌訣】保和丸用萊神山，二陳茯苓連翹兼。

【用法】上7味研成細末，用神麴煮糊和丸如梧桐子大，每次服6～9g，用炒麥芽煎湯送下。也可將麥芽30g研末，和在丸藥內。或作湯劑，水煎服。

【功效】消食和胃。

【主治】食積。脘腹痞滿脹痛，噯腐吞酸，惡食嘔吐，或大便泄瀉，舌苔厚膩，脈滑等。

方解

君——山楂酸甘，能消一切飲食積滯，尤善消肉食油膩之積。

臣——神麴消食健脾，善於化酒食陳腐之積；萊菔子下氣消食，長於消穀面之積，三藥同用，可消一切食積。

佐——半夏、陳皮行氣化滯，和胃止嘔；食積易生濕化熱，又以茯苓滲濕健脾，和中止瀉；連翹清熱而散結。

諸藥合用，共奏消食和胃，清熱袪濕之功。

【運用要點】本方係治療食積的常用方，臨床應用以脘腹痞滿脹痛，噯腐吞酸，惡食嘔吐，舌苔厚膩，脈滑爲辨證要點。

【附方】大安丸（《丹溪心法》）

組成：保和丸加白朮而成，用法如保和丸。

功效：健脾消食。

主治：飲食不消，氣虛邪微，尤適於小兒食積兼脾虛者。

3. 健脾丸（汪昂《醫方集解》）補脾消食

　　健脾參朮與陳皮　　枳實山楂麥糵隨
　　麴糊作丸米飲下　　消補兼行胃弱宜
　　枳朮丸亦消兼補　　荷葉燒飯上升奇

【藥物組成】人參、白朮、陳皮各60g，枳實90g，山楂、麥芽各60g。

【新編歌訣】健脾參朮陳，麥枳山楂尋。

【用法】上藥共研細末，用神麴煮糊爲丸如梧桐子大，每服9g，用米湯或白開水送下。

【功效】健脾消食。

【主治】脾胃虛弱，飲食內停證。症見食少化艱，脘腹痞悶，大便溏薄，苔膩微黃，脈虛弱。

方解

君——人參、白朮益氣健脾，補脾胃虛弱；麥芽消食積，健脾開胃。

臣——山楂、神麴助麥芽消食化滯。

佐——陳皮理氣健脾和胃，枳實行氣導滯，消積除痞。

諸藥相合，消補兼施，使脾健食消。

【運用要點】本方又名「人參健脾丸」，臨床應用以食少難消，脘腹痞悶，脈虛弱爲辨證要點。

【附方】枳朮丸（《脾胃論》引張元素方）

　　組成：枳實 白朮，同研爲極細末，用荷葉裹包陳米燒飯爲丸如梧桐子大，每服6～9g，白開水送下。

功效：健脾消痞。

主治：脾虛氣滯，飲食停聚。症見胸脘痞滿，不思飲食。

4. 參苓白朮散（《太平惠民和劑局方》）補脾

參苓白朮扁豆陳　　山藥甘蓮砂薏仁

桔梗上浮兼保肺　　棗湯調服益脾神

【藥物組成】人參、白茯苓、白朮各1000g，白扁豆750g，陳皮、山藥、炙甘草各1000g，蓮子肉、砂仁、薏苡仁、桔梗各500g，大棗10枚。

【新編歌訣】參苓白朮草桔砂，薏蓮山藥扁陳加。

【用法】上藥共研細末，每次服6g，用大棗煎湯送下。或作湯劑水煎服，用量按原方比例酌情增減。

【功效】益氣健脾，滲濕止瀉。

【主治】脾虛夾濕證。症見飲食不化，胸脘痞悶，腸鳴泄瀉，四肢乏力，形體消瘦，面色萎黃，舌淡苔白膩，

方解

君——人參、白朮、茯苓相配，功能益氣健脾滲濕。

臣——山藥、蓮子助人參增強益氣健脾之功，兼能止瀉。白扁豆、薏苡仁助白朮、茯苓加強健脾滲濕之力。

佐——砂仁醒脾和胃，行氣化滯；桔梗宣利肺氣，以調水道。

使——炙甘草甘溫，健脾和中，調和諸藥。

諸藥合用，共奏益氣健脾，滲濕止瀉之功。

脈虛緩。

【運用要點】本方為治脾虛夾濕證的常用方藥，臨床應用以飲食不化，胸脘痞悶，腸鳴泄瀉，四肢乏力，舌淡苔白膩，脈虛緩為辨證要點。

5. 枳實消痞丸（李東垣《蘭室秘藏》）補脾消痞

　　枳實消痞四君全　麥芽夏麴朴薑連
　　蒸餅糊丸消積滿　清熱破結補虛痞

【藥物組成】枳實15g，人參、白朮、茯苓、甘草、麥芽、半夏麴各10g，厚朴15g，乾薑5g，黃連15g。

【新編歌訣】枳實消痞四君夥，厚夏麥芽薑連佐。注：「四君」即人參、白朮、茯苓、甘草四味。

【用法】上藥共研細末，用湯浸蒸餅成糊與藥末和勻做成梧桐子大的丸藥，每次服6～9g，溫開水送下，日2次。亦可作湯劑，水煎服。

【功效】消痞除滿，健脾和胃。

方解

君——枳實辛酸，行氣除脹，消積導滯。

臣——厚朴辛溫，燥濕除滿，行氣導滯。

佐——黃連清熱燥濕；乾薑溫中散寒，二者平調寒熱；參、朮、苓、草四君子健脾祛濕；半夏麴（今為半夏）降逆散結；麥芽消食和胃。

使——甘草甘溫，益氣補脾，調和諸藥。

　　諸藥合用，以消為主，以補為輔，消補兼施，共奏消痞除滿，健脾和胃之功。

【主治】脾胃虛弱，寒熱互結證。症見心下痞滿，不欲飲食，或食後脹滿，體弱倦怠，大便不暢，舌苔膩微黃，脈弦。

【運用要點】臨床應用以心下痞滿，食少不化，體弱倦怠，舌苔膩微黃，脈弦爲辨證要點。

6. 鱉甲飲子（嚴用和《重訂嚴氏濟生方》）瘧母

　　鱉甲飲子治瘧母　　甘草耆朮芍芎偶
　　草果檳榔厚朴增　　烏梅薑棗同煎服

【藥物組成】鱉甲（醋炙）、甘草各10g，炙黃耆15g，白朮（土炒）、芍藥（酒炒）、川芎、草果（煨）、檳榔、厚朴、烏梅、生薑各10g，大棗5枚，陳皮（方歌中遺漏此味）10g。

【新編歌訣】鱉甲耆朮榔陳果，芎芍草梅薑棗朴。

【用法】水煎服。

方解

君——鱉甲甘寒，鹹寒入肝，軟堅散結消癥。

臣——川芎行氣活血；檳榔、陳皮行氣消痰而攻積；
　　　草果、厚朴燥濕除滿而截瘧。

佐——黃耆、白朮、甘草益氣扶正而健脾；芍藥養血
　　　益陰而柔肝。

使——生薑、大棗調補脾胃，加少許烏梅，引藥入
　　　肝。

諸藥配合，扶正祛邪，祛濕消癥，自可除去瘧母。

【功效】軟堅散結，行氣活血，袪濕消癥。

【主治】癥母。症見瘧疾日久不癒，脇下結塊，脇腹脹痛。以及癥積結於脇下，腹中疼痛，肌肉消瘦，飲食減少，疲乏無力等。

【運用要點】臨床應用以瘧疾日久不癒，脇下結塊，腹中疼痛，肌肉消瘦，疲乏無力等為辨證要點。

7. 葛花解醒湯（李東垣《蘭室秘藏》）酒積

葛花解醒香砂仁　二苓參朮蔻青陳

神麴乾薑兼澤瀉　溫中利濕酒傷珍

【藥物組成】葛花15g，木香10g，砂仁15g，茯苓、豬苓、人參、白朮各10g，白豆蔻15g，青皮、陳皮、神麴、乾薑、澤瀉各10g。

【新編歌訣】葛花異功香砂蔻，青薑曲澤豬苓湊。注：「異功」指異功散，即四君子東加陳皮。但葛花解醒湯中無甘草，提請注意。

方解

君——葛花甘辛涼，為解酒專藥，使酒濕從肌表而散。

臣——神麴解酒消食；砂仁、白豆蔻醒脾和中，開胃消食。

佐——豬苓、茯苓、澤瀉淡滲利濕；木香、青皮理氣化滯；乾薑溫中和胃；人參、白朮健脾燥濕。

使——陳皮辛苦溫，調和諸藥。

諸藥相合，共奏醒酒袪濕，溫中和胃之功。

【用法】上藥共研極細末，每次用米湯或白開水調服9g。亦可水煎服。

【功效】醒酒祛濕，溫中和胃。

【主治】飲酒過度，濕傷脾胃。症見眩暈嘔吐，胸膈痞悶，飲食減少，心神煩亂，小便不利或泄瀉。

【運用要點】本方為治酒積常用方，臨床應用以飲酒過度，致使眩暈嘔吐，胸膈痞悶，飲食減少，身體疲倦，小便不利為辨證要點。

八、理氣之劑

1. 補中益氣湯（李東垣《脾胃論》）補氣升陽

補中益氣耆尤陳　　升柴參草當歸身

虛勞內傷功獨擅　　亦治陽虛外感因

木香蒼尤易歸尤　　調中益氣暢脾神

【藥物組成】黃耆15g、白尤10g、陳皮6g、升麻6g、柴胡6g、人參10g、甘草5g、當歸10g。

【新編歌訣】補中益耆參尤草，升柴陳歸用得好。

【用法】水煎服。或作丸劑，每服10g，每日2～3次。

【功效】益氣升陽，調補脾胃。

【主治】脾胃氣虛證。症見少氣懶言，飲食無味，四肢乏力，久瀉久利，舌淡苔白潤，脈虛軟無力，及胃下垂、脫肛、子宮脫垂等證屬中氣下陷者。

【運用要點】

（1）本方為益氣升陽的代表方，以少氣懶言，

方解

　　本方主治因飲食勞倦，損傷脾胃而出現的脾胃氣虛，中氣下陷之證。

君——黃耆甘溫，補中益氣，升陽舉陷。

臣——人參、白尤健脾燥濕。

佐——升麻、柴胡升清舉陷，陳皮理氣醒脾，當歸養血調營。

使——甘草甘溫，補脾兼調和諸藥。

全方共奏益氣升陽，調補脾胃之功。

飲食無味，四肢乏力，舌淡苔白潤，脈虛軟無力為辨證要點。臨床上用本方治療脾胃氣虛，中氣下陷者有效。對於胃下垂、脫肛、子宮脫垂、久瀉久利等證屬中氣下陷者均有一定療效。一般多加入茯苓、枳殼，效果更佳。

（2）本方亦可用治脾胃氣虛引起的重症肌無力、眼瞼下垂等病。

（3）本方用治脾胃氣虛引起的小便不利，大便秘結而見小腹脹凸等症者，多有良效。

（4）對素體氣虛，容易感冒，或氣虛外感發熱，身倦多汗等症亦可投用。

【臨床案例】編者曾治趙某，男，38歲。宿患慢性結腸炎，鏡檢示降結腸、乙狀結腸及直腸黏膜堆積，曾因腸梗阻住院治療。現大便困難，質黏溏，小腹下墜鼓凸，瀉藥用盡，迄無效果。舌淡胖潤有齒痕，脈沉寸弱。辨為中氣下陷，擬補中益氣湯加味：黃耆45g，白朮30g，升麻10g，柴胡10g，陳皮10g，當歸15g，茯苓30g，枳殼10g，肉蓯蓉20g，山楂20g，神麴20g，木香10g，附子10g，炙甘草10g，大棗10枚，生薑10片。7劑後，矢氣多、腹脹、下墜感消失，便秘緩解，繼守原方調理，以火麻仁、小茴香等出入，終至痊癒。

【附方】調中益氣湯（《脾胃論》）

組成：即補中益氣湯去掉白朮、當歸，加入木香、蒼朮而成。

功效：益氣調中，健脾祛濕。

主治：濕困較重者，如胸滿氣短，飲食減少，四肢倦怠，口不知味，大便稀薄等症。

2. 烏藥順氣湯（嚴用和《濟生方》）中氣

烏藥順氣芎芷薑　　橘紅枳桔及麻黃

僵蠶炙草薑煎服　　中氣厥逆此方詳

【藥物組成】烏藥 15g，川芎、白芷、炮薑各 10g，橘紅 15g，炒枳殼、桔梗、麻黃、僵蠶、炙甘草各 10g。

【新編歌訣】烏藥順氣麻芷橘，川芎薑草蠶枳桔。

【用法】加生薑 3 片，大棗 3 枚，水煎服。

【功效】理氣祛風，化痰。

【主治】中氣證，亦即氣厥證。症見大怒後突然昏厥，不知人事，牙關緊閉，四肢逆冷，脈沉伏等。或中風而見遍身頑麻，骨節疼痛，步履艱難，語言謇澀，口眼喎斜，喉中氣急有痰者。

方解

君——烏藥辛溫，降氣平逆。

臣——橘紅、枳殼利氣化痰。

佐——桔梗、麻黃宣通肺衛而調氣；白芷、川芎祛風活血而止痛；炮薑、僵蠶溫經化痰而散結；大棗、生薑和榮衛而和胃。

使——炙甘草甘溫，調和諸藥。

諸藥相合，共奏理氣祛風，化痰之功。

【運用要點】臨床應用以大怒後突然昏厥，不知人事，牙關緊閉，四肢逆冷，脈沉伏等為辨證要點。

3. 越鞠丸（朱丹溪《丹溪心法》）六鬱

越鞠丸治六般鬱　氣血痰火濕食因

芎蒼香附兼梔麴　氣暢鬱舒痛悶伸

又六鬱湯蒼芎附　甘苓橘半梔砂仁

【藥物組成】川芎、蒼朮、香附、梔子、神麴各等分。

【新編歌訣】越鞠丸治六鬱般，香附蒼芎梔子麴。

【用法】上藥共研細末，用水作成丸藥如綠豆大，每次服6～9g，溫開水送下。亦可按原方用量酌情增減作湯劑，水煎服。

【功效】行氣解鬱。

【主治】鬱證。胸膈痞悶，脘腹脹痛，噯腐吞酸，噁心嘔吐，飲食不消等。

方解

君——香附辛、微苦、平，行氣解鬱，治療胸腹脹痛。

臣——川芎為血中之氣藥，既活血祛瘀，治療血鬱，又助香附行氣解鬱；梔子清熱瀉火，治療火鬱；蒼朮運脾燥濕，治療濕鬱；神麴消食，治療食鬱，痰鬱多由脾虛產生，脾虛得解，痰鬱也隨之消失。

諸方合用，共奏行氣解鬱之功。

【運用要點】本方通治氣、血、痰、濕、食、火六鬱，但以氣鬱為主，臨床應用以胸膈痞悶，脘腹脹痛，噯腐吞酸，飲食不消等為辨證要點。

【附方】六鬱湯（丹溪方）

組成：越鞠丸去神麴加二陳湯、砂仁。

用法：諸藥切細，加生薑3片，水煎服。

功效：行氣解鬱，燥濕化痰。

主治：痰鬱證。症見胸膈痞悶，脘腹脹痛，噯腐吞酸，噁心嘔吐，飲食不消等。

4. 蘇子降氣湯（《太平惠民和劑局方》）降氣行痰

　　蘇子降氣橘半歸　　前胡桂朴草薑依
　　下虛上盛痰嗽喘　　亦有加參貴合機

【藥物組成】蘇子15g，橘紅10g，半夏15g，當歸、前胡、肉桂、厚朴、炙甘草各10g。

【新編歌訣】蘇子降氣半夏好，前厚陳肉歸薑棗。

【用法】上藥共研細末，每次用9～10g，加生薑3片同煎溫服。

【功效】降氣平喘，祛痰止咳。

【主治】上實下虛之痰喘證。症見痰涎壅盛，喘咳氣

方解

君──蘇子辛溫，降氣平喘，化痰止咳。

臣──半夏降逆祛痰，厚朴降氣平喘，寬胸除滿。

佐──橘紅、前胡理氣化痰；當歸養血而「主咳逆上氣」（《本經》）；肉桂溫陽以利氣化，兼能納氣歸腎。

使──生薑和胃降逆，炙甘草祛痰和中。

諸藥合用，共奏降氣平喘，祛痰止咳之功。

短，呼多吸少，痰多稀白，或腰酸足軟，舌苔白滑或白膩，脈弦滑。

【運用要點】本方爲治上實下虛痰喘證之常用方劑，臨床應用痰涎壅盛，喘咳氣短，呼多吸少，舌苔白滑或白膩，脈弦滑爲辨證要點。

5. 四七湯（陳言《三因極一病證方論》）開鬱化痰

四七湯理七情氣　半夏厚朴茯苓蘇
薑棗煎之舒鬱結　痰涎嘔痛盡能紓
又有局方名四七　參桂夏草妙更殊

【藥物組成】半夏15g、厚朴10g、茯苓15g、紫蘇葉10g。

【新編歌訣】四七半厚茯苓蘇。

【用法】4藥切碎，加生薑3片，大棗3枚，水煎服。

【功效】行氣解鬱，降逆化痰。

【主治】七情氣鬱，痰涎結聚。症見咽中如有物阻，咳吐不出，吞咽不下，胸滿喘急，或咳或嘔，舌苔白膩。

【運用要點】臨床應用以咽中如有物阻，咳之不出，

方解

君——半夏降逆化痰，散結開鬱，降氣止嘔；厚朴下
　　氣除滿。
臣——茯苓甘淡，健脾利濕，助半夏祛濕化痰。
佐使——紫蘇葉辛散，兼可寬中解鬱；生薑助半夏和
　　　　胃止嘔；大棗助茯苓健脾益氣。
諸藥相合，共奏行氣解鬱，降逆化痰之功。

咽之不下，胸滿喘急爲辨證要點。

【附方】局方四七湯（《太平惠民和劑局方》）

組成：人參、肉桂、製半夏、炙甘草。

用法：共研粗末，每次服9g，加生薑3片同煎服。

功效：溫中解鬱，散結化痰。

主治：七情氣鬱，痰涎結聚，虛冷上氣而見心腹絞痛，不思飲食，腹脹喘急等症。

6. 四磨湯（嚴用和《濟生方》）七情氣逆

    四磨亦治七情侵　　人參烏藥及檳沉

    濃磨煎服調逆氣　　實者枳殼易人參

    去參加入木香枳　　五磨飲子白酒斟

【藥物組成】人參、烏藥、檳榔、沉香各3g。

【新編歌訣】四磨人參烏檳沉。

【用法】四藥磨濃汁後水煎三四沸，溫服。

【功效】行氣疏肝，降逆寬胸，益氣。

【主治】肝鬱氣逆證。症見胸膈脹悶，上氣喘急，心下痞滿，不思飲食，苔白脈弦。

【運用要點】臨床應用以胸膈脹悶，上氣喘急，心下

方解

君——烏藥辛溫，行氣散結，疏肝解鬱。

臣——沉香降逆平喘；檳榔行氣除滿。

佐——人參甘、微苦，益氣扶正，使行氣而不傷正，
     若體質壯實者以枳殼代替人參。

諸藥相合，共奏行氣疏肝，降逆寬胸兼益氣之功。

痞滿，苔白脈弦爲辨證要點。

【附方】五磨飲子（《醫便》）

組成：四磨湯去人參加木香、枳實。

功效：行氣降逆。

主治：大怒暴厥或七情氣逆證。症見突然昏倒，不省人事，上氣喘急，或四肢厥冷等症。

7. 旋覆代赭湯（張仲景《傷寒論》）痞硬噫氣

　　旋覆代赭用人參　　半夏甘薑大棗臨

　　重以鎮逆咸軟痞　　痞硬噫氣力能禁

【藥物組成】旋覆花10g，代赭石30g，人參10g，半夏15g，甘草、生薑各10g、大棗10枚。

【新編歌訣】旋覆代赭湯，參夏三草方。注：三草指甘草、生薑、大棗。

【用法】代赭石打碎先煎20分鐘，再放入餘6味藥，旋覆花布包煎，水煎，分3次溫服。

【功效】溫胃化痰，降逆止噫。

方解

君——旋覆花下氣化痰，降逆止噫；代赭石質重降逆，下氣止嘔。

臣——半夏燥濕化痰，降氣和胃；生薑降逆止嘔。

佐——人參、大棗、甘草益氣補中以療胃虛，且可防金石之品重鎮傷胃。

使——甘草甘溫，調和諸藥。

諸藥相合，共奏溫胃化痰，降逆止噫之功。

【主治】胃氣虛弱，痰濁內阻證。症見心下痞硬，噫氣不除，氣逆不降，反胃，嘔吐，或吐涎沫，舌苔白滑，脈弦而虛。

【運用要點】臨床應用以心下痞硬，噫氣不除，氣逆不降，嘔惡，舌苔白滑，脈弦而虛為辨證要點。

8. 正氣天香散（羅知悌《紺珠集》）順氣調經

紺珠正氣天香散　香附乾薑蘇葉陳
烏藥舒鬱兼除痛　氣行血活經自勻

【藥物組成】香附240g，乾薑、紫蘇葉、陳皮各30g，烏藥60g。

【新編歌訣】正氣香薑蘇烏陳。

【用法】上藥研成細末，每次服9克，水煎服。

【功效】行氣解鬱，調經止痛。

【主治】女子肝鬱氣滯，上沖心胸而見脅肋刺痛，月經不調，乳房脹痛等。

方解

君——香附辛、微苦、微甘，舒鬱理氣，兼能止痛。

臣——烏藥辛溫，行氣止痛。

佐——紫蘇葉、陳皮辛散，理氣而寬中；乾薑溫中散
　　　寒而止痛。

諸藥相合，共奏行氣解鬱，調經止痛之功效。

【運用要點】臨床應用以脅肋刺痛，月經不調，乳房脹痛為辨證要點。

9. 橘皮竹茹湯（嚴用和《濟生方》）胃虛呃逆

橘皮竹茹治嘔呃　參甘半夏枇杷麥

赤茯再加薑棗煎　方由金匱此方辟

【藥物組成】橘皮、竹茹各30g，人參、甘草各15g，半夏、枇杷、麥冬、赤茯苓各30g，生薑5片，大棗5枚。

【新編歌訣】橘皮竹茹湯，參加三草方；杷夏麥苓商。

注：本歌訣前兩句指《金匱要略》方「橘皮竹茹湯」，「三草」指甘草、生薑、大棗。濟生橘皮竹茹湯則在此基礎上加枇杷葉、半夏、麥冬、赤茯苓。

【用法】前8味藥共研粗末，每次用12g，加生薑5片，大棗5枚同煎，去滓溫服。

【功效】降逆止嘔，清熱和胃。

【主治】胃氣虛所致嘔呃證。症見久病體弱，乾嘔或呃逆，虛煩少氣，舌紅嫩，脈虛數。

方解

君——橘皮理氣和胃以止嘔呃；竹茹清熱安胃，降逆
　　止嘔。

臣——生薑和胃止嘔，半夏降逆止嘔，枇杷葉清胃止
　　嘔。人參、赤茯苓、大棗益氣和胃；麥冬滋胃
　　育陰，兼清心火。

使——甘草甘溫，益氣和胃，調和諸藥。

諸藥合用，共奏降逆止嘔，清熱和胃之功。

【運用要點】臨床應用以久病羸弱，乾嘔或呃逆，舌紅嫩為辨證要點。本方是在《金匱要略》中「橘皮竹茹

湯」（橘皮、人參、竹茹、甘草、生薑、大棗）的基礎上加味而成。二方均治胃虛呃逆，但《濟生方》更適於胃氣虛兼有陰傷表現者。

10. 丁香柿蒂湯（秦景明《症因脈治》）病後寒呃

> 丁香柿蒂人參薑　　呃逆因寒中氣戕
> 濟生香蒂僅二味　　或加竹橘用皆良

【藥物組成】丁香、柿蒂、人參、生薑各10g。

【新編歌訣】丁香柿蒂人參薑。

【用法】水煎服。

【功效】溫中降逆，益氣和胃。

【主治】虛寒呃逆證。症見呃逆不止，胸脘痞悶，舌淡苔白，脈沉遲。

方解

君——丁香溫中散寒，降逆止嘔；柿蒂降逆止嘔。

臣——生薑辛溫，溫胃散寒而善止嘔。

佐——人參甘、微苦，益氣補中而養胃。

四藥合用，共奏溫中降逆，和胃止呃之功。

【運用要點】臨床應用以呃逆不止，胸脘痞悶，舌淡苔白為辨證要點。

【附方】（1）柿蒂湯（《濟生方》）

組成：丁香、柿蒂。

用法：兩藥共研末，每次用12g，加生薑5片，水煎服。

功效：溫中降逆。

主治：胃寒氣鬱，呃逆不止。

（2）丁香柿蒂竹茹湯（《醫方考》）

組成：丁香、柿蒂、竹茹、陳皮。

功效：溫中降逆，化痰和胃。

主治：胃寒氣鬱有痰之呃逆。

11. 定喘湯（張時徹《攝生眾妙方》）哮喘

　　定喘白果與麻黃　　款冬半夏白皮桑

　　蘇杏黃芩兼甘草　　肺寒膈熱喘哮嘗

【藥物組成】白果、麻黃各 10g，款冬花、半夏各 15g，桑白皮、蘇子、杏仁、黃芩、甘草各 10g。

【新編歌訣】定喘麻黃桑皮好，果杏蘇夏芩款草。

【用法】水煎服。

【功效】宣肺降氣，清熱化痰。

方解

君——麻黃辛、微苦、溫，宣降肺氣，既能平喘，又
　　可解表。

臣——杏仁降逆平喘，白果斂肺定喘，兩藥皆可祛痰
　　止咳，二者相配，一宣一斂，既增強平喘之
　　功，又防麻黃發散太過。

佐——蘇子、半夏降氣而平喘，款冬花祛痰而止咳，
　　桑白皮、黃芩清肺而瀉熱。

使——甘草和中並調和諸藥。

諸藥合用，共奏宣肺降氣，清熱化痰之功。

【主治】風寒外束，痰熱內蘊所致之哮喘。症見痰多氣急，痰稠色黃，微惡風寒，或見發熱，舌苔黃膩，脈滑數。

【運用要點】本方爲治風寒外束，痰熱內蘊所致哮喘的常用方，臨床治療喘咳以痰多色黃，舌苔黃膩，脈滑數爲辨證要點。現代多用於慢性氣管炎、支氣管哮喘或因感冒誘發而見上述證候者。若痰稠不利，可加膽南星、瓜蔞、川貝等以清痰熱；胸悶可加枳殼、厚朴以寬胸理氣；肺熱甚者可加石膏、魚腥草以清熱，頑痰較甚者可加萊菔子、白芥子以消滯化痰。

增　輯

1. 蘇合香丸（《太平惠民和劑局方》）臟腑中惡，小兒客忤

蘇合香丸麝息香　木丁薰陸氣同芳

犀冰白朮沉香附　衣用朱砂中惡嘗

【藥物組成】蘇合香30g，麝香、安息香、乳香、青木香、丁香各60g，薰陸香30g，烏犀屑60g，冰片30g，白檀香、白朮、沉香、香附、朱砂各60g。（原書還有蓽撥和訶子各60g）

【新編歌訣】此方一般選用市售成藥。

【用法】上15味藥研爲細末，再和研勻（朱砂另研），將安息香膏和蜜與藥末和勻，製成丸藥如梧桐子大，用朱砂爲衣，一次服3g，老人、小兒可服一丸，溫開水化服，溫酒化服也可，現代均加適量煉蜜製成大蜜丸，溫開水化服。

【功效】芳香開竅，行氣化濁。

【主治】寒閉證。症見突然昏倒，牙關緊閉，不省人事，苔白，脈遲；心腹卒痛，甚則昏厥。也治中風、感受時行瘴癘之氣（中惡），屬於寒閉者。

方解

君——蘇合香、冰片、安息香、麝香均為芳香開竅之佳品。

臣——青木香、乳香、丁香、白檀香、沉香、香附、熏陸香，功能行氣解鬱，散寒止痛，辟穢化濁，協助君藥加強芳香開竅之力。

佐——白朮補氣健脾，燥濕化濁；烏犀屑清心解毒；朱砂重鎮安神，治其兼症。

諸藥相用，共奏芳香開竅，行氣化濁之功。

【運用要點】本方是治療寒閉的代表方劑，凡中風、中惡、氣厥、痰厥等而見突然昏倒，牙關緊閉，不省人事，屬痰濕上蒙清竅者皆可應用。市面有成藥出售。

2. 瓜蔞薤白湯（張仲景《金匱要略》）胸痹

瓜蔞薤白治胸痹　益以白酒溫肺氣
加夏加朴枳桂枝　治法稍殊名亦異

【藥物組成】瓜蔞實30g，薤白15g，白酒適量。（注：此方原名「瓜蔞薤白白酒湯」）

【新編歌訣】瓜蔞薤白加白酒

【用法】水煎，分2次服。

【功效】通陽散結，行氣祛痰。

【主治】胸痹，氣結在胸。症見胸部滿痛，甚者痛徹胸背，喘息咳唾，短氣，舌苔白膩，脈弦緊。

方解

君——瓜蔞味甘、微苦、寒，理氣寬胸，滌痰散結。

臣——薤白通陽散結，行氣止痛。與瓜蔞俱為胸痹要藥，通陽化痰，相輔相成。

使——白酒行氣活血，增強行氣通陽之功。

三者共奏通陽散結，行氣祛痰之劑。

【運用要點】本方為治理胸陽不振，氣滯痰阻之胸痹常用方，臨床應用胸部滿痛，甚者胸痛徹背，喘息短氣，舌苔白膩，脈弦緊為辨證要點。現代多用於胸痛、心絞痛、肋間神經痛而見上述表現者。

【附方】（1）瓜蔞薤白半夏湯（《金匱要略》）

組成：瓜蔞薤白湯加半夏。

用法：四味同煮，取4升，溫服1升，日3服。

功效：通陽散結，祛痰寬胸。

主治：胸痹而痰濁較甚者。症見胸中滿痛，背痛徹胸，不得安臥等。

（2）枳實薤白桂枝湯（《金匱要略》）

組成：枳實、厚朴、薤白、桂枝、瓜蔞。

用法：上5味，以水5升，先煮枳實、厚朴，取2升，去滓，內諸藥，煮數沸，分3次溫服。

功效：通陽散結，下氣祛痰。

主治：胸痹，氣結在胸。症見胸滿而痛，甚或胸痛徹

背，喘息咳唾，短氣，氣從脅下上沖心，舌苔白膩，脈沉弦或緊。

3. 丹參飲（《時方歌括》）心胃諸痛，婦人更效

　　　丹參飲裡用檀砂　　心胃諸痛效驗賒
　　　百合湯中烏藥佐　　專除鬱氣不須誇
　　　聖惠更有金鈴子　　酒下延胡均可嘉

【藥物組成】丹參30g，檀香10g，砂仁10g。

【新編歌訣】丹參飲裡用檀砂。

【用法】水煎服。

【功效】行氣止痛，活血袪瘀。

【主治】氣滯血瘀，心胃諸痛。

方解

君——丹參苦微寒，活血養血，化瘀止痛。

臣——檀香、砂仁溫中行氣止痛。

　　　三藥合用，藥性平和，氣血並治，使氣暢瘀化而疼痛自止。

【運用要點】本方為治療心胸、胃腹諸痛的常用方，臨床應用以諸痛而兼胸脘悶痞為辨證要點。

【附方】

（1）百合湯（《時方歌括》）

組成：百合、烏藥。

功效：理氣止痛。

主治：氣鬱所致心胃疼痛。

（2）金鈴子散（《素問·病機氣宜保命集》）

組成：金鈴子、延胡索。

用法：共研細末，每次服9g，酒調下。

功效：行氣舒肝，活血止痛。

主治：肝鬱有熱所致心腹脇肋疼痛，或痛經，或疝氣，時發時止，煩躁不安，舌紅苔黃，脈弦或數。

九、理血之劑

1. 四物湯（《太平惠民和劑局方》）養血通劑

四物地芍與歸芎　血家百病此方通

八珍合入四君子　氣血雙療功獨崇

再加黃耆與肉桂　十全大補補方雄

十全除卻耆地草　加粟煎之名胃風

【藥物組成】熟地、芍藥、當歸、川芎各15g。

【新編歌訣】四物地歸與芎芍。

【用法】上4味藥研爲粗末，水煎去渣，空腹熱服，每次服9g。

【功效】補血和血。

【主治】營血虛滯證。症見頭暈目眩，心悸，面色無華，婦人月經不調，量少或經閉不行，臍腹作痛，舌淡，脈細弦或細澀。

方解

君——熟地甘溫，味厚質潤，長於滋陰養血。

臣——當歸甘辛溫，補血養肝，和血調經。

佐——白芍養血柔肝和營；川芎活血行氣，調暢氣血。

四藥配合，共奏補血和血之功。

【運用要點】本方爲治療血虛證的基礎方，故歌訣稱「血家百病此方通」，凡見頭暈心悸，唇爪無華，月經不調，舌淡，脈細等症均可應用。

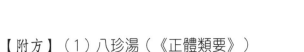

【附方】（1）八珍湯（《正體類要》）

組成：四物湯合四君子湯（人參、茯苓、白朮、甘草）。

用法：加生薑3片，大棗2枚，水煎服。

功效：補益氣血。

主治：氣血兩虛。症見面色蒼白或萎黃，頭暈眼花，四肢倦怠，氣短懶言，心悸怔忡，食慾減退，舌質淡，苔薄白，脈細虛。

（2）十全大補湯（《太平惠民和劑局方》）

組成：八珍湯加黃耆、肉桂。

用法：共研細末，每次服6g，加生薑3片、大棗2枚同煎，不拘時候溫服。

功效：氣血雙補，溫養脾腎。

主治：治諸虛不足，五勞七傷，久病虛損，面黃肌瘦，足膝無力，崩漏不止等。

（3）胃風湯（《太平惠民和劑局方》）

組成：即十全大補湯除去黃耆、熟地、炙甘草，加粟米百粒而成，水煎服。

功效：益氣補血，溫胃祛風。

主治：胃腸虛弱，風冷乘虛侵入，客於腸胃。症見大便泄瀉，完穀不化或大便下血等。

2. 人參養榮湯（《太平惠民和劑局方》）補氣養血

人參養營即十全　除卻川芎五味聯
陳皮遠志加薑棗　脾肺氣血補方先

【藥物組成】十全大補湯去掉川芎，再加五味子、陳皮、遠志、生薑各10g，大棗10枚而成。

【新編歌訣】養榮八珍加耆桂，去芎棗薑陳志味。注：「八珍」即八珍湯，見上節。

【用法】上12味共爲粗末，每次服12g，加生薑5片，大棗5枚同煎，去渣溫服。本方製成蜜丸即「人參養榮丸」，每次服9g，每日3次，溫開水送服。

【功效】益氣補血，養心安神。

【主治】積勞虛損，症見呼吸少氣，四肢沉滯，骨肉酸疼，行動喘咳，小腹拘急，腰背強痛，心虛驚悸，咽乾唇燥，飲食無味，形體瘦削等。

方解

君——人參、黃耆大補元氣；當歸、白芍補血養陰，四藥相合，氣血並補。

臣——白朮益氣健脾，熟地補血養陰。

佐——陳皮理氣健脾，補而不滯；茯苓健脾利濕，且可寧心安神；五味子斂陰止汗，益氣養心；遠志養心安神，肉桂溫陽鼓舞氣血。

使——生薑、大棗調和脾胃；炙甘草調和諸藥。

　　本方有十全大補湯之氣血雙補、溫養脾腎之功，去掉川芎是爲避免其辛散耗血之弊。另加五味子、陳皮、遠志交通心腎，寧心安神，可使十全大補湯補而不滯，明顯加強了安養心神之功。

【運用要點】臨床應用以呼吸少氣，四肢沉滯，骨肉酸疼，心虛驚悸，飲食無味，形體瘦削爲辨證要點。今市面上有成藥供應。

3. 歸脾湯（嚴用和《濟生方》）引血歸脾

歸脾湯用朮參耆　歸草茯神遠志隨
酸棗木香龍眼肉　煎加薑棗益心脾
怔忡健忘俱可卻　腸風崩漏總能醫

【藥物組成】白朮10g、人參10g、黃耆15g、當歸10
g、甘草5g、茯神15g、遠志10g、酸棗仁15g、木香10g、
龍眼肉15g、生薑5片、大棗5枚。

【新編歌訣】歸脾四君耆歸好，志棗龍眼香薑棗。
注：四君中的茯苓在本方中改用茯神。

【用法】水煎服，或作丸劑，每服6～10g，每日2～3
次。

【功效】益氣補血，健脾養心。

【主治】勞思過度，傷及心脾。症見心悸怔忡，食少
體倦，健忘失眠，多夢易驚，面色萎黃，舌淡苔薄白，脈
細弱，以及婦女月經提前，量多色淡或淋漓不止等。

【運用要點】（1）本方為治療勞思過度，心脾兩虛

方解
本方主治為心脾兩虛之證。
君——黃耆、人參、白朮、甘草補脾益氣。
臣——當歸、龍眼肉補血養心。
佐——木香行氣散滯，合當歸活血，在大量補藥中起
　　　到補中有行的作用；酸棗仁、遠志、茯神安神
　　　益智。
使——薑棗合甘草調和營衛，健脾和胃。
諸藥相合，共奏益氣補血，健脾養心之功。

的代表方劑，以心神不寧，體倦無力，心悸怔忡，面色萎黃，舌淡苔薄白，脈細弱等氣血兩虛見證為辨證要點。

（2）對婦女月經不調而見淋漓不止者，可用本方加減治療。

（3）對胃腸道出血、血小板減少性紫癜、再生障礙性貧血，以及神經衰弱、失眠等屬於心脾兩虛者，均可考慮投用本方。

4. 養心湯（楊士瀛《仁齋直指方論》）補血寧心

養心湯用草耆參　二茯芎歸柏子尋

夏麴遠志兼桂味　再加酸棗總寧心

【藥物組成】炙甘草10g，黃耆15g，人參10g，白茯苓、茯神各15g，川芎10g，當歸15g，柏子仁、半夏麴、遠志、肉桂、五味子各10g，酸棗仁25g。

【新編歌訣】養心保元夏芎當，二茯柏志酸味湯。

【用法】上13味共為粗末，每次加生薑5片，大棗5

方解

君——當歸補血養心，黃耆益氣健脾，二藥又合為當歸補血湯，更擅補血。

臣——人參、白茯苓益氣安神；柏子仁、酸棗仁養心安神。

佐——茯神、遠志、五味子寧心益智；川芎活血行氣；半夏麴燥濕祛痰；肉桂溫陽化氣。

使——炙甘草甘溫，益氣補心，並調諸藥。

諸藥相合，補脾生血，養心寧神使諸症俱消。

枚水煎服，或作丸劑，每服10g，每日2～3次。

【功效】益氣補血，養心安神。

【主治】心血虛少證。症見面色無華，心神不寧，怔忡驚悸，失眠健忘等。

【運用要點】臨床應用以面色無華，心神不寧，怔忡驚悸，失眠健忘為辨證要點。

5. 當歸四逆湯（張仲景《傷寒論》）益血復脈

> 當歸四逆桂枝芍　細辛甘草木通著
> 再加大棗治陰厥　脈細陽虛由血弱
> 內有久寒加薑茱　發表溫中通經脈
> 不用附子及乾薑　助陽過劑陰反灼

【藥物組成】當歸15g，桂枝、白芍各10g，細辛5g，炙甘草、通草各10g，大棗10枚。

【新編歌訣】當歸四逆芍桂枝，辛草大棗通草施。

方解

君——當歸甘溫入肝，補血和血。

臣——桂枝溫通經脈，宣通陽氣；白芍養血和營，助當歸補益營血，合桂枝以調和營衛。

佐——細辛辛溫達表，助桂枝溫通經脈；通草通經脈，利關節，使經脈暢行無阻。

使——炙甘草、大棗益氣健脾，調和諸藥。

諸藥合用，共奏溫經散寒，養血通脈之功，本方因有血虛見症，故「不用附子及乾薑」，以免辛熱過劑灼傷陰血。

【用法】水煎，分3次溫服。

【功效】溫經散寒，養血通脈。

【主治】血虛寒厥證。症見手足厥寒，口不渴，或腰腿股足疼痛，舌淡苔白，脈沉細。

【運用要點】

（1）本方為血虛受寒而致手足厥冷證而設，臨床應用以手足厥寒，舌淡苔白，脈沉細為辨證要點。

（2）本方用治血虛受寒之肢體痹痛、手足凍瘡，多可收效。亦可用治寒疝、睪丸掣痛、少腹冷痛等症。

【臨床案例】編者曾治路某，女，75歲。右腿疼痛四五個月，左腿反覆抽搐四五年，小腿有輕度靜脈曲張，足部發涼。夜間汗出，便溏。舌淡胖潤有齒痕，脈沉緊。證屬高年陽虛血虧，風寒濕雜至為痹，擬當歸四逆湯合四逆東加味：當歸15g，桂枝15g，白芍30g，細辛5g，通草5g，吳茱萸10g，附子10g，炮薑15g，麻黃5g，白朮15g，牛膝20g，薏苡仁30g，木瓜15g，炙甘草15g，大棗10枚，生薑10片。7劑後右腿疼痛減輕，夜汗亦減，左腿仍然抽搐，原方白芍增至50g，附子15g，另加茯苓30g，仙靈脾20g，元胡15g，再服7劑，諸症均見好轉，白芍增至75g，附子20g，再服半月，基本痊癒。

【附方】

當歸四逆加吳茱萸生薑湯（《傷寒論》）

組成：當歸四逆東加吳茱萸10g，生薑15g。

用法：水酒各半煎，分5次溫服。

功效：養血通脈，溫中散寒。

主治：具備當歸四逆湯見證且有巔頂頭痛、少腹疼痛等肝經久寒表現者。

6. 桃仁承氣湯（張仲景《傷寒論》）膀胱蓄血

桃仁承氣五般奇　甘草硝黃並桂枝

熱結膀胱少腹脹　如狂蓄血最相宜

【藥物組成】桃仁15g，炙甘草、芒硝、大黃、桂枝各10g。

【新編歌訣】桃仁硝黃桂枝草。

【用法】水煎，分3次溫服，芒硝宜溶化服。

【功效】破血下瘀。

【主治】下焦蓄血證。症見少腹急結，其人如狂，甚則譫語煩躁，小便自利，至夜發熱，以及血瘀經閉、痛經，脈沉實而澀等。

方解

君——桃仁活血化瘀，大黃破瘀瀉熱，兩者相合，瘀熱並治。

臣——桂枝通經溫陽，助桃仁活血化瘀；芒硝瀉熱軟堅，助大黃泄熱逐瘀。

佐使——炙甘草甘溫，護胃安中，緩和諸藥峻烈之性。

諸藥相合，共奏破血下瘀之功。

【運用要點】本方為治瘀熱互結之常用方，無論血結下焦還是上焦，都可應用，臨床應用以少腹急結，其人如狂，小便自利，脈沉實而澀為辨證要點。

7. 犀角地黃湯（孫思邈《備急千金要方》）胃熱吐血

犀角地黃芍藥丹　血升胃熱火邪乾

斑黃陽毒皆堪治　或益柴芩總伐肝

【藥物組成】犀角5g，生地黃15g，白芍、牡丹皮各10g。

【新編歌訣】犀角地黃芍藥丹。

【用法】水煎服，臨床上犀角用水牛角代替，用量為犀角的10倍，分3次服。

【功效】清熱解毒，涼血散瘀。

【主治】

（1）熱入血分證。症見身熱譫語，斑色紫黑，舌絳起刺，脈細數，或喜妄如狂，漱水不欲咽，大便色黑易解。

（2）熱傷血絡證。症見吐血、衄血、便血、尿血等，舌紅絳，脈數。

方解

君——水牛角苦鹹寒，入心、肝經，善於清心肝而解毒，寒而不遏，直入血分而涼血。

臣——生地黃甘苦性寒，入心肝腎經，清熱涼血，養陰生津，一者可復已失之陰血，二者可助君藥解血分熱邪，涼血止血。

佐使——白芍酸苦微寒，養血斂陰，助生地涼血和營泄熱；牡丹皮苦辛微寒，入心肝腎，清熱涼血，可泄血中伏火，辛則活血散瘀，可收化斑之效。

諸藥相合，共奏清熱解毒，涼血散瘀之功。

【運用要點】本方爲熱入血分證的常用方，臨床應用以各種失血或斑色紫黑，神昏譫語，身熱舌絳爲辨證要點。若因肝鬱化火而出血，可加柴胡、黃芩瀉火伐肝。如喜妄如狂，另加大黃、黃芩清熱瀉火。

【臨床案例】民國年間，國學大師章太炎之兄章椿柏生了一場重病，年已76歲，呃逆6晝夜不止。手足腫脹，頭面亦腫，舌乾，煩躁，病勢頗險。太炎邀名醫惲鐵樵診之。當時，醫生均主張用治呃常用方丁香柿蒂湯治之。惲氏診後，堅決反對。認爲病人呃逆係由年高久病，津液乾涸所致。不同於一般呃逆，用丁香柿蒂類套方必然無效。主張用犀角地黃湯涼血潤燥。椿柏亦通醫，認爲是方也不合常理，不敢服用。但礙於太炎先生的面子，勉強吃了一劑。孰料，當夜即酣睡通宵，翌晨呃逆亦輕減，浮腫亦漸退，繼經調理而癒。

8. 咳血方（朱震亨《丹溪心法》咳嗽痰血

咳血方中訶子收　瓜蔞海石山梔投
青黛蜜丸口噙化　咳嗽痰血服之瘳

【藥物組成】訶子10g，瓜蔞仁、海浮石各15g，梔子10g，青黛5g。

【新編歌訣】咳血梔訶黛，蔞仁海石派。

【用法】上5味藥研細末，用白蜜和生薑汁做成丸，含在口中化服。

【功效】清肝寧肺，涼血止血。

【主治】肝火犯肺之咳血證。症見咳嗽痰中帶血，胸脇作痛，咯吐不爽，心煩口苦，頰赤，便秘，舌紅苔黃，脈弦數。

方解

君——青黛味鹹性寒，能清瀉肝經之火而涼血止血；
　　　梔子苦寒入心肝肺經，有瀉火除煩涼血之功，
　　　兩藥合用，瀉肝火止肺血，澄本清源。
臣——瓜蔞仁清熱化痰，潤肺止咳；海浮石鹹平清金
　　　降火，軟堅化痰。
佐——訶子苦澀性平，功能清熱下氣，斂肺化痰。
諸藥合用，共奏清肝寧肺，止咳止血之功。

【運用要點】臨床應用以痰稠帶血，胸脇作痛，咽乾口苦，舌紅苔黃，脈弦數爲辨證要點。

9. 秦艽白朮丸（李東垣《蘭室秘藏》）血痔便秘

　　秦艽白朮丸東垣　　歸尾桃仁枳實攢
　　地榆澤瀉皂角子　　糊丸血痔便艱難
　　仍有蒼朮防風劑　　潤血疏風燥濕安

【藥物組成】秦艽15g，白朮15g，當歸尾15g，桃仁、枳實各10g，地榆、澤瀉各15g，皂角子10g。

【新編歌訣】秦艽白朮地榆皂，桃枳當歸澤瀉妙。

【用法】上8味共研細末，和桃仁泥研勻，煎熟湯打麵糊爲丸如芡實大，每次服9～12g，空腹白開水送下。

【功效】疏風活血，潤燥通便，止血。

【主治】血痔，痔漏。症見便有膿血，大便燥結，痛不可忍。

【運用要點】臨床應用痔瘡夾以膿血、大便燥結、疼痛難忍爲辨證要點。

方解

君——秦艽散風除濕，兼利二便；白朮健脾，且有通
　　　便之功。

臣——皂角子潤燥通便；桃仁、歸尾活血化瘀，潤腸
　　　通便。

佐——地榆清熱涼血，尤善止下焦之血；枳實下氣破
　　　結；澤瀉清熱利濕，三者合用行氣通便，導濕
　　　熱從小便而去。

諸藥相合共奏疏風活血，潤燥通便，止血之功。

【附方】（1）秦艽蒼朮湯（《蘭室秘藏》）

組成：秦艽、蒼朮、當歸尾、桃仁、大黃、檳榔、澤
瀉、皂角子、防風、黃柏。

用法：上藥共爲粗末，水煎服。

功效：疏風祛濕，活血止痛。

主治：痔瘡，痔漏，大便秘結疼痛。

（2）秦艽防風湯（《蘭室秘藏》）

組成：秦艽、白朮、當歸尾、桃仁、澤瀉、防風、炙
甘草、黃柏、大黃、橘皮、柴胡、升麻、紅花。

用法：共研粗末，水煎服。

功效：疏風清熱，活血止痛。

主治：痔漏，大便時而疼痛。

10. 槐花散（許叔微《本事方》）便血

　　槐花散用治腸風　　側柏黑荊枳殼充

　　爲末等分米飲下　　寬腸涼血逐風功

【藥物組成】槐花15g，側柏葉15g，荊芥穗、枳殼各10g。

【新編歌訣】槐花芥穗側枳殼。

【用法】上4藥研成細末，用清米湯調服6g，飯前空腹服或水煎服。

【功效】清腸止血，疏風下氣。

【主治】腸風臟毒下血。症見便前出血，或糞中帶血，以及痔瘡出血，勢急如濺，血色鮮紅。

方解

君——槐花性苦微寒，瀉熱清腸，涼血止血。

臣——側柏葉苦澀性寒，清熱涼血，燥濕收斂，與槐花配合可加強涼血止血之功。

佐使——荊芥穗辛散逐風，微溫不燥，炒黑能入血而兼止血之效；枳殼寬腸行氣，順腸胃腑氣下行，米湯調服可調養脾胃而避免涼藥所傷。

諸藥相合，共奏清腸止血，疏風下氣之功。

【運用要點】本方為治腸風下血的常用方劑，臨床應用以大便血色鮮紅，舌紅，脈數為辨證要點。如大腸熱盛可加黃連、黃柏加重清熱之功，下血多者再加地榆。

11. 小薊飲子（嚴用和《濟生方》）血淋

小薊飲子藕蒲黃　木通滑石生地裏

歸草黑梔淡竹葉　血淋熱結服之良

【藥物組成】小薊30g，藕節、蒲黃、木通各10g，滑

石、生地各20g，當歸15g，梔子、炙甘草、淡竹葉各10g。

【新編歌訣】小薊生地蒲藕找，通滑梔竹當歸草。

【用法】上10味共研成粗末，每次用12g，水煎，去渣溫服，飯前空腹服用。

【功效】涼血止血，利水通淋。

【主治】下焦瘀熱之血淋、血尿，小便頻數，赤澀熱痛，或純下血尿，舌紅脈數。

方解

君——小薊苦甘，涼血止血，利尿通淋。

臣——藕節、蒲黃活血止血，助小薊清熱止血。

佐——滑石清熱而通淋；木通、淡竹葉清心而利尿；梔子瀉火而除煩；生地涼血而養陰；當歸養血而化瘀。

使——炙甘草甘溫，調和諸藥。

諸藥相合，共奏涼血止血，利水通淋之功。

【運用要點】

（1）本方為治療血淋的常用方劑，臨床應用以小便頻數，赤澀尿血，舌紅脈數為辨證要點。

（2）本方常用治急性泌尿系感染而見上述證候者，如瘀熱較重，可再加石葦、蒲公英之屬。血淋莖中疼痛劇烈，可加琥珀末5分，研末沖服。

12. 四生丸（陳自明《婦人大全良方》）血熱妄行

四生丸用三般葉　側柏艾荷生地協

等分生搗如泥煎　血熱妄行止衄恢

【藥物組成】生側柏葉、生艾葉、生荷葉、生地各等分。

【新編歌訣】四生柏地艾荷葉。

【用法】上藥搗爛做成雞子黃大小的丸藥，每次服用1丸，亦可作湯劑水煎服。

【功效】涼血止血。

【主治】血熱妄行所致吐血、衄血，血色鮮紅，咽乾口燥，舌紅或絳，脈弦數。

方解

君——生側柏葉苦澀寒，涼血止血。

臣——生地黃甘苦寒，涼血止血，且可養陰生津。

佐——生荷葉清熱涼血而能散瘀；生艾葉祛瘀止血，辛溫而不燥烈，可增強本方止血之功，又可減緩它藥寒涼之性，避免血止留瘀之弊。

四藥共用，旨在加強涼血止血之功。

【運用要點】本方常用治熱證咯血、衄血，臨床應用以咯血、衄血，色鮮紅，舌紅或絳，脈弦數為辨證要點。現代多用於肺結核咯血、胃潰瘍吐血等見於血熱之證者。

13. 復元活血湯（李東垣《醫學發明》）損傷積血

復元活血湯柴胡　花粉當歸山甲俱

桃仁紅花大黃草　損傷瘀血酒煎祛

【藥物組成】柴胡、天花粉各10g，當歸15g，穿山

甲、桃仁、紅花各10g，大黃20g，甘草10g。

【新編歌訣】復元活血歸柴黃，桃花甲草花粉良。

【用法】上8味共研粗末，每次用30g，水酒煎（水酒比為3：1），去滓，溫服。

【功效】活血袪瘀，疏肝通絡。

【主治】跌打損傷所致瘀血留於脇下，痛不可忍者。

方解

君——桃仁、紅花活血袪瘀，消腫止痛。

臣——當歸、穿山甲養血通絡而止痛。

佐——酒制大黃攻逐瘀血，推陳致新；天花粉消瘀散結，清熱潤燥。

使——柴胡疏肝解鬱，引諸藥而入肝經；甘草緩急止痛，調和諸藥。

諸藥合用，共奏活血袪瘀，疏肝通絡之功。

【運用要點】本方為傷科常用內服方藥，是治療跌打損傷，瘀阻脇肋疼痛的要方，臨床應用以外傷後脇肋疼痛，痛不可忍為辨證要點，若疼痛較甚可加三七粉3～6g沖服，還可酌加乳香、沒藥、元胡、鬱金、枳殼等以增強活血行氣止痛之功。

增　輯

1. 黃土湯（張仲景《金匱要略》）便後血

黃土湯將遠血醫　膠芩地朮附甘隨

更知赤豆當歸散　近血服之效亦奇

【藥物組成】灶心黃土30g，阿膠、黃芩各10g，乾地黃30g，白朮15g，附子、甘草各10g。

【新編歌訣】黃土湯用灶心土，朮附膠地芩草煮。

【用法】先將灶心黃土水煎，靜置取湯，再煎餘藥，分2次服。

【功效】溫陽健脾，養血止血。

【主治】陽虛便血證。症見大便下血，先便後血，或吐血、衄血及婦人崩漏，血色暗淡，四肢不溫，面色萎黃，舌淡苔白，脈沉細無力者。

方解

君——灶心黃土辛溫而澀，功能溫中、收斂、止血。

臣——白朮、附子溫陽健脾，以恢復脾之統血之功。

佐——乾地黃、阿膠滋陰養血而止血；黃芩涼血止血，且能監制白朮、附子之溫燥。

使——甘草甘溫，益氣和中而調諸藥。

諸藥合用，共奏溫陽健脾，養血止血之功。

【運用要點】本方主要用於脾腎陽氣不足所致大便下血或崩漏，臨床應用以便血暗淡，四肢不溫，舌淡苔白，脈沉細無力為辨證要點。現代多用於胃腸道便血及慢性功能性子宮出血屬於脾腎陽虛不能攝血者，陽虛甚尚可加炮薑炭，出血多者可加三七，便溏者，黃芩炒炭，減其苦寒之性。

【臨床案例】編者曾治鄭某，女，55歲。慢性結腸炎一年半，便乾，反覆便血，色鮮夾膿，先便後血，左小腹時痛，眠差。舌淡胖潤，苔膩，脈滑尺沉。此屬《金匱》

所謂遠血，宗黃土湯法：附子15g，炮薑30g，血餘炭30g，白朮20g，阿膠10g（烊化），生地15g，黃芩10g，地榆、槐花各10g，棗仁30g，白及15g，秦皮15g，桂枝15g，赤石脂25g，小茴香10g，當歸15g，砂仁15g，炙甘草10g。5劑後便已不乾，無膿，原方調理再服10劑，便血已止，繼續鞏固服藥。

2. 黑地黃丸（劉完素《素問病機氣宜保命集》）便血久痔

黑地黃丸用地黃　　還同蒼朮味乾薑
多時便血脾虛陷　　燥濕滋陰兩擅長

【藥物組成】熟地、蒼朮各500g，五味子240g，乾薑30g。

【新編歌訣】黑地黃丸蒼薑味。

【用法】上4藥共研細末，棗肉和作丸，如梧桐子大，每次服9g，米湯送下。

【功效】滋陰補血，燥濕溫中。

【主治】便血久痔，脾胃虛弱證。症見多時便血，面色萎黃，神疲無力等。

方解

君——熟地性甘微溫，滋陰養血。

臣——乾薑溫中健脾；蒼朮燥濕健脾，二藥相合，健脾溫中而去濕，加強脾氣統血之功。

佐——五味子澀腸止血，滋腎益氣；大棗益氣補血。

　　諸藥合用，共奏滋陰補血，燥濕溫中之功。

【運用要點】臨床應用以多時便血，面色萎黃，神疲無力為辨證要點。

3. 癲狗咬毒湯（《象山縣藥方》）瀉瘋狗毒

癲狗咬毒無妙方　毒傳迅速有難當
桃仁地鱉大黃共　蜜酒濃煎連滓嘗

【藥物組成】桃仁10g、地鱉蟲10g、大黃10g。

【新編歌訣】癲狗咬毒桃黃蟲。

【用法】上藥共研細末，加白蜜9g，陳酒一碗煎，連滓服。

【功效】破血逐瘀排毒。

【主治】被瘋狗咬傷。

方解

君——大黃清熱解毒，活血化瘀；地鱉蟲破血逐瘀解毒。

臣——桃仁苦甘性平，破血逐瘀。

佐使——白蜜益氣和中解毒，並能緩解諸藥峻烈之性；陳酒活血行氣，助三藥攻除惡血。

諸藥合用，共奏破血逐瘀排毒之功。

【運用要點】臨床應用以被瘋狗咬傷為辨證要點。

4. 血府逐瘀湯（王清任《醫林改錯》）胸中瘀血

血府逐瘀歸地桃　紅花枳殼膝芎饒
柴胡赤芍甘桔梗　血化下行不作勞

【藥物組成】當歸、生地黃各 15g，桃仁、紅花、枳殼、牛膝、川芎、柴胡、赤芍、甘草、桔梗各 10g。

【新編歌訣】血府桃花歸芎芍，柴胡桔殼膝地草。

【用法】水煎服。

【功效】活血祛瘀，行氣止痛。

【主治】胸中血瘀證。症見胸痛、頭痛日久，痛如針刺而有定處，或呃逆日久不止，或內熱煩悶，心悸失眠，急躁易怒，入暮潮熱，唇暗或兩目暗黑，舌黯紅或有瘀斑，脈澀或弦緊。

方解

君——當歸、川芎、赤芍、桃仁、紅花活血化瘀，尤擅止痛。

臣——牛膝祛瘀血，通血脈，引瘀血下行；柴胡疏肝解鬱，升達清陽；桔梗開宣肺氣，載藥上行，合枳殼一升一降，開胸行氣，使氣行則血行。

佐——生地黃涼血清熱，合當歸又能養陰潤燥，使祛瘀而不傷陰。

使——甘草甘溫，調和諸藥。

諸藥合用，共奏活血祛瘀，行氣止痛之功。

【運用要點】本方為活血化瘀的代表方劑，臨床應用以胸痛，痛有定處，舌黯紅或有瘀斑為辨證要點。

【臨床案例】浙江名醫范文甫曾治徐姓鉅賈，患有失眠症，甚則終夜難以合目。前醫屢進養心補血之藥，迭治罔效。其人經營棉紗，日夜操勞，觀其面色蒼白，神采卻

不稍減，雙目隱現紅絲，脈來雙關弦長。范氏據此謂曰：
「夫子之症，形之有餘，脈氣亦有餘，何可再用補劑？當
疏其氣血，令其條達，而致和平。」投以血府逐瘀湯，一
服即入睡泰然，連進15劑，乃得深睡。

5. 少腹逐瘀湯（王清任《醫林改錯》）少腹瘀血

少腹逐瘀芎炮薑　　元胡靈脂芍茴香
蒲黃肉桂當沒藥　　調經止痛是良方

【藥物組成】川芎、炮薑各 10g，延胡索 15g，五靈
脂、芍藥、茴香、蒲黃、肉桂、當歸、沒藥各 10g。

【新編歌訣】少腹元沒歸芎芍，失笑炮薑肉茴找。

【用法】水煎服。

【功效】活血祛瘀，溫經止痛。

【主治】少腹瘀血積塊疼痛或不痛，或痛而無積塊，
或少腹脹滿，或經期腰酸少腹脹，或月經一月見三五次，
經色或紫或黑，或有瘀塊，或崩漏兼少腹疼痛等。

方解

君——蒲黃、五靈脂合為「失笑散」成方，善於活血
　　　祛瘀而止痛。

臣——川芎、赤芍、沒藥、延胡索助君藥活血祛瘀止
　　　痛。

佐——茴香理氣散寒，使血溫得行；炮薑、肉桂溫經
　　　散寒，行瘀而止血；當歸補血又能活血，祛瘀
　　　生新。

諸藥相合，共奏活血祛瘀，溫經止痛之功。

【運用要點】本方爲治少腹血瘀疼痛代表方劑，臨床應用以少腹脹滿疼痛，或經期腰酸少腹脹痛，經色或紫或黑，或有瘀塊爲辨證要點。

6. 補陽還五湯（王清任《醫林改錯》）半身不遂，口眼喎斜

補陽還五赤芍芎　　歸尾通經佐地龍
四兩黃耆爲主藥　　血中瘀滯用桃紅

【藥物組成】赤芍、川芎、當歸尾、地龍各10g，黃耆60g，桃仁、紅花各10g。

【新編歌訣】補陽還五黃耆雄，歸尾芎芍桃花龍。

【用法】水煎服。

【功效】補氣，活血，通絡。

【主治】中風後遺症。症見半身不遂，口眼喎斜，語言謇澀，口角流涎，小便頻數或遺尿不禁，舌黯淡，苔白，脈緩。

【運用要點】本方爲治中風後遺症的代表方劑，臨床應用以半身不遂，口眼喎斜，苔白，脈緩或細弱無力爲證治要點。

方解

君——生黃耆味甘性微溫，大補脾胃元氣，氣旺以助血行，瘀去以促絡通。

臣——當歸尾、川芎、赤芍、桃仁、紅花活血化瘀以通絡。

佐——地龍鹹寒，通經活絡。

諸藥相合，共奏補氣，活血，通絡之功。

十、袪風之劑

1. 小續命湯（孫思邈《備急千金要方》）風痙通劑

小續命湯桂附芎　麻黃參芍杏防風
黃芩防己兼甘草　六經風中此方通

【藥物組成】桂心、附子、川芎、麻黃、人參、芍藥、杏仁、防風、黃芩、防己、甘草、生薑各10g。

【新編歌訣】續命參芍麻黃湯，芩芎二防薑附方。注：麻黃湯指麻黃、桂枝（本方用桂心，亦可改用桂枝）、杏仁、甘草4味。

【用法】水煎，分3次溫服。

【功效】袪風散寒，扶正除濕。

【主治】風中經絡證。症見筋脈拘急，半身不遂，口眼喎斜，語言謇澀，脈見浮緊等，又治風濕痹痛。

【運用要點】本方為治外風即真中風之劑，亦用治風

方解

君——防風辛溫散風，勝濕解痙。

臣——麻黃、杏仁、防己、生薑發表散寒，溫通經絡。

佐——人參、甘草益氣補中；芍藥、川芎補血和營；桂心、附子溫陽散寒；黃芩清熱兼防溫燥藥物傷陰。

使——甘草甘溫，益氣補中，調和諸藥。

諸藥相合，具有辛溫發散，扶正袪邪的作用，凡六經為風邪所中病症，均可以由本方加減治療。

濕痹痛，臨床應用以筋脈拘急，半身不遂，口眼喎斜，語言謇澀爲辨證要點。本方爲治真中風之方，如係肝陽化風之內風，亦可見半身不遂，口眼喎斜，語言謇澀等症，則不宜用，需要注意。

2. 大秦艽湯（朱震亨《丹溪心法》）搜風活血降火

　　大秦艽湯羌獨防　芎芷辛芩二地黃
　　石膏歸芍苓甘朮　風邪散見可通嘗

【藥物組成】秦艽20g，羌活、獨活、防風、川芎、白芷各10g，細辛5g，黃芩、生地、熟地各10g，石膏20g，當歸、芍藥、茯苓各15g，甘草10g，白朮15g。

【新編歌訣】大秦艽湯二活防，辛芷四物朮苓黃。注：「四物」指生熟地、當歸、芍藥、川芎。

【用法】以上諸藥共研粗末，每次用30g，水煎服。

方解

君——秦艽苦辛而平，功擅祛風清熱，通經活絡。

臣——羌活、獨活、防風、白芷、細辛，辛溫發散，
　　　祛風散邪。

佐——當歸、白芍、熟地養血柔肝，祛風而不傷正；
　　　川芎與當歸、白芍相配，活血通絡而散風，有
　　　「治風先治血，血行風自滅」之意；白朮、茯
　　　苓益氣健脾，化生氣血；風能生熱，故選石
　　　膏、黃芩、生地清熱涼血。

使——甘草甘溫，調和諸藥。

諸藥相合，共奏祛風清熱，養血活血之功。

【功效】祛風清熱，養血活血。

【主治】風邪初中經絡證。症見手足麻木，肌膚不仁，或突然口眼喎斜，語言不利，口角流涎，甚者半身不遂，或見惡寒發熱，肢體拘急，舌苔白或黃，脈浮緊，風邪散見不拘一經者。

【運用要點】本方爲治風邪初中經絡，不拘一經之常用方，臨床應用以先有表證而見口眼喎斜、舌強不語、手足不能運動，病程較短者爲辨證要點。

3. 三生飲（《太平惠民和劑局方》）卒中痰厥

三生飲用烏附星　三皆生用木香聽
加參對半扶元氣　卒中痰迷服此靈
星香散亦治卒中　體肥不渴邪在經

【藥物組成】生川烏、生附子各30g，生南星60g，木香10g。

【新編歌訣】三生烏附星木香。

【用法】上4藥共研粗末每次服15g，加生薑15片水煎，溫服，不拘時候。

【功效】散風除痰，助陽祛寒。

【主治】卒中痰厥。症見突然昏瞶，不省人事，痰涎壅盛，四肢厥逆，語言謇澀等。

【運用要點】臨床應用以突然昏瞶，不省人事，痰涎壅盛，四肢厥逆，語言謇澀爲辨證要點。

【附方】星香散（《醫方集解》）

組成：膽星、木香。

用法：諸藥切細，共研細末，用四君子湯或六君子湯送服。

方解

君——生南星辛苦而溫，長於祛風化痰；生川烏大辛
　　大熱，散風逐寒；生附子溫陽散寒，通行經
　　絡，三種生藥共用。

佐——木香行氣理滯，氣順則痰行；生薑發散風寒，
　　溫化痰涎，又能制約烏、附、南星之毒，《醫
　　方集解》中有同名三生飲方，用時另加等量人
　　參，祛邪同時，加強扶正功效，適用於素體元
　　氣虧虛而發痰厥者。

　　諸藥相合，共奏散風除痰，助陽祛寒之功。

功效：化痰調氣。

主治：中風痰盛，體胖不渴者。

4. 地黃飲子（劉完素《黃帝素問宣明論方》）瘖厥風痱

地黃飲子山茱斛　麥味菖蒲遠志茯

蓯蓉桂附巴戟天　少入薄荷薑棗服

瘖厥風痱能治之　虛陽歸腎陰精足

【藥物組成】熟地黃30g，山茱萸15g，石斛、麥門冬、五味子、石菖蒲、遠志各10g，茯苓、肉蓯蓉各15g，肉桂、熟附子各10g，巴戟天15g。

【新編歌訣】地黃萸蓯巴桂附，薄苓菖遠麥味斛。

【用法】以上諸藥共研粗末，每次服9～12g，加生薑5片，大棗5枚，薄荷5～7葉，水煎服。

【功效】滋腎陰，補腎陽，開竅化痰。

【主治】瘖痱。症見舌強不能言，足廢不能用，口乾

方解

君——熟地黃味甘微溫，補腎填精。

佐——山茱萸、石斛、麥門冬、五味子滋陰壯水；再以肉蓯蓉、巴戟天配熟附子、肉桂溫養下元，攝納浮陽，引火歸原；石菖蒲配茯苓、遠志以開竅閉，化其痰濁，交通心腎。

使——少許薄荷疏肝鬱而上行，薑、棗以和中調藥。

諸藥相合，共奏滋腎陰，補腎陽，開竅化痰之功。

不欲飲，足冷面赤，脈細沉弱。

【運用要點】本方爲治喑痱主方，臨床應用以舌強不語，足痿不用，脈沉細弱爲辨證要點。現代臨床可用於脊髓炎、中風後遺症、腦動脈硬化等慢性病顯現陰陽兩虛證候者。

5. 獨活湯（《醫方集解》引丹溪方）瘈瘲昏瞀

獨活湯中羌獨防　芎歸辛桂參夏菖
茯神遠志白薇草　瘈瘲昏瞀力能匡

【藥物組成】羌活、獨活、防風、川芎各10g，當歸15g，細辛5g，桂心、人參、半夏、石菖蒲各10g，茯神20g，遠志、白薇、炙甘草各10g。

【新編歌訣】獨活羌風肉辛歸，參川夏菖神志薇。

【用法】上14味共研粗末，每次用30g，加生薑、大棗水煎服。

【功效】疏風散邪，補肝寧心，兼以開竅。

方解

君——獨活辛苦微溫，疏散風邪。

臣——防風、羌活助君藥散風，桂心、細辛散風寒，溫經脈。

佐——川芎、當歸補血活血，柔肝而息風；半夏、石菖蒲除痰而開心竅；人參、茯神、遠志益氣補脾，寧心安神；白薇擅清虛熱。

使——炙甘草調和諸藥，薑、棗調和營衛，補益脾胃。

　　諸藥相合，既散外風，也平內風，寧心安神，癱瘓可復。

【主治】肝虛受風證。症見手足癱瘓，神志昏瞶，或惡寒發熱等。

【運用要點】臨床應用以手足癱瘓，神志昏憒為辨證要點。

6. 順風勻氣散（方賢《奇效良方》）喎僻偏枯

順風勻氣朮烏沉　　白芷天麻蘇葉參

木瓜甘草青皮合　　喎僻偏枯口舌瘖

【藥物組成】白朮15g，烏藥、沉香、白芷各10g，天麻20g，蘇葉、人參、木瓜、炙甘草、青皮各10g。

【新編歌訣】順風勻氣參草朮，天芷青沉瓜蘇烏。

【用法】以上諸藥加生薑3片，水煎服。

【功效】順風勻氣。

【主治】中風。症見半身不遂，口眼喎斜，舌強不能

方解

君——蘇葉疏散風邪，天麻平肝息風。

臣——白芷助蘇葉疏風祛邪，木瓜助天麻平肝活絡。

佐——白朮、人參益氣健脾，扶正祛邪；烏藥、青
　　　皮、沉香調暢氣機有助血行。

使——炙甘草甘溫，調和諸藥。

　　諸藥相合，共奏疏風平肝，健脾調氣之功，以治
口眼喎斜，半身不遂，口不能言之證。

言等。

【運用要點】臨床應用以半身不遂，口眼喎斜，舌強
不能言為辨證要點。

7. 上中下通用痛風湯（朱丹溪《金匱鉤玄》）治上中下痛風

　　黃柏蒼朮天南星　　桂枝防己及威靈
　　桃仁紅花龍膽草　　羌芷川芎神麴停
　　痛風濕熱與痰血　　上中下通用之聽

【藥物組成】黃柏（酒炒）、蒼朮、天南星各60g，
桂枝、防己、威靈仙各15g，桃仁、紅花、龍膽草、羌
活、白芷各10g，川芎、神麴各15g。

【新編歌訣】蒼柏桃花川膽枝，威桂南羌麴防己。

【用法】以上諸藥共研細末，用神麴煮糊為丸，如梧
桐子大，每次服9g，白開水送下。

【功效】疏風清熱，祛濕化痰，活血止痛。

【主治】痛風證。症見上中下周身骨節疼痛。

方解

君——蒼朮祛風散寒，燥濕健脾；天南星燥濕化痰散風。

臣——白芷、羌活、桂枝疏風祛濕；威靈仙祛風除濕通絡。

佐——黃柏、龍膽草清熱燥濕；桃仁、紅花、川芎活血化瘀；防己祛風利濕止痛。

使——神麴消食健脾，理中焦之氣滯。

　　諸藥相合，能散風邪於上，瀉濕熱於下，活血化痰消滯於中，使各種痛風可治，因而名之為「上中下通用痛風方」。

　　【運用要點】臨床應用以上中下周身骨節疼痛為辨證要點，現代常用治類風濕性關節炎。

8. 獨活寄生湯（孫思邈《備急千金要方》）風寒濕痹

獨活寄生艽防辛　芎歸地芍桂苓均
杜仲牛膝人參草　冷風頑痹屈能伸
若去寄生加耆續　湯名三痹古方珍

　　【藥物組成】獨活15g，桑寄生、秦艽各20g，防風10g，細辛5g，川芎、當歸、生地、白芍各15g，肉桂10g，茯苓、杜仲、牛膝各15g，人參、甘草各10g。

　　【新編歌訣】獨活寄生仲七珍，辛膝艽桂要防風。注：「七珍」即八珍湯去掉白朮。

　　【用法】水煎，分3次服。

　　【功效】祛風濕，止痹痛，益肝腎，補氣血。

【主治】痹證日久，肝腎兩虛，氣血不足證。症見腰膝冷痛，肢節屈伸不利，或麻木不仁，畏寒喜溫，心悸氣短，舌淡苔白，脈細弱。

方解

君——獨活祛風除濕，蠲痹止痛；桑寄生補養肝腎，強壯筋骨。

臣——防風、秦艽祛風勝濕；牛膝、杜仲補養肝腎。

佐——肉桂、細辛溫經止痛，通利血脈；當歸、白芍、生地、川芎養血活血；人參、茯苓、甘草補氣健脾滲濕，後七味即八珍湯去白朮，意在氣血兼顧。

使——甘草甘溫，調和諸藥。

諸藥相合，共奏祛風濕，止痹痛，益肝腎，補氣血之功。

【運用要點】本方爲治痹證日久，而見氣血虛弱者代表方劑，臨床應用以腰膝冷痛，關節屈伸不利，心悸氣短，舌淡苔白，脈細弱爲辨證要點。臨床常用於慢性關節炎、慢性腰腿痛等。若寒濕偏重者可加川烏、附子、乾薑、蒼朮之屬；疼痛較甚者可加活血通絡之品如白花蛇、烏蛇、蜈蚣、全蠍之類。

【附方】三痹湯（《婦人良方》）

組成：獨活寄生湯去掉寄生，再加黃耆、續斷，較前方增加了益氣之功。

用法：上藥共爲粗末，加薑棗水煎服。

功效：祛風勝濕，益氣養血。

主治：風寒濕痹或氣血凝滯，手足拘攣等。二方功效相近，但獨活寄生湯重在治腰腿痹痛，偏於血弱；三痹湯重於治手足拘攣，偏於氣虛。

9. 消風散（《太平惠民和劑局方》）消風散熱

消風散內羌防荊　芎朴參苓陳草並
僵蠶蟬蛻藿香入　為末茶調或酒行
頭痛目昏項背急　頑麻癮疹服之清

【藥物組成】羌活、防風、荊芥、川芎、厚朴、人參各10g，茯苓20g，陳皮、甘草、僵蠶、蟬蛻、藿香各10g。

【新編歌訣】消風陳芎蟬荊防，參苓藿朴僵草羌。

【用法】上12味藥共研細末，每次服6～9g，用茶水調下，或用酒調下。

【功效】消風散熱，理氣健脾。

【主治】風熱上攻證。症見頭痛目昏，項背拘急，鼻嚏聲重，以及皮膚頑麻、癮疹瘙癢等。

方解
君——防風疏風散熱，蟬蛻祛風止癢。
臣——荊芥、羌活辛散風邪；藿香、僵蠶辟穢散邪。
佐——川芎行氣活血，疏風止痛；人參、茯苓、甘草益氣健脾；陳皮、厚朴理氣散痞。
使——用茶水調服有助於清散風熱；用酒調活血而有助血行，甘草調和諸藥。
諸藥相合，共奏消風散熱，理氣健脾之功。

【運用要點】臨床應用以頭痛目昏，皮膚頑麻，癮疹瘙癢為辨證要點。

10. 川芎茶調散《太平惠民和劑局方》頭目風熱

> 川芎茶調散荊防　辛芷薄荷甘草羌
> 目昏鼻塞風攻上　正偏頭痛悉能康
> 方內若加僵蠶菊　菊花茶調用亦臧

【藥物組成】川芎30g，荊芥、防風各10g，細辛5g，白芷、薄荷、炙甘草、羌活各10g。

【新編歌訣】川芎茶調羌活芷，荊辛薄防草茶使。

【用法】以上諸藥共研細末，每次服6g，飯後清茶調下。

【功效】疏風止痛。

【主治】外感風寒頭痛。症見偏正頭痛、巔頂頭痛，

方解

君——川芎辛溫，為治頭痛要藥，祛風活血擅治頭痛。

臣——羌活長於治太陽頭痛，白芷長於治陽明頭痛，細辛長於治少陰頭痛。

佐——荊芥、薄荷辛散上行，加強祛風止痛之功；防風平和，通治一切風邪。

使——炙甘草調和諸藥，清茶調服，取其性味苦甘而涼，既可上清頭目，又可制約諸多辛溫藥的溫燥與發散。

諸藥相合，共奏疏風止痛之功。

目眩鼻塞，或見惡寒發熱，舌苔薄白，脈浮者。

【運用要點】本方爲治外感風寒頭痛的代表方劑，臨床應用以頭痛、鼻塞，脈浮爲辨證要點。若頭痛久治不癒，可加僵蠶、全蠍、蜈蚣之類增強通絡止痛之功。

【附方】菊花茶調散（《醫方集解》）

組成：即本方再加菊花、白僵蠶而成。

用法：上藥共爲細末，每次服6g，飯後清茶調下。

功效：疏風止痛，清利頭目。

主治：風熱上犯頭痛，症見偏正頭痛，頭暈目赤等。

11. 清空膏（李東垣《蘭室秘藏》）風濕熱

清空芎草柴芩連　羌防升之入頂巔

爲末茶調如膏服　正偏頭痛一時蠲

【藥物組成】川芎30g，甘草、柴胡、黃芩、黃連、羌活、防風各10g。

【新編歌訣】清空川柴羌，芩連甘草防。

【用法】以上諸藥共研細末，每次服3～6g，用茶少許調成膏狀，抹在口中，用少量白開水送服。

方解

君——川芎辛溫，活血祛風，擅止頭痛。

臣——羌活、防風祛風勝濕，善治太陽頭痛；柴胡疏風清熱，善治少陽頭痛。

佐——黃芩清上焦之熱，黃連瀉中焦之火。

使——甘草甘溫，益氣補中，調和諸藥。

諸藥合用，共奏祛風除濕，清熱止痛之效。

【功效】祛風除濕，清熱止痛。

【主治】風濕熱上壅證。症見偏正頭痛，目赤或口苦，經年不癒，或腦苦痛不止等。

【運用要點】臨床應用以偏正頭痛，目赤或口苦，或腦苦痛不止爲辨證要點。

12. 人參荊芥散（陳自明《婦人大全良方》）婦人血風勞

人參荊芥散熟地　防風柴枳芎歸比

酸棗鱉羚桂朮甘　血風勞作風虛治

【藥物組成】人參、荊芥各10g，熟地15g，防風、柴胡、枳殼、川芎各10g，當歸、酸棗仁各20g，鱉甲20g，羚羊角3g，桂心10g，白朮15g，甘草10g。

【新編歌訣】人參荊芥六珍防，棗枳柴羚鱉桂詳。注：「六珍」指八珍湯去掉白芍、茯苓。

方解

君——防風、荊芥疏散風邪，荊芥還能疏散血中風熱。

臣——柴胡疏風清熱；羚羊角清肝明目，平肝息風。

佐——熟地滋陰補血；鱉甲滋陰清熱；當歸、川芎養血和血調經；人參、白朮、甘草補氣健脾，以滋生化之源；枳殼行氣，桂心溫經，酸棗仁補肝養心。

使——甘草甘溫，調和諸藥。

諸藥相合，疏風清熱，補肝健脾。

【用法】以上諸藥加生薑3片，水煎服。

【功效】散風清熱，益氣養血。

【主治】婦女血風勞。症見遍身疼痛，頭昏目澀，寒熱盜汗，頰赤口乾，月經不調，面黃肌瘦，腹痛等。

【運用要點】臨床應用以遍身疼痛，頭昏目澀，寒熱盜汗，頰赤口乾，月經不調，面黃肌瘦，腹痛爲辨證要點。

增　輯

1. 資壽解語湯（喻昌《醫門法律》）中風脾緩，舌強不語

資壽解語湯用羌　專需竹瀝佐生薑

防風桂附羚羊角　酸棗麻甘十味詳

【藥物組成】羌活、竹瀝、生薑、防風、肉桂、附子各10g，羚羊角3g，酸棗仁、天麻各20g，甘草10g。

【新編歌訣】資壽解語羌風天，桂附薑瀝羚棗甘。

【用法】加竹瀝2匙，生薑汁2滴，共10味藥，水煎

方解

君——脾緩指手足肢體緩弱無力，防風散寒疏風。

臣——羌活疏散風邪；附子溫腎暖脾，除脾濕風寒；天麻、羚羊角平肝息風。

佐——竹瀝滑痰，與生薑配伍，行經絡之痰；酸棗仁養肝寧心；肉桂溫通經脈，合附子溫腎暖脾。

使——甘草甘溫，補脾益氣，調和諸藥。

　　諸藥相合，使外風得散，內風得息，脾腎健運，痰濕得除，血脈通暢，舌體得養，則舌強不語可解。

服。

【功效】祛風化痰，扶正解語。

【主治】中風脾緩，舌強不語，半身不遂等。

【運用要點】臨床應用以中風脾緩，舌強不語，半身不遂爲辨證要點。

2. 小活絡丹（《聖濟總錄》）中風不仁

小活絡丹用二烏　　地龍乳沒膽星俱

中風手足皆麻木　　痰濕流連一服驅

大活絡丹多味益　　惡風大症此方需

【藥物組成】製川烏、製草烏各180g，地龍、乳香、沒藥各100g，膽南星180g。

【新編歌訣】小活絡丹川草烏，膽星乳沒地龍沽。

【用法】上6味藥共研極細末，酒煮麵糊爲丸，如梧桐子大，每服3～5g，冷酒送下。

【功效】祛風除濕，化痰通絡，活血止痛。

【主治】風寒濕痹，症見筋脈疼痛，麻木拘攣，關節

方解

君——製川烏、製草烏辛熱，擅祛經絡寒濕而宣痹止痛。

臣——膽南星燥濕化痰，祛除風痰濕濁。

佐——乳香、沒藥行氣活血，化瘀通絡，加強川烏、草烏的宣痹止痛之功；地龍通經活絡而止痛。

使——用酒調服以助藥力，並引諸藥直達病所。

諸藥共奏祛風除濕，化痰通絡，活血止痛之效。

屈伸不利，疼痛遊走不定等。亦治中風，症見手足不仁，日久不癒，腰腿沉重，或腿臂間時常作痛。

【運用要點】本方對於風寒濕痹日久不癒，濕痰死血留滯於經絡間者多可用之。臨床應用以肢體攣痛，關節屈伸不利，舌淡紫，苔白爲辨證要點。若偏於風者，可加防風、羌活、獨活等；偏於寒者，可加附子、細辛等；偏於濕者可加蒼朮、防己、薏苡仁等；疼痛明顯可加雞血藤、絡石藤等。

【附方】大活絡丹（《蘭台軌範》）

組成：白花蛇、烏梢蛇、威靈仙、兩頭尖（俱用酒浸）、草烏、煨天麻、全蠍、黑豆製首烏、炙龜板、麻黃、貫眾、炙甘草、羌活、肉桂、藿香、烏藥、黃連、熟地、蒸大黃、木香心、沉香各60g，細辛、赤芍、沒藥、丁香、乳香、僵蠶、薑製天南星、青皮 骨碎補、白豆蔻、酒蒸安息香、製附子、蒸黃芩、茯苓、酒焙香附、玄參、白朮各30g，防風75g，葛根、虎脛骨、當歸、血竭20g，地龍、犀角、麝香、松脂各15g，牛黃、冰片各5g，人參90g。

用法：上50味藥共爲細末，加蜜調和爲丸，如桂圓核大，金箔爲衣，蠟殼封固，每服1丸，陳酒送下。

功效：祛風扶正，活絡止痛。

主治：中風癱瘓，痿痹、痰厥、陰疽、拘攣疼痛等證。此方在小活絡丹的基礎上，又增加了很多藥味，除祛風散寒除濕、活血通絡等祛邪藥外，還增加了益氣補血等扶正之品，較之小活絡丹用於邪重體強者而言，更適於邪實而正虛者，今市面上大、小活絡丹均有成藥供選。

3. 羚羊鉤藤湯（俞根初《通俗傷寒論》）涼肝息風，增液舒筋

俞氏羚羊鉤藤湯　桑葉菊花鮮地黃
芍草茯苓川貝茹　涼肝增液定風方

【藥物組成】羚羊角 5g，鉤藤 20g，桑葉、菊花各 10g，鮮生地 20g，白芍 15g，甘草 10g，茯神 15g，川貝、鮮竹茹各 10g。

【新編歌訣】羚角鉤藤桑菊好，芍地茹貝茯神草。

【用法】水煎服。羚羊角與鮮竹瀝先煎代水，鉤藤後入。

【功效】涼肝息風，增液舒筋。

【主治】肝熱生風證而見高熱不退，煩悶躁擾，手足抽搐，發為痙厥，甚則神昏，舌絳而乾，或舌焦起刺，脈弦而數。

【運用要點】凡熱病出現煩躁、手足抽搐者均可應用。臨床以高熱、痙厥，舌絳而乾，脈弦數為辨證要點。熱盛

方解
君──羚羊角、鉤藤擅長清熱涼肝，息風解痙。
臣──桑葉、菊花辛涼疏散，清熱平肝息風，增強君
　　藥涼肝息風之功。
佐──鮮生地、白芍、生甘草三味配合，酸甘化陰，
　　清熱涼血，滋陰養血增液，柔肝舒筋；川貝、
　　鮮竹茹清熱而化痰；茯神平肝寧心而安神。
使──生甘草調和諸藥。
諸藥合用，共奏涼肝息風，增液舒筋之效。

者可加石膏、夏枯草、蚤休等；熱邪偏於營血者可加犀角、丹皮等；熱閉神昏可加服牛黃安宮丸、紫雪丹等；痰迷神昏可加天竺黃、竹瀝、薑汁等；抽搐甚者可加蜈蚣、全蠍、僵蠶等。

4. 鎮肝熄風湯（張錫純《醫學衷中參西錄》）鎮肝息風

張氏鎮肝熄風湯　龍牡龜牛制亢陽
代赭天冬元芍草　茵陳川楝麥芽襄
痰多加用膽星好　尺脈虛浮萸地匡
加入石膏清裡熱　便溏龜赭易脂良

【藥物組成】龍骨、牡蠣、龜板各30g，懷牛膝20g，代赭石30g，天冬、玄參、白芍各15g，生甘草、茵陳、川楝子、麥芽各10g。

【新編歌訣】鎮肝膝赭龜牡龍，冬芍元草茵芽鈴。注：「鈴」指金鈴子，即川楝子。

【用法】水煎服（龍骨、生板、代赭石、牡蠣均打碎先煎）。

【功效】鎮肝息風，滋陰潛陽。

【主治】肝陽上亢，肝風內動所致頭目昏眩，目脹耳鳴，或腦部熱痛，心中煩熱，面色如醉，或時常噫氣，或肢體漸覺不利，口角漸形喎斜；甚或眩暈顛仆，昏不知人，移時始醒，或醒後不能復原，脈弦長有力者。

【運用要點】本方爲治類中風的常用方，凡肝陽上亢化風者均可應用。臨床以頭目眩暈，腦部脹痛，面色如醉，脈弦長有力爲辨證要點。若痰多者可加膽星、川貝等；頭痛眩暈突出者可加夏枯草、菊花等；腎虛尺脈浮者

方解

君──懷牛膝引血下行，兼有滋養肝腎之功；代赭石
　　　鎮肝降逆，平肝潛陽。

臣──龍骨、牡蠣、龜板、白芍益陰潛陽，鎮肝息
　　　風。

佐──玄參、天冬滋陰清熱，滋水涵木；茵陳、川楝
　　　子、麥芽清泄肝熱，條達肝氣。

使──生甘草調和諸藥，與生麥芽相配，和胃調中，
　　　防止金石類藥物礙胃之弊。

諸藥合用，共奏鎮肝息風，滋陰潛陽之效。

可加熟地、山茱萸等；心中煩熱可加石膏、梔子等。現代
臨床多用於原發性高血壓而見肝陽上亢證候者。

十一、袪寒之劑

1. 理中湯（張仲景《傷寒論》）寒客中焦

理中湯主理中鄉　甘草人參朮黑薑
嘔利腹痛陰寒盛　或加附子總回陽

【藥物組成】炙甘草 10g、人參 10g、白朮 15g、乾薑 10g。

【新編歌訣】理中乾薑參朮草。

【用法】水煎，分 3 次溫服。本方製成蜜丸，即「理中丸」，每丸重 9g，每次服 1 丸，日服 2～3 次，溫開水送下。

【功效】溫中散寒，補氣健脾。

【主治】脾胃虛寒證。症見脘腹疼痛，喜暖喜按，自利不渴，畏寒肢冷，嘔吐，不欲飲食，舌淡苔白，脈沉細。或陽虛失血，或病後喜唾涎沫，或霍亂吐瀉，或胸痹等由中焦虛寒所致者。

【運用要點】本方爲溫補脾胃，治療中焦虛寒的代表方劑，臨床應用以中焦虛寒所致之腹滿、疼痛、吐利爲主

方解

君——乾薑辛熱，溫中祛寒，扶陽抑陰。

臣——人參甘溫入脾，補中益氣。

佐——白朮甘溫燥濕，健脾益氣，健運中州。

使——炙甘草甘溫補中，調和諸藥。

諸藥共奏溫中散寒，補氣健脾之效。

症；以畏寒肢冷，舌淡苔白，脈沉遲或沉細爲辨證要點。

原方加減：臍上築者，腎氣動也，去白朮加桂板。吐多者，去白朮加生薑。下多者，還用白朮。悸者，加茯苓。渴欲得水者，加重白朮。腹中痛者，加重人參。寒者，加重乾薑。腹滿者，去白朮加附子1枚。現代醫學中的胃腸炎、胃及十二指腸潰瘍等多種消化道疾病顯現虛寒者均可考慮運用本方。

【臨床案例】編者曾治皇某，女，24歲。經常低燒，慢性泄瀉1年，日行四五次，溏便，腸鳴，腹痛即瀉，瀉後痛減，手足不溫，尿時黃，顏面有痤瘡，舌淡胖潤，脈滑軟，尺沉。證屬脾腎陽虛，濕氣偏盛，其低燒、顏面痤瘡乃三陰上逆外越之兆，附子理中束加味：附子15g，炮薑20g，黨參20g，白朮25g，茯苓30g，陳皮10g，防風10g，桂枝15g，白芍15g，木香10g，砂仁15g，白豆蔻10g，補骨脂20g，麥芽30g，炙甘草10g，大棗10枚，生薑10片。6劑後，大便已近正常，低燒及腹痛消失，仍有腸鳴，手足不溫，前方去白芍、陳皮，加薏苡仁50g，蜂房10g，當歸10g，龜板10g，細辛10g，續服12劑，大便正常鞏固，手足不溫及痤瘡均顯著改善。

【附方】附子理中丸（《閻氏小兒方論》）

組成：理中束加附子。

用法：上5藥共研細末，煉蜜爲丸，30g作10丸。每次服1丸，溫開水送服。小兒酌減。亦可作湯劑，水煎服。

功效：溫陽袪寒，益氣健脾。

主治：脾胃虛寒，脘腹疼痛，吐瀉交作，手足厥冷，畏寒，脈微等。

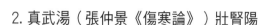

2. 真武湯（張仲景《傷寒論》）壯腎陽

真武湯壯腎中陽　茯苓尢芍附生薑
少陰腹痛有水氣　悸眩瞤惕保安康

【藥物組成】茯苓30g、白朮20g、白芍15g、附子15g、生薑15g。

【新編歌訣】真武附朮薑苓芍。

【用法】水煎分3次溫服。

【功效】溫陽利水。

【主治】

（1）脾腎陽虛，水氣內停證。症見小便不利，四肢沉重，腹痛下利，或肢體浮腫，苔白不渴，脈沉遲。

（2）太陽病發汗太過，陽虛水泛證。症見汗出不解，其人仍發熱，心下悸，頭眩，身瞤動，振振欲擗地。

方解

君——附子辛甘大熱，溫腎助陽以化氣行水，兼暖脾土以溫運水濕。

臣——茯苓、白朮健脾利濕，淡滲利水，使水濕從小便而出。

佐使——生薑辛溫，既能助附子溫陽祛寒，又可協茯苓、白朮行水；白芍既防朮、附、生薑之溫燥傷陰，又可緩急止痛。

諸藥相合，共奏溫陽利水之效。

【運用要點】本方為溫陽利水的代表方劑，臨床應用以小便不利，肢體沉重或浮腫，苔白脈沉為辨證要點。現

代常用於治療各種腎病水腫、心源性水腫、甲狀腺功能減退、前列腺增生、梅尼埃綜合徵等屬於脾腎陽虛者。

【臨床案例】編者曾治張某，女，54歲。3年前與孩童吻臉時右顴部被咬一口，當即腫起，不紅。此後右顴肌肉即感跳動，右手小魚際、左小腿肌肉亦覺跳動，並時作抽搐。手足不溫，畏冷。舌淡胖潤，脈緩滑。一派陽虛陰盛之象，尚夾有風寒表證，因思真武湯之「身瞤動」症，遂試以真武東加味：附子15g，蒼朮15g，茯苓30g，白芍30g，麻黃10g，桂枝10g，龍骨、牡蠣各30g，炙甘草10g，生薑20片。5劑後，小腿抽搐消失，右顴跳動顯減，手足轉溫，原方出入再進10劑，附子加至20g，另加砂仁15g。服畢痊癒。

3. 四逆湯（張仲景《傷寒論》）陰證厥逆

　　四逆湯中薑附草　　三陰厥逆太陽沉
　　或益薑蔥參芍桔　　通陽復脈力能任

【藥物組成】乾薑15g、附子15g、炙甘草30g。

【新編歌訣】四逆湯中薑附草。

【用法】上3味，附子先煎1小時，再加餘藥同煎，取汁分2次服。

【功效】回陽救逆。

【主治】少陰病。症見四肢厥逆，惡寒蜷臥，嘔吐不渴，腹痛下利，神衰欲寐，舌苔白滑，脈微；或太陽病誤汗亡陽。

【運用要點】本方為回陽救逆的代表方劑，臨床應用以神衰欲寐，四肢厥逆，舌淡苔白、脈微等全身虛寒表現為辨證要點。原方加減：若咳者加五味子、細辛、乾薑；

方解

君——附子大辛大熱，為回陽第一要藥，上助心陽，中溫脾土，下壯腎陽，複一身之陽氣而回陽救逆。

臣——乾薑溫中散寒，助陽通脈，二者相輔相成，「附子無乾薑不熱」，使溫陽破陰之力更強。

佐使——炙甘草甘溫，補脾和胃而調諸藥，又可緩和薑、附燥烈辛熱之性，持續發揮薑附的溫陽作用。

諸藥合用，共奏回陽救逆之效。

小便利者去茯苓；下利者，去芍藥加乾薑；嘔者，去附子重加生薑。

【臨床案例】編者曾治邢某，男，25歲。前列腺炎2年餘，尿頻，夜間二三次，尿線分岔、無力，尾骶、會陰部、睪丸疼痛，腰腹發涼，畏寒，前列腺指檢輕度腫大，性情鬱悶。舌淡胖潤，有齒痕，脈弦尺沉。此證一派陰寒之象，雖係前列腺炎，不應為西醫診斷所囿，當按少陰病辨證用藥，四逆東加味：附子25g，乾薑15g，川斷25g，補骨脂15g，橘核15g，肉桂10g，川楝子15g，小茴香10g，桃仁15g，紅花10g，黃柏10g，砂仁15g，吳茱萸15g，炙甘草15g。5劑後諸痛輕減，夜尿1次，腰涼好轉。守方加減調理2個月，諸症若失。

【附方】通脈四逆湯（《傷寒論》）

組成：四逆東加重附子、乾薑的用量而成。

用法：水煎，分2次溫服（附子先煎1小時）。

功效：回陽通脈。

主治：少陰病。症見下利清穀，裡寒外熱，手足厥逆，脈微欲絕，身反不惡寒，其人面赤，或利止，脈不出，或腹痛，或乾嘔，或咽痛等。原方加減：「若見面色赤者，加蔥白九莖；腹中痛者，去蔥白，加芍藥；嘔者，加生薑；咽痛者，去芍藥，加桔梗；利止脈不出者，加人參。」此即歌訣所說「或益薑蔥參芍橘，通陽復脈力能任」之意。

4. 白通加豬膽汁湯（張仲景《傷寒論》）陰盛格陽

白通加尿豬膽汁　乾薑附子兼蔥白

熱因寒用妙義深　陰盛格陽厥無脈

【藥物組成】童子尿50mL、豬膽汁20mL、乾薑10g、附子5g、蔥白4莖。

【新編歌訣】白通薑附尿膽蔥。

【用法】用水先煎附子1小時，再加入蔥白、乾薑同煎，取汁，放入豬膽汁、童子尿分2次溫服。

【功效】破陰回陽，宣通上下。

方解

　　戴陽證指人體腎陽虛衰，陰寒逼迫虛陽上浮，出現面色發赤，身熱，乾嘔心煩，四肢厥逆等內真寒外假熱之證。

君──附子大辛大熱，溫腎祛寒，回陽救逆。

臣──乾薑溫中散寒；蔥白宣通上下以通陽散寒。

佐──豬膽汁、人尿，苦寒通陰使真陽得潛。

諸藥合用，共奏破陰回陽，宣通上下之效。

【主治】陰盛格陽之戴陽證。症見身熱，四肢厥逆，面色發赤，乾嘔心煩，下利不止，無脈等。

【運用要點】本方即白通湯（附子、乾薑、蔥白）加上豬膽汁、人尿而成。臨床應用以四肢厥逆，面色發赤，乾嘔心煩等為辨證要點。

5. 吳茱萸湯（張仲景《傷寒論》）吐利寒厥

　　吳茱萸湯人參棗　重用生薑溫胃好
　　陽明寒嘔少陰利　厥陰頭痛皆能保

【藥物組成】吳茱萸15g、人參10g、大棗10枚、生薑15g。

【新編歌訣】吳茱萸湯人參棗，重用生薑溫胃好。

【用法】水煎，分3次溫服。

【功效】溫肝暖胃，降逆止嘔。

方解

君——吳茱萸辛熱溫中降逆，既可溫胃止嘔，又可溫肝降逆，還可溫腎以治吐利，最適於肝胃虛寒之證。

臣——生薑溫胃散寒，降逆止嘔以助吳茱萸溫胃降逆之力。

佐——人參味甘微苦，補脾益氣，以複中虛，兼顧吐利傷胃之虞。

使——大棗甘平益氣補脾，調和諸藥，既可助人參之補，又可制吳茱萸之燥，偕生薑以溫中。

諸藥合用，共奏溫肝暖胃，降逆止嘔之效。

【主治】

（1）虛寒嘔吐，胃中虛寒，食穀欲嘔，或胃脘作痛，吞酸嘈雜。

（2）巔頂頭痛，乾嘔吐涎沫。

（3）少陰吐利，手足厥冷，煩躁欲死。

三者均可見舌淡苔白滑，脈細遲或弦細。

【運用要點】本方為治肝胃虛寒的代表方劑，臨床應用以嘔吐，或乾嘔吐涎沫，舌淡苔滑，脈細遲或弦細為辨證要點。

【臨床案例】編者曾治秦某，女，49歲。慢性頭痛六七年，以頭頂及左側為甚，呈脹痛、發悶、沉重感，時感眩暈，伴有嘔惡。口不渴，晨間口苦，時有口腔潰瘍。尿時黃，便調。舌淡胖潤，脈弦浮，尺沉。此屬厥陰頭痛，晨間口苦，時有口腔潰瘍乃真氣上浮所致，不可誤為胃火。治以吳茱萸東加味：附子15g，吳茱萸15g，黨參15g，砂仁15g，蒼朮15g，石決明50g，大棗10枚，生薑15片。5劑後，頭痛消失，繼續調理，餘症若失。

6. 益元湯（朱肱《類證活人》）戴陽煩躁

益元艾附與乾薑　麥味知連參草將

薑棗蔥煎入童便　內寒外熱名戴陽

【藥物組成】艾葉、炮附子、乾薑、麥冬、五味子、知母、黃連、人參、炙甘草各10g。

【新編歌訣】益元四逆艾，知母連生脈。注：「四逆」指四逆湯中附子、乾薑、炙甘草3味；「生脈」指生脈散中人參、麥冬、五味子3味。

【用法】上9味藥加生薑3片，大棗3枚，蔥白3莖，

水煎，煎好去滓，再加童子尿一匙冷服。

【功效】益元陽，逐陰寒，引火歸原。

【主治】戴陽證。症見面赤身熱，煩躁不安，欲裸衣入井，坐臥水中等假熱之象，卻又見欲加厚衣被，飲水不入口等真寒反應。

> 方解
>
> 　　此方為內真寒外假熱之證而設，如同白通加豬膽汁湯證。
>
> 君——炮附子辛熱溫腎，回陽救逆。
>
> 臣——乾薑、艾葉溫中逐寒。
>
> 佐——人參、炙甘草益氣補中，加強溫補陽氣之功；五味子、麥冬滋補陰液使陽有所依，合人參則可益氣生脈；黃連清上越之虛火，知母滋陰降火，反佐於薑附熱藥之中，與白通加豬膽汁湯中加童尿、豬膽汁意義相似；蔥白宣通陽氣，生薑、大棗調補脾胃，童便冷服，有反佐之意。
>
> 使——甘草甘溫，調和諸藥。
>
> 　　諸藥合用，益元陽，逐陰寒，引火歸原，對戴陽證有良好效果。

【運用要點】臨床應用以面赤身熱，煩躁不安，欲裸衣入井，坐到水中，但又要加厚衣被，飲水不入口等戴陽表現為辨證要點。

7. 回陽救急湯（陶節庵《傷寒六書》）三陰寒逆

回陽救急用六君　桂附乾薑五味群

加麝三厘或膽汁　三陰寒厥見奇勳

【藥物組成】人參10g，茯苓15g，白朮、炙甘草、半夏、陳皮、肉桂、熟附子、乾薑、五味子各10g。

【新編歌訣】回陽救急桂，四逆六君味。注：「四逆」指四逆湯中附子、乾薑、炙甘草3味；「六君」指六君子湯中人參、茯苓、白朮、炙甘草、半夏、陳皮6味。

【用法】上10味藥加生薑3片水煎，臨服時加麝香0.1g調服。

方解

本方即四逆湯合六君子湯再加肉桂、五味子而成。

君——四逆東加肉桂（亦稱回陽飲）以溫陽救逆。

臣——六君子湯補益脾胃，固守中州。

佐——五味子酸收以斂浮陽，與人參合之尤具益氣生脈之功；麝香辛香通利，引導陽氣布達周身，與五味子相配，散中有收。

諸藥合用，可收回陽救急之效。

【功效】回陽救急，益氣生脈。

【主治】寒邪直中三陰，真陽衰微。症見惡寒蜷臥，四肢厥冷，吐瀉腹痛，口不渴，神衰欲寐，或身寒戰慄，或指甲口唇青紫。吐涎味，舌淡苔白，脈沉微，甚至無脈。

【運用要點】臨床應用以惡寒蜷臥，四肢厥冷，神衰欲寐，指甲口唇青紫，脈沉微為辨證要點。

8. 四神丸（王肯堂《證治準繩》）腎虛脾瀉

四神故紙吳茱萸　　肉蔻五味四般須

大棗百枚薑八兩　　五更腎瀉火衰扶

【藥物組成】補骨脂120g、吳茱萸30g、肉豆蔻60g、五味子60g。

【新編歌訣】四神脂肉蔻，萸味棗薑夠。

【用法】上4藥共研細末，用生薑240g，大棗百個同煮，待棗熟後取棗肉和藥末搗与作丸藥，每次服6～9g，臨睡時淡鹽湯或白開水送下。

【功效】溫腎暖脾，固腸止瀉。

【主治】腎虛脾瀉。症見五更泄瀉，日久不癒，不思飲食，食不消化，或腹痛肢冷，神疲乏力，舌淡，苔薄白，脈沉遲無力。

方解

久瀉皆由腎命火衰，不能專責脾胃。

君——補骨脂，辛苦大溫，補命門之火以溫養脾土。

臣——肉豆蔻溫脾暖胃，澀腸止瀉；吳茱萸溫暖脾腎
　　　以散陰寒。

佐——五味子酸固腎氣，澀精止瀉。

使——生薑暖胃散寒，大棗補脾養胃。

諸藥合用，脾火旺土強，五更泄瀉自癒。

【運用要點】本方是治五更瀉之代表方劑。臨床應用以五更泄瀉，不思飲食，舌淡苔白，脈沉遲無力為辨證要點。若腎陽虛甚，可再加附子、肉桂增強溫陽之功；少腹

痛甚，可加木香、小茴香行氣止痛；久瀉兼見脫肛可加黃耆、升麻升提。

【臨床案例】編者曾治房某，男，40歲。經常瀉利三四年，每晨必瀉2次以上，溏便黏滯，便意不盡。伴乏力，小腹時脹痛，口和。舌淡赤稍潤，脈滑軟尺沉。辨爲腎陽虛微，腸胃寒虛，濕氣偏盛，擬溫腎理中利濕。附子理中湯合四神丸加味：附子10g，乾薑15g，黨參15g，白朮15g，桂枝10g，補骨脂15g，肉蔻10g，吳茱萸15g，五味子10g，黃耆30g，當歸15g，砂仁10g，炙甘草10g。6劑後，腹痛已減，但感發脹。前方去掉五味子，加木香10g，茯苓30g，薏苡仁40g，麥芽25g，守方調理2周，諸證消失。

9. 厚朴溫中湯（李東垣《內外傷辨惑論》）虛寒脹滿

厚朴溫中陳草苓　　乾薑草蔻木香停

煎服加薑治腹痛　　虛寒脹滿用皆靈

【藥物組成】厚朴、陳皮各30g，甘草、茯苓各15g，乾薑10g，草豆蔻、木香各15g。

【新編歌訣】厚朴溫中香，陳苓草蔻薑。

【用法】以上諸藥共研粗末，每次10g，加生薑3片，水煎，去滓，溫服，忌一切冷物。或作湯劑，加生薑3片，水煎服。

【功效】行氣溫中，燥濕除滿。

【主治】寒濕氣滯證。症見脘腹脹滿或疼痛，不思飲食，四肢倦怠，舌苔白膩，脈沉弦等。

【運用要點】臨床應用以脘腹脹痛，舌苔白膩爲辨證要點。

方解

君——厚朴苦辛溫,行氣消脹,燥濕除滿。

臣——木香行氣寬中以消脹滿,草豆蔻溫中散寒以運脾。

佐——乾薑、生薑溫胃暖脾而散寒;茯苓滲濕利尿而健脾;陳皮理氣以寬中。

使——甘草甘溫,調和諸藥。

諸藥相合,共奏行氣溫中,燥濕除滿之功。

10. 導氣湯(汪昂《醫方集解》)寒濕疝氣

> 寒疝痛用導氣湯　川楝茴香與木香
> 吳茱萸以長流水　散寒通氣和小腸

【藥物組成】川楝子、小茴香、木香各 10g,吳茱萸 6g。

【新編歌訣】導氣萸茴川楝香。

【用法】以上4味藥,用河中長流水煎服。

【功效】行氣舒肝,散寒止痛。

方解

君——川楝子行氣疏肝,小茴香暖肝散寒,二者皆善止痛。

臣——木香行氣止痛,為調氣要藥;吳茱萸溫肝下氣,散寒止痛。

使——長流水,可引藥下行。

諸藥相合,共奏行氣舒肝,散寒止痛之功。

【主治】寒疝。症見陰囊冷痛，結硬如石，或引睪丸而痛。

【運用要點】臨床應用以陰囊冷痛，結硬如石或引睪丸而痛爲辨證要點。

11. 疝氣湯（朱震亨《丹溪心法》）寒濕疝氣

疝氣方用荔枝核　栀子山楂枳殼益
再入吳茱入厥陰　長流水煎疝痛釋

【藥物組成】荔枝核、栀子、山楂、枳殼、吳茱萸各10g。

【新編歌訣】疝氣萸枳荔栀楂。

【用法】上諸藥共研粗末，每次用河中長流水煎服。

【功效】散寒除濕，理氣止痛。

方解

君——荔枝核甘溫，理氣散寒善止疝痛。

臣——吳茱萸溫肝散寒而止痛；枳殼行氣寬中而破結。

佐——山楂散瘀消積而活血；栀子清熱利濕而除煩。

　　諸藥相配，共奏散寒除濕，理氣止痛之功，使疝氣疼痛消散。

【主治】寒濕疝氣。症見疝氣疼痛，或引睪丸而痛。

【運用要點】臨床應用以疝氣疼痛，或引睪丸而痛爲辨證要點。

12. 橘核丸（嚴用和《濟生方》）癲疝

橘核丸中川楝桂　朴實延胡藻帶昆

桃仁二木酒糊合　癲疝痛頑鹽酒吞

【藥物組成】橘核、川楝子各30g，桂心、厚朴、枳實、延胡索各15g，海藻、海帶、昆布、桃仁各30g，木通、木香各15g。

【新編歌訣】橘核木楝索桃攻，布帶海桂厚實通。

【用法】上12味藥共研細末，用酒煮糊為丸如梧桐子大，每次服9g，空腹用鹽湯或溫酒送下。

【功效】行氣止痛，軟堅散結。

【主治】癲疝。症見睪丸腫脹偏墜，痛引少腹，或堅

方解

　　陰囊持續腫脹，前人稱為「癲疝」，多由寒濕侵犯厥陰，氣血凝滯而成。病變在睪丸，而本病在肝腎。

君——橘核辛苦溫，入肝行氣，散結止痛，為治寒疝要藥。

臣——川楝子入厥陰而行氣止痛；延胡索活血散瘀最擅止痛。

佐——木香、厚朴、枳實行氣燥濕而散結；桃仁活血消腫以止痛；海藻、昆布、海帶軟堅散結而消腫脹；桂心溫肝腎而散寒；木通通利血脈而除濕。

使——橘核辛苦溫，可引藥入睪丸。

　　諸藥合用，共奏行氣活血，散寒除濕、軟堅散結之功。

硬如石，脈見弦緊之象。

【運用要點】本方為治癩疝的代表方劑。臨床應用以睪丸腫脹偏墜堅硬，痛引少腹為辨證要點。瘀滯較重還可加三棱、莪朮增強止痛之功；寒濕偏重可加吳茱萸、小茴香；寒濕化熱而見陰囊紅腫，小便短赤等，可減肉桂，加土茯苓、車前子、澤瀉以清熱利濕。

增　輯

1. 參附湯（陳自明《婦人大全良方》）腎陽虛汗

參附湯療汗自流　腎陽脫汗此方求
衛陽不固須耆附　鬱遏脾陽朮附投

【藥物組成】人參30g、附子15g。

【用法】加生薑、大棗水煎，徐徐服之。

【功效】益氣回陽。

【主治】元氣大虧，腎陽外越。症見手足逆冷，自汗惡寒，大便自利，或臍腹疼痛，上氣喘急或汗多發痙等。

【運用要點】本方為益氣溫陽固脫的代表方劑，臨床應用以自汗，手足逆冷，上氣喘急或汗多發痙為辨證要點。

【臨床案例】清代，有患者毛介堂，暑病熱極，大汗

方解

君——人參大補元氣，附子溫腎壯陽，所謂「補後天之氣無如人參，補先天之氣無如附子」，二藥合用，益氣回陽固脫。

佐使——生薑、大棗可調補脾胃，固守中州。

諸藥合用，共奏益氣回陽之功。

不止，脈微肢冷，面赤氣短，有醫者仍作熱證論治。名醫徐靈胎曰：「此證即刻亡陽矣，應急進參附湯以回其陽。其家人面有難色。徐曰：「我們多年交情，不忍坐視不救，死則甘願償命。」用藥後一劑汗止，身溫得寢，不十日而起。徐靈胎說：「此證乃熱病所變，因熱甚汗出而陽亡。苟非脈微、足冷，汗出、舌潤，則仍是熱證，誤用即死。死者甚多，傷心慘目，此等方非有實見不可試也。」

【附方】（1）耆附湯（《婦人大全良方》）

組成：黃耆30g，附子15g。

用法：水煎服。

功效：益氣助陽，固表止汗。

主治：腎陽虛衰，衛陽不固，汗出不止，或惡寒肢冷、吐瀉腹痛等。

（2）朮附湯（《婦人大全良方》）

組成：白朮30g，附子15g。

用法：二藥爲末，每次用10～15g，加薑棗水煎，和滓服，如不應，加倍用之。

功效：健脾燥濕，助陽固脫。

主治：腎陽衰微，寒濕鬱遏脾陽，脾氣脫陷，症見汗出身冷，氣短喘急，下利，脈微欲絕。

2. 天臺烏藥散（李東垣《醫學發明》）寒疝結痛

　　天臺烏藥木茴香　　川楝檳榔巴豆薑
　　再用青皮爲細末　　一錢酒下痛疝嘗

【藥物組成】烏藥、木香、茴香、川楝子、檳榔、巴豆、高良薑、青皮各15g。

【新編歌訣】天臺烏豆香，榔茴青楝薑。

【用法】上八味藥，先將巴豆微打破，同川楝子用麩炒黑，去巴豆及麩皮不用，合餘藥共研細末，和勻，每次服3g，溫酒送下。

【功效】行氣疏肝，散寒止痛。

【主治】寒凝氣滯的小腸疝氣，症見少腹痛引睪丸，偏墜腫脹，或少腹疼痛，舌淡，苔白，脈弦。

方解

君——烏藥疏肝理氣，散寒止痛，小茴香暖肝散寒。

臣——青皮疏肝理氣，木香行氣止痛，高良薑散寒止痛，三藥合用以增強烏藥的散寒止痛之功。

佐使——檳榔下氣導滯而破堅；川楝子疏肝理氣止痛，因其性苦寒，故用巴豆同炒，借其辛熱之性，破結散寒，既增強川楝子的行氣散結之力，又可制巴豆苦寒之性。

諸藥相合，共奏行氣疏肝，散寒止痛之功。

【運用要點】本方爲治氣滯寒疝之代表方劑，臨床應用以少腹痛引睪丸，舌淡，脈沉弦爲辨證要點。

3. 黑錫丹（《太平惠民和劑局方》）鎮納腎虛陽浮

黑錫丹能鎮腎寒　硫黃入錫結成團
胡蘆故紙茴沉木　桂附金鈴肉蔻丸

【藥物組成】黑錫、硫黃各60g，胡蘆巴、破故紙（補骨脂）、茴香、沉香、木香各30g，肉桂15g，附子、川楝子、肉豆蔻各30g。

【新編歌訣】本方一般用市售成藥。

【用法】先將黑錫和硫黃放新鐵銚內，如常法結黑錫、硫黃砂子（即硫礦入錫結成團），放地上出火毒，研成極細末，餘藥亦研極細末，然後一起和与再研，至黑色光亮爲止，用酒糊爲丸如梧桐子大，陰乾入布袋內擦光瑩，每次服30～40粒約，9g，空腹薑鹽湯服或棗湯送服，婦人艾醋湯下。

【功效】溫壯下元，鎮納浮陽。

【主治】

（1）真陽不足，腎不納氣，濁陰上泛，上盛下虛而見胸中痰壅，上氣喘促，四肢厥逆，冷汗不止，舌淡苔白，脈沉微等。

（2）奔豚，即氣從小腹上逆沖胸，胸脇脘腹脹痛。亦治寒疝腹痛，腸鳴滑泄，男子陽痿精冷，女子血海虛寒等證。

方解

君──硫黃大熱為火中之精，溫補真陽，暖腎驅寒，以治陽虛之本；黑錫甘寒為水中之精，鎮降浮陽以治陽浮之標。

臣──附子、肉桂溫腎助陽，引火歸原；胡蘆巴、破故紙均可溫助腎陽，除冷散寒。

佐──沉香降逆平喘，納氣入腎；茴香、木香、肉豆蔻溫中調氣，行氣止痛；川楝子苦寒反佐，又疏肝利氣，調暢氣機。

諸藥合用可溫壯腎陽，鎮納腎虛浮陽。

【運用要點】本方爲溫陽鎭潛之代表方劑。臨床應用以胸中痰壅，上氣喘促，四肢厥逆，冷汗不止，舌淡苔白，脈沉微或氣從小腹上沖胸，胸脇脘腹脹痛等爲辨證要點。本方爲救急之劑，一般服用二三次即可，多服久服恐有鉛中毒之虞。

4. 半硫丸（《太平惠民和劑局方》）虛冷便秘

半硫半夏與硫黃　虛冷下元便秘嘗
金液丹中硫一味　沉寒厥逆亦興陽

【藥物組成】半夏、硫黃。

【用法】半夏湯浸七次焙乾爲細末，硫黃明淨好者研令極細各等分約60g，上二藥細末，用生薑汁同煮，入於蒸餅末搗匀，放臼內杵數百下，丸如梧桐子大，每次6～9g，溫酒或生薑湯送服。

【功效】溫腎逐寒，通陽泄濁。

【主治】老人虛冷便秘，或寒濕久瀉。

方解

君——硫黃大熱，峻補命門眞火，溫腎助陽祛寒；半夏辛溫燥濕，和胃降逆散結，有助於通便。
佐——生薑汁溫中祛寒，又解半夏之毒。
　　三藥合用，使腎陽得補，寒邪得散，陽氣得運，腑氣得通，濁物自然可下。

【運用要點】臨床應用以高齡病人下元虛冷便秘，或寒濕久瀉爲辨證要點。

【附方】金液丹（《太平惠民和劑局方》）

組成：即取硫黃一味，經古法嚴格熬煉燒製成丹。

功效：溫陽益火之功。

主治：腎陽虛弱，沉寒痼冷之疾。症見手足厥涼，陽痿遺泄，腰膝冷痛，吐利自汗，小便不禁，脈微等。

5. 漿水散（劉完素《素問病機氣宜保命集》）霍亂陽虛

漿水散中用地漿　乾薑附桂與良薑
再加甘草同半夏　吐瀉身涼立轉陽

【藥物組成】乾薑、附子、肉桂、高良薑、炙甘草各15g，半夏30g。

【新編歌訣】漿水四逆良夏肉。

【用法】上6味共研細末，每次服9～15g，用地漿水

方解

君——附子、乾薑溫補脾腎之陽，散寒和中。

臣——肉桂助附子而溫補腎陽；高良薑助乾薑而溫中
　　　止瀉。

佐——半夏溫中和胃，降逆止嘔。

使——炙甘草益氣補脾，調和諸藥（地漿水為掘地三
　　　尺挖坑，灌水攪渾，待其沉澱之後，取上清液
　　　而成，為陰中之陰，可益陰斂陽，防止虛陽外
　　　越，相對大隊薑附熱藥而言有反佐之意，防止
　　　拒藥）。

　　　諸藥相合，使寒散陽復，脾胃調和，吐瀉身涼等
症可癒。

煎，熱服。

【功效】溫陽散寒，降逆和中。

【主治】脾腎陽虛，中寒霍亂。症見腹痛吐瀉，身涼肢冷，汗多脈微等，或暑月中寒，而見突然吐瀉，汗多脈微，陽虛欲脫者。

【運用要點】臨床應用以吐瀉腹痛，身涼肢冷，汗多脈微爲辨證要點。

6. 來復丹（《太平惠民和劑局方》）上盛下虛，裡寒外熱

來復丹用玄精石　硝石硫黃橘紅著

青皮靈脂復元陽　上盛下虛可鎭宅

【藥物組成】玄精石、硝石、硫黃各30g，橘紅、青皮、五靈脂各60g。

【新編歌訣】來復丹用玄精硝，青紅硫黃靈脂挑。

【用法】上6味，硝石同硫黃共爲細末，入鍋內用微

> 方解
>
> 君——硫黃辛熱，補火助陽，治陽虛之本；硝石苦寒，降火通下，治陽浮之標，二藥相合，陰陽互濟，因名「二氣丸」。
>
> 臣——玄精石鹹寒，滋陰降火，引虛火下行歸腎。
>
> 佐——橘紅、青皮疏利氣機，燥濕化痰；五靈脂活血散瘀，止痛頗佳。
>
> 　　諸藥合用，陰陽互濟，寒散痰消，標本兼顧，諸證自除。

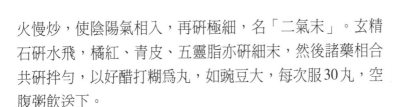

火慢炒，使陰陽氣相入，再研極細，名「二氣末」。玄精石研水飛，橘紅、青皮、五靈脂亦研細末，然後諸藥相合共研拌勻，以好醋打糊爲丸，如豌豆大，每次服30丸，空腹粥飲送下。

【功效】助陽救陰，行氣通閉。

【主治】上盛下虛，裡寒外熱。症見痰厥，氣閉，心腹冷痛，大便泄瀉，身熱脈微，或心腎不交等。

【運用要點】臨床應用以心腹冷痛，大便泄瀉，身熱脈微爲辨證要點。

十二、祛暑之劑

1. 三物香薷飲（《太平惠民和劑局方》）散暑和脾

　　三物香薷豆朴先　　若雲熱盛加黃連

　　或加苓草名五物　　利濕祛暑木瓜宣

　　再加參耆與陳朮　　兼治內傷十味全

　　二香合入香蘇飲　　仍有藿薷香葛傳

【藥物組成】香薷、白扁豆各15g，厚朴10g。

【新編歌訣】三物香薷豆朴先。

【用法】上藥共研粗末，每次服9g，水酒同煎，冷服。

【功效】祛暑解表，化濕和胃。

【主治】夏月貪涼飲冷，外感於寒，內傷於濕。症見惡寒發熱，無汗頭痛，頭重身倦，腹痛吐瀉，胸悶，舌苔白膩，脈浮等。

【運用要點】本方為夏月貪涼飲冷，感受寒濕的代表方劑。臨床應用以夏月而見惡寒發熱，頭痛身倦，脈浮為

方解

君——香薷辛溫，解表散寒，化濕祛暑。李時珍喻為夏月之麻黃。

臣——厚朴苦辛溫，行氣消滿，燥濕除滯，助香薷化濕和中。

佐——白扁豆性甘微溫，健脾化濕，和中消暑。

使——酒辛溫，有散寒之功，且可溫通血脈。

諸藥合用，共奏祛暑解表，化濕和胃之功。

辨證要點。

【臨床案例】明代有葉氏老翁居住在洞庭湖畔。某年冬季發病，發熱不已，症情嚴重，幾至不救。眾醫皆以痰火論治，終不見效。遂請名醫王時勉診視，王仔細診察，認為是「中暑」之症，眾醫皆嗤之以鼻，不以為然，認為冬季焉能出現暑病。王時勉說：「諸位莫笑，此必是初冬之時，穿了夏季晾曬的衣服，偶爾觸及暑氣所致。」問及葉翁，回答果然如此，王投以香薷飲而癒。

【附方】（1）黃連香薷飲（《醫方集解》）

組成：本方係三物香薷飲去掉扁豆，再加黃連而成。

用法：水煎冷服。

功效：祛暑清熱。

主治：中暑熱盛，口渴心煩，或大便下血等。

（2）五物香薷飲（《醫方集解》）

組成：本方係三物香薷飲再加茯苓、甘草而成。

用法：水煎服。

功效：祛暑和中。

主治：傷暑泄瀉，小便不利等。

（3）六味香薷飲（《醫方集解》）

組成：本方係五味香薷飲再加木瓜而成。

用法：水煎服。

功效：祛暑利濕。

主治：中暑濕盛者。

（4）十味香薷飲（《百一選方》）

組成：本方係六味香薷飲再加黃耆、人參、白朮、陳皮而成。

用法：水煎服。

功效：祛暑解表，補脾除濕。

主治：暑濕內傷，頭重吐利，身體疲倦，神志昏沉等。

（5）二香散（《醫方集解》）

組成：本方係三物香薷飲合香蘇飲（香附、蘇葉、陳皮、甘草）而成。

用法：水煎服。

功效：祛暑解表，理氣除濕。

主治：夏月外感風寒，內傷濕滯。症見身熱惡寒，不思飲食，脘腹脹滿。

（6）藿薷湯（《醫方集解》）

組成：本方係三物香薷飲合藿香正氣散（見該方）而成。

用法：水煎服。

功效：祛暑解表，理氣和中。

主治：伏暑吐瀉。

（7）香薷葛根湯（《醫方集解》）

組成：本方係三物香薷飲再加葛根而成。

用法：水煎服。

功效：祛暑解表，化濕舒筋。

主治：暑月傷風兼見項背拘急及傷暑泄瀉。

2. 清暑益氣湯（李東垣《脾胃論》）補肺生津，燥濕清熱

清暑益氣參草者　當歸麥味青陳皮

麴柏葛根蒼白朮　升麻澤瀉薑棗隨

【藥物組成】人參、甘草各10g，黃者15g，當歸、麥冬、五味子、青皮、陳皮、炒神麴、黃柏各10g，葛根

15g，蒼朮、白朮、升麻、澤瀉各10g。

【新編歌訣】清暑補中蒼無柴，麥味葛澤青麴柏。注：「補中」指補中益氣湯全方，但本方無柴胡。

【用法】以上15味藥加生薑2片、大棗2枚同煎，溫服。

【功效】清暑益氣，祛濕健脾。

【主治】傷暑而見氣虛脾濕之證。症見身熱心煩，自汗口渴，四肢困倦，不思飲食，精神減少，胸滿身重，尿赤便溏，脈虛等。

方解

　　本方含有補中益氣湯（無柴胡），反映了李東垣治暑重視脾胃的學術思想。

君——黃耆甘溫，益氣補脾。

臣——人參、白朮補中益氣。

佐——蒼朮、黃柏、澤瀉清熱燥濕而利尿；升麻、葛根清熱解暑而生津；當歸、麥冬養血清熱而養陰；陳皮、青皮、炒神麴理氣化滯而消食；五味子補肺生津而斂汗。

使——甘草調和諸藥，大棗、生薑，調補脾胃，以助脾運。

　　諸藥相合，共奏清暑益氣，養陰生津，祛濕健脾之功。

【運用要點】臨床應用以暑月而見身熱心煩，自汗口渴，四肢困倦，胸滿身重，脈虛等為辨證要點。

3. 縮脾飲（《太平惠民和劑局方》）溫脾消暑

縮脾飲用清暑氣　　砂仁草果烏梅暨
甘草葛根扁豆加　　吐瀉煩渴溫脾胃
古人治暑多用溫　　暑爲陰證此所謂
大順杏仁薑桂甘　　散寒燥濕斯爲貴

【藥物組成】砂仁、草果、烏梅、炙甘草各120g，葛根、白扁豆各60g。

【新編歌訣】縮脾草豆葛果梅。

【用法】以上6藥共研粗末，每次用12g，水煎，冷服。

【功效】溫脾消暑，除煩止渴。

【主治】陰暑證。症見嘔吐泄瀉，煩躁口渴，以及暑月爲酒食所傷等。

【運用要點】臨床應用以暑月嘔吐泄瀉，煩躁口渴，以及暑月爲酒食所傷等爲辨證要點。

方解

　　中暑有陰、陽之分，分別由感受寒濕和暑熱引起。本方所治即指陰證中暑，故多用「溫」藥。
君——砂仁辛溫，醒脾和胃，理氣化濕。
臣——白扁豆解暑化濕，草果溫脾燥濕。
佐——葛根清熱生津，烏梅斂汗止渴。
使——炙甘草甘溫，益氣健脾，調和諸藥。
　　諸藥合用，共奏清暑除煩，溫脾止瀉之功。

【附方】大順散（《太平惠民和劑局方》）
組成：乾薑、肉桂、杏仁各1kg，甘草7.5kg。

用法：各藥依法炒製，一起搗羅爲散，每次用6g，水煎去滓，溫服。

功效：溫中祛暑，散寒燥濕。

主治：陰暑證。症見食少體倦，嘔吐或泄瀉，脈沉緩等。

4. 生脈散（李東垣《內外傷辨惑論》）保肺復脈

生脈麥味與人參　保肺清心治暑淫
氣少汗多兼口渴　病危脈絕急煎斟

【藥物組成】麥冬15g、五味子10g、人參15g。

【新編歌訣】生脈散即參麥味。

【用法】水煎服。

【功效】益氣生津，斂陰止汗。

【主治】氣陰兩傷證。症見汗出神疲，體倦乏力，氣短懶言，咽乾口渴，舌紅少苔，脈虛數。或久咳傷肺氣陰兩虛而致乾咳少痰，氣短自汗，口乾舌燥，脈虛細等。

【運用要點】本方爲氣陰兩補之代表方劑。臨床應用以汗出神疲，乏力氣短，咽乾口渴，舌紅少苔，脈虛數爲辨證要點。

方解

君——人參甘溫，益氣生津，氣陰兩補。

臣——麥冬甘寒，養陰清熱，潤肺生津。

佐——五味子酸甘溫，斂肺止汗，生津止渴。

　　三藥合用，一補一清一斂，共奏益氣養陰，生津止渴，斂陰止汗之功。

【臨床案例】某患兒10餘歲，患癲癎迭經中西醫久治不癒。山東中醫學院李克紹教授詳詢病情，得知是在夏季烈日當空的野外幹活時暈倒後而發癲癎，遂判定為暑厥，撇開一切治療癲癎的成方不用，予以治療暑病的生脈散加蜈蚣、全蠍、薑蠶等通絡化痰之品，10餘劑即癒，永未再發。

5. 六一散（劉完素《傷寒直格》）清暑利濕

六一滑石同甘草　　解肌行水兼清燥
統治表裡及三焦　　熱渴暑煩瀉痢保
益元碧玉與雞蘇　　砂黛薄荷加之好

【藥物組成】滑石60g、甘草10g。

【新編歌訣】六一滑石同甘草。

【用法】上藥共研細末，每次服9g，和白蜜少許，冷水或燈芯湯調服，每日3次。

【功效】清暑利濕。

【主治】暑濕證。症見身熱煩渴，小便不利，或嘔吐

方解

　　暑為熱邪，暑多夾濕，治宜清熱利濕。

君——滑石味淡性寒，淡能滲濕，寒能清熱；其質重
　　　而滑，滑能利竅，能清心火以解暑熱，又能滲
　　　濕，可除三焦之暑濕而利小便。

佐使——生甘草味甘性平，益氣和中，與滑石配伍，
　　　　利小便而津液不傷，生用又可瀉火。

　　兩藥合用，使三焦暑濕從下焦滲泄，則熱可退，
渴、利得止。

泄瀉，亦治膀胱濕熱所致小便赤澀淋痛及砂淋。

【運用要點】本方為治暑病常用方劑，臨床應用以身熱煩渴，小便不利為辨證要點。

【臨床案例】清乾隆年間，某年夏日，蘇州有士人蔡輔宜自外歸來，一蹶不起，氣息奄奄。急請名醫薛雪診視。薛見蔡已口目皆閉，六脈皆沉。少妾泣於旁邊，家人在準備後事。薛雪說：「這是虛厥，不必書方，投以獨參湯必癒。」言之鑿鑿，說罷歸去。有友人說：「我雖然不懂醫，但聽說服用人參如果不效，病為人參所錮，其他藥就沒效了，不如再請別的醫生看一下。」因請符姓醫生再診，符醫視後曰：「此係中暑，當服清散之劑，人參不可用也。」與薛雪之論正相反，眾人無所適從。友人說：「聽說六一散能祛暑邪，有益無損，何不先試之。」於是以葦管灌藥入口，蔡即漸漸蘇醒。

【附方】（1）益元散（《傷寒直格》）

組成：六一散加朱砂，燈心草煎湯調服。

功效：清暑利濕，安神。

主治：暑濕證兼見心悸怔忡，失眠多夢。

（2）碧玉散（《傷寒直格》）

組成：六一散加青黛。

功效：祛暑利濕，清熱。

主治：暑濕證兼見熱毒如口舌生瘡、目赤咽痛等。

（3）雞蘇散（《傷寒直格》）

組成：六一散加薄荷。

功效：祛暑利濕，解表。

主治：暑濕兼見表證如惡風、頭痛等。

十三、利濕之劑

1.五苓散（張仲景《五苓散》）行水總劑

> 五苓散治太陽腑　白朮澤瀉豬茯苓
> 膀胱化氣添官桂　利便消暑煩渴清
> 除桂名爲四苓散　無寒但渴服之靈
> 豬苓湯除桂與朮　加入阿膠滑石停
> 此爲和濕兼瀉熱　疸黃便閉渴嘔寧

【藥物組成】白朮10g、澤瀉15g、豬苓15g、茯苓15g、肉桂10g。

【新編歌訣】五苓二苓瀉桂朮。

【用法】上藥共研細末，每次用米湯調服6g，日3次或水煎服。

【功效】利水滲濕，溫陽化氣。

【主治】

（1）水濕內停兼有表證。症見頭痛發熱，煩渴欲

方解

　　本病爲表邪未解，傳裡入腑，水蓄膀胱，氣化不利而致。

君——澤瀉甘寒清熱，淡滲利水。

臣——茯苓補益脾氣而利水；豬苓清熱除濕而利竅。

佐——白朮健脾燥濕，增加治水之功。

使——肉桂溫化膀胱而利小便，又能疏散表邪而解太
　　　陽之表。

諸藥相合，共奏利水滲濕，溫陽化氣之功。

飲，或水入即吐，小便不利，舌苔白脈浮。

（2）水濕內停的水腫，身重，泄瀉，小便不利，以及霍亂吐瀉等症。

（3）痰飲證，臍下動悸，吐涎沫而頭眩，或短氣而咳者。

【運用要點】本方為利水的基礎方，臨床凡見水飲內停，小便不利，而見水腫、痰飲、泄瀉、心悸頭眩等症者皆可考慮選用。

【附方】（1）四苓散（《明醫指掌》）

組成：五苓散去掉桂枝。

功效：健脾利濕。

主治：水濕內停證。症見小便赤少，大便溏瀉等。

（2）豬苓湯（《傷寒論》）

組成：澤瀉、豬苓、茯苓、阿膠、滑石。

功效：利水清熱，養陰。

主治：水熱互結。症見小便不利，發熱，口渴欲飲，或心煩不寐，或兼有咳嗽，嘔噁，下利等。又可治血淋，小便澀痛，點滴難出。

2. 小半夏加茯苓湯（張仲景《金匱要略》）行水消痞

　　小半夏加茯苓湯　行水消痞有生薑
　　加桂除夏治悸厥　茯苓甘草湯名彰

【藥物組成】半夏15g、茯苓15g、生薑10g。

【用法】水煎分2次溫服。

【功效】和胃降逆，引水下行。

【主治】飲停於胃，上逆於膈所致的嘔吐，心下痞，兼見目眩、心悸等症。

方解

君——半夏辛溫散水，降逆止嘔。

臣——茯苓甘平淡滲，健脾行水。

佐使——生薑辛可散水，又善和胃降逆止嘔。

三藥合用，使水行和胃，降逆止嘔。

【運用要點】本方為降逆止嘔之基礎方，臨床應用以嘔吐，心下痞，兼見目眩、心悸為辨證要點。

【附方】茯苓甘草湯（《傷寒論》）

組成：茯苓、炙甘草、桂枝、生薑。

功效：溫中化飲，通陽利水。

主治：水飲停於心下，症見心下悸，口不渴，四肢厥逆等。

3. 腎著湯（張仲景《金匱要略》）濕傷腰腎

　　腎著湯內用乾薑　茯苓甘草白朮裹

　　傷濕身痛與腰冷　亦名甘薑苓朮湯

　　黃耆防己除薑茯　朮甘薑棗共煎嘗

　　此治風水與諸濕　身重汗出服之良

【藥物組成】乾薑10g、茯苓30g、白朮15g、炙甘草10g。

【新編歌訣】腎著乾薑苓朮草。

【用法】水煎，分3次溫服。

【功效】祛寒除濕。

【主治】腎著病。症見身重腰以上冷痛，腰重如帶五千錢，飲食如故，口不渴，小便自利，舌淡苔白，脈沉遲

> 方解
>
> 　　此病為寒濕之邪侵犯腰部。
>
> 君——乾薑，大辛大熱，溫中袪寒。
>
> 臣——茯苓甘淡滲利濕，君臣配伍，熱者勝寒，淡者
> 　　　滲濕，共除寒濕。
>
> 佐——白朮燥濕健脾，固守中焦。
>
> 使——炙甘草甘溫，益氣並調和諸藥。
>
> 　　諸藥相合，共奏袪寒除濕之功。

或沉緩。

　　【運用要點】本方為治寒濕腰痛的代表方，臨床應用以腰重冷痛，苔白不渴，脈遲緩為辨證要點。

　　【附方】防己黃耆湯（《金匱要略》）

　　組成：防己、黃耆、白朮、炙甘草。

　　功效：益氣袪風，健脾利水。

　　主治：風水或風濕，症見汗出惡風，身重，小便不利，舌淡苔白，脈浮等。

4. 舟車丸（《醫方集解》引劉河間方）燥實陽水

　　舟車牽牛及大黃　　遂戟芫花又木香
　　青皮橘皮加輕粉　　燥實陽水卻相當

　　【藥物組成】牽牛子120g，大黃60g，甘遂、大戟、芫花各30g，木香15g，青皮、橘皮各30g，輕粉3g。

　　【新編歌訣】舟車黃丑遂芫戟，木香輕粉青陳使。

　　【用法】以上9味藥共研細末，水泛為丸，每次服1.5g，早晨天明時用溫開水送下，以大便下利3次為恰

當。下利3次以上，或因下利而導致精神萎靡不振，可減到0.3～0.6g，或隔1～3日服1次，到水腫、水脹減輕為止，並忌食鹽醬。

【功效】行氣逐水。

【主治】水腫水脹，形氣俱實。症見口渴，氣粗，腹堅，大小便秘，脈沉數有力。

方解

　　此方主治水熱內壅，氣機阻滯所致的水腫、水脹，形氣俱實之證。

君——甘遂、大戟、芫花，為十棗湯中峻下逐水之品。

臣——大黃、牽牛子蕩滌腸胃，瀉下水熱濕濁，君臣相配，使水熱濕濁從二便分消。

佐——氣行則水行，故以青皮破氣散結，橘皮理氣燥濕，木香調氣導滯，輕粉辛寒，通竅逐水。

諸藥相合，使水熱之邪從二便而去。

【運用要點】本方為逐水峻劑，臨床應用以水腫，腹部脹滿，二便秘結，脈沉數有力為辨證要點。

5. 疏鑿飲子（嚴用和《濟生方》）陽水

疏鑿檳榔及商陸　苓皮大腹同椒目
赤豆芫羌瀉木通　煎益薑皮陽水服

【藥物組成】檳榔、商陸、茯苓皮、大腹皮、椒目、赤小豆、秦艽、羌活、澤瀉、木通各等分。

方解

此方適於表裡俱實，不偏寒熱，水濕過盛，遍身水腫，喘脹便秘者。

君——商陸苦寒，專行諸水。

臣——羌活、秦艽、大腹皮、茯苓皮、薑皮，行在表之水，使之從皮膚而散。

佐——檳榔、赤小豆、椒目、澤瀉、木通行在裡之水，使之從二便而去。

諸藥相合，上下內外，分消其勢，猶如大禹疏鑿江河之意，共奏疏風解表，行氣利水之功。

【新編歌訣】疏鑿秦羌瀉商檳，薑苓腹皮豆椒通。

【用法】以上諸藥共研細末，每次服9～12g，加生薑皮水煎，去滓，溫服。

【功效】疏風解表，行氣利水。

【主治】遍身水腫，喘呼口渴，胸腹脹滿，二便不利。

【運用要點】臨床應用以遍身水腫，喘呼口渴，胸腹脹滿，二便不利爲辨證要點。

6. 實脾飲（嚴用和《濟生方》）虛寒陰水

實脾苓朮與木瓜　甘草木香大腹加

草蔻附薑兼厚朴　虛寒陰水效堪誇

【藥物組成】茯苓、白朮、木瓜各30g，甘草15g，木香、大腹皮、草豆蔻、附子、乾薑、厚朴各30g。

【新編歌訣】實脾朮苓草木厚，腹果木瓜薑附蔻。

【用法】上藥共研粗末，每次用12g，加生薑5片，大

棗5枚，水煎服。

【功效】溫陽健脾，行氣利水。

【主治】陽虛水腫。症見下半身以下腫甚，胸腹脹滿，身重食少，手足不溫，口中不渴，小便短少，大便溏薄，舌淡苔膩，脈沉遲或沉細。

方解

　　本方病機為脾腎虛寒，氣不化水。

君——乾薑大熱，溫運脾陽，健運中焦；附子溫腎助陽，化氣行水，二者相合振奮脾腎之陽。

臣——白朮、茯苓健脾和中，滲濕利水，合用助君藥補脾利水。

佐——厚朴長於寬腸降逆；木香善調脾胃之滯氣；大腹皮行氣之中兼能利水消腫；木瓜酸溫能於土中瀉木，兼祛濕利水；草豆蔻辛熱燥烈，善治濕鬱伏邪。五藥相合醒脾化濕，行氣導滯。

使——甘草、生薑、大棗調和諸藥，益脾溫中。

諸藥相合，溫脾暖腎，行氣利水，水腫自除。

【運用要點】本方是治療陰水的常用方，臨床應用以全身浮腫，腹脹納呆，溺少便溏，舌淡苔膩，脈沉遲為辨證要點。

7.五皮飲（《中藏經》）脾虛膚腫

　　五皮飲用五般皮　　陳茯薑桑大腹奇
　　或用五加易桑白　　脾虛膚脹此方司

【藥物組成】陳皮、茯苓、生薑皮、大腹皮、桑白皮各等分。

【新編歌訣】五皮飲用五般皮，陳茯薑桑大腹奇。

【用法】上5味藥共為粗末，每次用9g，水煎，去滓，溫服。

【功效】利濕消腫，理氣健脾。

【主治】皮水。症見一身悉腫，肢體沉重，脘腹脹滿，上氣促急，小便不利，舌苔白膩，脈象沉緩，以及妊娠水腫等。

方解

君——茯苓皮甘淡滲濕，健脾而利水。

臣——大腹皮行氣寬脹，利水退腫。

佐——陳皮理氣調中，醒脾化濕；生薑皮辛散，溫胃陽而散水飲；桑白皮瀉肺以清水源，使氣降喘寧。

五藥合用，共成利濕消腫，理氣健脾之功。

【運用要點】本方組成有「以皮治皮」之義，以皮膚腫脹為主症，小便不利為兼症。

8. 羌活勝濕湯（李東垣《內外傷辨惑論》）濕氣在表

羌活勝濕羌獨芎　甘蔓藁本與防風

濕氣在表頭腰重　發汗升陽有異功

風能勝濕升能降　不與行水滲濕同

若除獨活芎蔓草　除濕升麻蒼朮充

【藥物組成】羌活15g，獨活、川芎、炙甘草、蔓荊子、藁本、防風各10g。

【新編歌訣】羌活勝濕二活主，蔓風藁川甘草煮。

【用法】水煎服。

【功效】祛風勝濕。

【主治】風濕在表證。症見頭痛頭重，身重，腰背重痛，或一身盡痛難以轉側，惡寒微熱，苔白脈浮。

方解

君——羌活辛溫解表，祛風勝濕，善祛上焦風濕；獨活祛風勝濕止痛，善祛下焦風濕，二藥合用能散周身風濕，舒利關節而宣痹痛。

臣——防風祛風勝濕而不燥，為風中潤劑，並能止痛；藁本祛風勝濕止痛，善治巔頂頭痛。

佐——川芎能升厥陰清氣，善治各部頭痛；蔓荊子善治頭面風濕而止偏頭痛。

使——炙甘草甘溫，調和諸藥，並能益氣和中，使發中有補。

諸藥相合，共奏祛風勝濕之功。

【運用要點】本方是風濕在表的常用方，不僅善治風濕痹痛，對傷風頭痛亦有較好效果。臨床應用以頭痛頭重，身重，苔白脈浮為辨證要點。若腰沉可加防己或附子、川烏以溫經散寒。

【附方】羌活除濕湯（《內外傷辨惑論》）

組成：羌活、藁本、防風、升麻、蒼朮。

功效：祛風除濕。

主治：風濕相搏，一身盡痛。

9. 大橘皮湯（方賢《奇效良方》）水腫泄瀉

　　大橘皮湯治濕熱　五苓六一二方綴
　　陳皮木香檳榔增　能消水腫及泄瀉

【藥物組成】白朮、澤瀉、豬苓各10g，茯苓25g，肉桂10g，滑石15g，甘草、陳皮、木香、檳榔各10g。

【新編歌訣】大橘皮湯治濕熱，五苓六一香檳措。注：「五苓」指五苓散中白朮、澤瀉、豬苓、茯苓、桂枝五味；「六一」指六一散中滑石、甘草二味。

【用法】以上諸藥，加生薑5片，水煎服。

【功效】清熱利濕，理氣行水。

【主治】濕熱內盛證。症見心腹脹滿，小便不利，大便泄瀉以及水腫等。

【運用要點】本方臨床應用以心腹脹滿，水腫，小便

方解

本方即五苓散合六一散再加木香、檳榔、陳皮而成。

君——滑石甘淡，清熱利濕。

臣——茯苓、豬苓、澤瀉利水消腫，使水濕從小便而
　　　去。

佐——肉桂溫陽化氣，白朮健脾化濕，木香、陳皮理
　　　氣和胃，檳榔下氣消脹除滿。

使——甘草調和諸藥。

諸藥合用，共奏清熱利濕，理氣行水之功。

不利爲辨證要點。

10. 茵陳蒿湯（張仲景《傷寒論》）黃疸

茵陳蒿湯治疸黃　　陰陽寒熱細推詳
陽黃大黃梔子入　　陰黃附子與乾薑
亦有不用茵陳者　　仲景柏皮梔子湯

【藥物組成】茵陳蒿30g，梔子、大黃各10g。

【新編歌訣】茵陳蒿湯梔大黃。

【用法】水煎，分3次溫服。

【功效】清熱利濕。

【主治】濕熱黃疸。症見一身面目俱黃，黃色鮮明如橘子色，腹微滿，口中渴，但頭汗出，小便不利，舌苔黃膩，脈象沉實或滑數。

【運用要點】本方爲治濕熱黃疸的代表方，臨床應用以一身面目俱黃，黃色鮮明，舌苔黃膩，脈數爲辨證要點。按：若治寒濕內鬱而屬陰黃者，本方去梔子、大黃，

方解

　　本方病機爲濕熱內蘊，治宜清熱利濕。

君——茵陳蒿苦微寒，善於清利肝膽濕熱退黃。

臣——梔子苦寒清熱燥濕，瀉肝膽，利三焦，使濕熱從小便而出。

佐——大黃苦寒，蕩滌腸胃實熱以通腑氣，使濕熱從大便而去。

　　三藥合用，瀉肝膽，通腑氣使濕熱從二便分消。濕熱能去，黃疸自癒。

加附子、乾薑各10g，炙甘草6g，即爲茵陳四逆湯，功能溫裡散寒，利濕退黃。

【附方】梔子柏皮湯（《傷寒論》）

組成：梔子、黃柏、甘草。

功效：清熱泄濕。

主治：傷寒身黃，發熱證。

11. 八正散（《太平惠民和劑局方》）淋痛尿血

　　八正木通與車前　　萹蓄大黃滑石研
　　草梢瞿麥兼梔子　　煎加燈草痛淋蠲

【藥物組成】木通、車前子、萹蓄、大黃、滑石、甘草、瞿麥、梔子各等分。

【新編歌訣】八正木通瞿麥好，滑車萹燈梔黃草。

【用法】以上8味共研粗末爲散，每次用6g，加燈心草同煎，去滓，溫服。

【功效】清熱瀉火，利水通淋。

【主治】濕熱下注，發爲熱淋、石淋。症見尿頻澀痛、淋瀝不暢，甚或癃閉不出，小腹脹滿，口乾咽燥，舌

方解

君——萹蓄、瞿麥苦寒而入膀胱，清利濕熱。

臣——車前子清肺利膀胱；木通清心利小便。

佐——滑石清熱滑竅而通淋；梔子、大黃苦寒攻下而瀉熱。

使——甘草用梢，直達莖中，甘緩而止痛。

諸藥共奏清熱瀉火，利水通淋之功。

紅苔黃，脈數實。

【運用要點】本方爲治熱淋常用方，臨床應用以尿頻，尿急，溺時澀痛，舌苔黃膩，脈數爲辨證要點。

12. 萆薢分清飲（楊倓《楊氏家藏方》）膏淋白濁

萆薢分清石菖蒲　草梢烏藥益智俱
或益茯苓鹽煎服　通心固腎濁精驅
縮泉益智同烏藥　山藥糊丸便數需

【藥物組成】萆薢、石菖蒲各30g，甘草梢15g，烏藥、益智仁各30g。

【新編歌訣】萆薢菖蒲益烏草。

【用法】上藥共研粗末，每次服12g，加鹽1捻煎服。

【功效】溫暖下元，利濕化濁。

【主治】虛寒白濁。症見小便頻數，白如米泔，凝如膏糊，舌淡苔白，脈沉。

方解

君——萆薢味苦性平，善於分清化濁而利濕，爲治白
　　　濁之要藥。

臣——石菖蒲辛香微溫，化濕去濁。

佐——益智仁溫腎陽，縮小便，善止遺濁尿頻；烏藥
　　　溫腎行氣，善治小便頻數。

使——食鹽鹹以入腎，引藥直達下焦；甘草梢利尿兼
　　　調和諸藥。

諸藥共奏溫暖下元，利濕化濁之功。

【運用要點】臨床應用以小便混濁，苔白，脈沉為辨證要點。

【附方】縮泉丸（《婦人良方》）

藥物組成：烏藥、益智仁。

用法：二藥共研細末，再用酒煮山藥成糊，和成丸藥，如梧桐子大，每次服6～9g，用鹽酒或米湯送下。

功效：溫腎袪寒，縮尿止遺。

主治：下元虛冷，小便頻數，或小兒遺尿。

13. 當歸拈痛湯（李杲《蘭室秘藏》）腳氣瘡瘍

　　當歸拈痛羌防升　豬澤茵陳芩葛朋
　　二朮苦參知母草　瘡瘍濕熱服皆應

【藥物組成】當歸15g，羌活15g，防風、升麻、豬苓、澤瀉各10g，茵陳15g，黃芩、葛根、白朮、蒼朮、苦參、人參、知母、炙甘草各10g。

方解

君——羌活袪風勝濕，治上身重著疼痛；防風宣透周身關節風濕而止痛。

臣——葛根、升麻共同升發脾胃清陽，發散肌肉間風濕；黃芩、苦參、知母清熱燥濕。

佐——茵陳、澤瀉、豬苓清熱利濕通淋；蒼朮、白朮健脾燥濕；人參、當歸養血益氣，扶正袪邪，防止苦燥滲利傷陰。

使——炙甘草甘溫，調和諸藥。

諸藥相配，共奏疏風止痛，清熱利濕之功。

【新編歌訣】升葛風羌豬澤茵，知芩朮當草苦參。注：「朮」含蒼、白二朮。

【用法】以上諸藥共研粗末，每次服30g，水煎服。

【功效】清熱利濕，疏風止痛。

【主治】濕熱相搏證。症見遍身肢節煩痛，肩背沉重，或一身疼痛，腳氣腫痛，腳膝生瘡，膿水較多，舌苔白膩微黃，脈滑數等。

【運用要點】臨床應用以遍身肢節煩痛，肩背沉重，或腳氣腫痛，腳膝生瘡，膿水較多，脈滑苔膩爲辨證要點。

增　輯

1. 五淋散（《太平惠民和劑局方》）五淋

五淋散用草梔仁　歸芍茯苓亦共珍

氣化原由陰以育　調行水道妙通神

【藥物組成】生甘草150g、梔子600g、當歸150g、赤芍600g、赤茯苓180g。

【新編歌訣】五淋苓梔當芍草。

【用法】上5藥共研細末，每次服30g，水煎，空腹服。

【功效】瀉火通淋。

【主治】五淋。症見尿頻、尿急，淋瀝不暢，臍腹急痛，勞倦即發，尿如豆汁，尿如砂石，或冷淋如膏等。

【運用要點】臨床應用以尿頻、尿急，淋瀝不暢，臍腹急痛，勞倦即發爲辨證要點。

方解

　　　五淋者，是說常見的氣、血、石、膏、勞五種淋症而言。

君——梔子苦寒，瀉三焦之火由小便而出。

臣——赤茯苓清熱利濕而通淋；赤芍清熱涼血而利尿。

佐——當歸甘溫養血和血，補益肝腎，防止利藥傷陰。

使——生甘草瀉火和中而調眾藥。

　　　五藥相配，有瀉火通淋之功。凡五淋均可用本方加減。

2. 三仁湯（吳鞠通《溫病條辨》）濕溫

　　三仁杏蔻薏苡仁　朴夏白通滑竹倫

　　水用甘瀾揚百遍　濕溫初起法堪遵

【藥物組成】杏仁15g，白豆蔻10g，薏苡仁30g，厚朴、半夏、通草各10g，滑石15g，竹葉10g。

【新編歌訣】三仁杏蔻薏米通，厚夏竹葉滑石攻。

【用法】以上諸藥用甘瀾水8碗，煮得3碗，每次服1碗，日3服。

【功效】宣暢氣機，清利濕熱。

【主治】濕溫初起，症見頭痛惡寒，身重疼痛，面色淡黃，胸悶不饑，午後身熱，苔白不渴，脈弦細而濡。

【運用要點】本方為治濕溫初起，濕重於熱的常用方劑，臨床應用以濕溫初起，頭痛惡寒，身重疼痛，午後身熱，苔白不渴為辨證要點。

方解

君——杏仁苦平，宣上焦肺氣；白豆蔻辛香，行氣化
　　濕健脾，健運中焦；薏苡仁甘淡，滲利濕熱，
　　疏導下焦，三仁分治三焦。

佐——半夏、厚朴行氣散滿，除濕消痞；滑石、通
　　草、竹葉，皆淡滲而利濕清熱。

　　諸藥相合，宣上暢中滲下，使濕熱從三焦分消，
諸證自解。

3. 甘露消毒丹（《續名醫類案》引葉天士方）濕溫時疫

　　甘露消毒蔻藿香　　茵陳滑石木通菖

　　芩翹貝母射干薄　　暑疫濕溫爲末嘗

【藥物組成】白豆蔻、藿香各120g，茵陳330g，滑石450g，木通、石菖蒲各150g，黃芩300g，連翹、貝母、射干、薄荷各120g。

【新編歌訣】甘露丹茵藿翹芩，菖蔻射貝滑薄通。

【用法】以上11味藥生曬，共研細末，每次用開水調服9g，日服2次。也可用神麴糊丸，如彈子大（約重9g），每用開水化服1丸。

【功效】利濕化濁，清熱解毒。

【主治】濕溫時疫，邪在氣分。症見發熱，倦怠，胸悶腹脹，肢酸咽腫，身黃，頤腫口渴，小便短赤或吐瀉淋濁，舌苔淡白或厚膩乾黃。

【運用要點】本方是治濕熱初起，濕熱並重的主方，臨床應用以身熱肢酸，口渴尿赤，或咽痛，身黃，舌苔白膩或微黃爲辨證要點。

方解

君——滑石、茵陳清熱滲濕於下；黃芩清泄肺火，解毒於上。

臣——木通清熱利濕；藿香、石菖蒲、白豆蔻芳香化濁，醒脾開胃，振奮中陽。

佐——連翹、薄荷、射干輕清透達以散熱，兼利咽喉；貝母清熱化痰兼可消腫。

諸藥合用，清熱，滲濕，芳化，主次分明，治療濕熱功效顯著。

4. 雞鳴散（王肯堂《證治準繩》）腳氣

雞鳴散是絕奇方　蘇葉茱萸桔梗薑
瓜橘檳榔煎冷服　腫浮腳氣效彰彰

【藥物組成】紫蘇葉、吳茱萸、桔梗、生薑各10g，木瓜、橘皮各30g，檳榔15g。

【新編歌訣】雞鳴散裡木瓜榔，陳吳紫蘇薑桔強。

【用法】以上藥味研成粗末，隔宿用水三大碗，慢火煎至一碗半，藥汁倒出，藥渣再加水二大碗，煎到一碗，二汁相合，安置床頭，至次日五更雞鳴時作二三次冷服（冬天可略溫服）。

【功效】行氣降濁，溫化寒濕。

【主治】濕腳氣。症見足脛重著無力，行動不便，或麻木冷痛，攣急上沖，甚至胸悶泛惡，以及風濕流注，發熱惡寒，腳足痛不可忍，筋脈浮腫。

【運用要點】臨床應用以足脛重著無力，發熱惡寒，足痛不可忍，筋脈浮腫為辨證要點。

方解

君——重用檳榔，其性重墜下達，降氣除逆，泄瀉壅
　　　滯；木瓜下行，祛濕利痹，舒筋活絡，二藥同
　　　用，對濕性腳氣之腫脹、痹痛頗有特效。

臣——吳茱萸辛溫，散寒降濁，與木瓜相配能治腳氣
　　　衝心之證。

佐——紫蘇葉疏散風寒，桔梗宣開肺氣，橘皮行氣醒
　　　脾。

使——生薑辛溫，散寒氣而和胃。

諸藥相合，共奏行氣降濁，溫化寒濕之功效。

5. 中滿分消湯（李東垣《蘭室秘藏》）中滿寒脹

　　中滿分消湯朴烏　　歸萸麻夏蓽升胡
　　香薑草果參耆澤　　連柏苓青益智需
　　丸用芩連砂朴實　　夏陳知澤草薑俱
　　二苓參朮薑黃合　　丸熱湯寒治各殊

【藥物組成】厚朴、川烏、當歸、吳茱萸、麻黃、半
夏、蓽澄茄、升麻、柴胡、木香、生薑、乾薑、草豆蔻
（原書無草果，有草豆蔻）、人參、黃耆、澤瀉、黃連、
黃柏、茯苓、青皮、益智仁各10g。

【新編歌訣】中滿分消治寒脹，參耆升柴苓澤薑，烏
萸蓽智青果香，麻黃連柏夏朴當。

【用法】以上諸藥水煎，食前熱服。

【功效】溫中燥濕，行氣除滿。

【主治】中滿寒脹。症見大小便不通，足不收，四肢
厥逆，食入反出，下虛中滿，腹中寒，心下痞，下焦躁寒

沉厥，奔豚不收。

【運用要點】臨床應用以中滿寒脹，大小便不通，四肢厥逆，腹中寒，心下痞爲辨證要點。

方解
君——川烏、乾薑、吳茱萸溫中散寒。
臣——蓽澄茄、益智仁、草豆蔻共同除濕開鬱，溫腎暖胃以袪其寒。
佐——青皮、陳皮、厚朴調其氣以散其滿，升麻、柴胡以升其清，茯苓、澤瀉以瀉其濁，黃連、黃柏以袪其濕中之熱，人參、黃芪以補其中，當歸以和其血，麻黃以泄其汗，半夏以燥其痰。
使——生薑辛溫，和胃散濕。
諸藥合用，共治中滿寒脹之證。

【附方】中滿分消丸（《蘭室秘藏》）

組成：白朮、人參、炙甘草、豬苓、薑黃、白茯苓、乾生薑、砂仁、澤瀉、橘皮、知母、黃芩、半夏、枳實、厚朴。

用法：以上諸藥共研細末，湯浸蒸餅糊丸，如梧桐子大，每次服6～9g，開水送下。

功效：健脾行氣，泄熱利濕。

主治：治中滿鼓脹氣脹水脹屬熱者。症見腹大堅滿，脘腹撐急疼痛，煩渴口苦，渴而不欲飲，小便黃赤，大便秘結或垢溏，苔黃膩，脈弦數。

6. 二妙丸（朱震亨《丹溪心法》）濕熱骨酸

二妙丸中蒼柏煎　若云三妙膝須添

痿痺足疾堪多服　濕熱全除病自瘥

【藥物組成】蒼朮、黃柏各等分。

【新編歌訣】二妙丸中蒼柏煎。

【用法】上藥同炒，共研細末，薑汁泛丸，每次服6～9g，亦可作散劑，或作湯劑水煎服，用量視病情酌定。

【功效】清熱燥濕。

【主治】濕熱下注所致的下肢痿弱不利或濕熱帶下，下部濕瘡，小便短黃，舌苔黃膩。

方解

君——黃柏苦寒清熱燥濕。

臣——蒼朮苦溫燥濕健脾。

二藥相合具有清熱燥濕之效，濕去熱清，諸證自除。

【運用要點】本方為治濕熱下注各證之基礎方，臨床應用以下肢痿軟或紅腫熱痛，小便短赤，舌苔黃膩為辨證要點。

【附方】三妙丸（《醫學正傳》）

組成：即本方再加牛膝而成。

用法：三藥為末，麵糊為丸，如梧桐子大，每次服6～9g，空腹服，薑、鹽湯送下。

功效：清熱燥濕，補肝腎，祛風活血。

主治：濕熱下注，兩腳麻木，或如火烙之熱。

十四、潤燥之劑

1.炙甘草湯（張仲景《傷寒論》）虛勞肺痿

炙甘草湯參薑桂　麥冬生地火麻仁
大棗阿膠加酒服　虛勞肺痿效如神

【藥物組成】炙甘草15g，人參、生薑各10g，桂枝15g，麥冬10g，生地30g，火麻仁10g，大棗10枚，阿膠10g。

【新編歌訣】復脈草參棗薑桂，麻仁膠地麥酒會。

【用法】以上諸藥用清酒和水先煎前8味藥，去滓取汁，放阿膠烊化消盡，分3次溫服。

【功效】益氣養血，滋陰復脈。

【主治】氣虛血少所致心動悸，症見虛羸少氣，心悸心慌，虛煩失眠，大便乾結，舌質淡紅少苔，脈結代。

方解

君——炙甘草甘溫，補中益氣，緩急養心。

臣——人參大補元氣，主補五臟，安精神而止驚悸；大棗味甘，益脾養心；生地、阿膠滋陰養血，大劑使用可復心陰，補血潤燥。

佐使——麥冬養陰潤肺，主心腹氣結；火麻仁滋陰養液，潤燥通便；桂枝溫通經脈，入心助陽；生薑健胃和營調衛，與白酒同煎增強通血痹，復血脈的作用。

此方滋而不膩，溫而不燥，血脈可復可續。諸藥相合，共奏益氣養血，滋陰復脈之功效。

【運用要點】本方爲治氣血虧虛引起心悸之代表方，臨床應用以心動悸，脈結代爲辨證要點。

2. 滋燥養營湯（孫一奎《赤水玄珠》）血虛風燥

滋燥養營兩地黃　芩甘歸芍及芄防
爪枯膚燥兼風秘　火燥金傷血液亡

【藥物組成】生地、熟地各20g，黃芩、甘草、當歸、芍藥、秦芄、防風各10g。

【新編歌訣】滋燥養營二地湯，芩芄白芍風草當。

【用法】水煎服。

【功效】潤燥養血。

【主治】火灼肺金，血虛外燥證。症見皮膚乾燥皺結（即粗糙而褶皺明顯），爪甲枯槁，筋脈拘急，肌膚瘙癢，大便燥結。

方解

君——當歸甘溫，補血和血，潤腸通便。

臣——生地、熟地滋陰潤燥，潤肺補肝；芍藥養血柔肝。

佐——秦芄、防風和緩疏風而解表，秦芄還能通絡舒筋；黃芩善清肺中伏火。

使——甘草甘溫，調和諸藥。

諸藥相合，共收滋陰養血，散風清熱之功。

【運用要點】臨床應用以皮膚乾燥粗糙，爪甲枯槁，肌膚瘙癢，大便燥結爲辨證要點。

3. 活血潤燥生津飲（《醫方集解》引丹溪方）內燥血枯

活血潤燥生津飲　二冬熟地兼瓜蔞

桃仁紅花及歸芍　利秘通幽善澤枯

【藥物組成】天冬、麥冬、熟地、瓜蔞各20g，桃仁、紅花各10g，當歸、白芍各15g。

【新編歌訣】活血潤燥歸桃花，二冬熟地芍蔞誇。

【用法】水煎服。

【功效】潤燥生津，活血通便。

【主治】血枯內燥證。症見津液枯少，大便秘結，皮膚乾燥，口乾等。

方解

君——熟地、當歸滋陰養血而潤燥，當歸又潤腸通便。

臣——白芍、天冬、麥冬滋陰養血潤燥。

佐——瓜蔞理氣生津，兼潤腸通便；桃仁、紅花活血祛瘀，桃仁兼潤腸通便。

　　諸藥相配，滋陰生津，養血潤燥，活血通便，大顯潤澤之功。

【運用要點】臨床應用以大便秘結，皮膚乾燥，口乾等為辨證要點。

4. 韭汁牛乳飲（朱震亨《丹溪心法》）反胃噎嗝

韭汁牛乳反胃滋　養營散瘀潤腸奇

五汁安中薑梨藕　三般加入用隨宜

【藥物組成】韭菜汁、牛乳各等分。

【新編歌訣】五汁韭牛薑梨藕。

【用法】上二汁各等分相混合，隨意小口呷飲。有痰阻者，加入薑汁。

【功效】潤燥養血，散瘀潤腸。

【主治】胃脘有瘀血，乾燥枯槁。症見食下胃脘痛，反胃，便秘等。

方解

君——牛乳甘溫，潤燥養血。

臣——韭菜汁溫中行氣，消瘀止痛。

　　二藥合用，益胃生津，胃氣得降，瘀血可化，腸潤得通，反胃便秘得解。

【運用要點】臨床應用以食下胃脘痛，反胃，便秘等爲辨證要點。

【附方】五汁安中飲（《湯頭歌訣》引張任候方）

組成：韭汁牛乳飲加薑汁、梨汁、藕汁。

用法：少量頻服。

功效：潤燥養血，消瘀化痰。

主治：胃有寒痰瘀血或胃燥血枯，症見食下作痛，反胃噎嗝，大便艱澀，口乾咽燥，胸膈痞悶隱痛等。

5. 潤腸丸（李東垣《脾胃論》）風秘血秘

潤腸丸用歸尾羌　桃仁麻仁及大黃

或加芨防皂角子　風秘血秘善通腸

【藥物組成】當歸尾、羌活各 15g，桃仁、麻仁各 30g，大黃 10g。

【新編歌訣】潤腸桃麻仁，歸尾羌黃神。

【用法】上 5 藥搗研極細末，煉蜜爲丸如梧桐子大，每次服 6～9g，白開水送下。

【功效】潤燥，和血，疏風。

【主治】治飲食勞倦損傷脾胃而致大便秘澀，或乾燥閉塞不通，全不思食。

方解

君——當歸尾、桃仁、麻仁，活血潤腸。

臣——大黃苦寒，攻導積滯。

佐——羌活辛溫，散氣疏風。

使——煉蜜甘緩，有潤腸通便之功。

諸藥相合，共成潤燥和血疏風之劑。

【運用要點】臨床應用以勞倦所傷致使大便秘澀，或乾燥閉塞不通，全不思食爲辨證要點。

6. 通幽湯（李東垣《脾胃論》）噎塞便秘

通幽湯中二地俱　桃仁紅花歸草濡

升麻升清以降濁　噎塞便秘此方需

有加麻仁大黃者　當歸潤腸湯名殊

【藥物組成】生地、熟地各 20g，桃仁、紅花各 10g，當歸 20g，炙甘草、升麻各 10g。

【新編歌訣】通幽二地好，桃花歸升草。

【用法】水煎服。

【功效】活血通幽，滋陰養血。

【主治】幽門不通而上攻。症見噎塞，氣不得上下，大便艱難。

方解

本方主治噎嗝便秘之證，幽門乃胃之下口。

君——當歸甘溫，養血潤燥而通便。

臣——生地、熟地扶助當歸滋陰補血潤燥。

佐——桃仁、紅花活血袪瘀，潤腸通便；升麻升胃中清陽，引諸藥入陽明，升清降濁，加強通便之功。

使——炙甘草甘溫，益氣和中兼調諸藥。

諸藥相合，共奏活血通幽，滋陰養血之功。

【運用要點】臨床應用以噎塞，氣不得上下，大便艱難爲辨證要點。

【附方】當歸潤腸湯（《蘭室秘藏》引張任候方）

組成：通幽束加麻仁、大黃。

用法：水煎溫服。

其功用、主治同通幽湯，潤腸通便之力較通幽湯強，更適用於大腸燥熱，大便秘結不通者。

7. 搜風順氣丸（《太平聖惠方》）風秘腸風

搜風順氣大黃蒸　鬱李麻仁山藥增

防獨車前及檳枳　菟絲牛膝山茱仍

中風風秘及氣秘　腸風下血總堪憑

【藥物組成】大黃（九蒸九曬）150g，鬱李仁、火麻仁、山藥各60g，防風、獨活、車前子、檳榔、枳殼各30g，菟絲子、牛膝、山茱萸各60g。

【新編歌訣】搜風黃萸菟枳榔，牛車山李麻獨防。

【用法】以上諸藥共研細末，和白蜜做成丸藥，如梧桐子大，每次服9g，清茶或溫酒、米湯送下。

【功效】潤燥通便，搜風順氣。

【主治】中風風秘、氣秘。症見大便秘結，小便不暢，周身虛癢，脈浮數。亦治腸風下血，中風癱瘓。

【運用要點】臨床應用以大便秘結，小便不暢，周身虛癢，脈浮數爲辨證要點。

方解

　　風秘是因風邪襲肺，肺與大腸相表裡，邪傳大腸，而致大便乾燥。氣秘則因由氣滯，而致傳導受阻，大便失常。

君——大黃苦寒，瀉熱通便，因經多次炮製，藥性已趨平和。

臣——火麻仁、鬱李仁潤燥通便以助大黃。

佐——防風、獨活搜邪散風；檳榔、枳殼寬腸下氣；山茱萸、菟絲子補益肝腎，益陰壯陽；山藥益氣養陰，車前子清熱通淋。

使——牛膝苦甘酸，補益肝腎，強壯筋骨，又可引諸藥下行。

諸藥相合，共奏潤燥通便，搜風順氣之功。

8. 消渴方（朱震亨《丹溪心法》）胃熱消渴

消渴方中花粉連　藕汁地汁牛乳研

或加薑蜜爲膏服　瀉火生津益血痊

【藥物組成】天花粉末25g，黃連末10g，藕汁、生地黃汁、牛乳各30g。

【新編歌訣】消渴連花藕地乳。

【用法】將天花粉末、黃連末和入藕汁、生地黃汁、牛乳中調勻口服。或再加生薑汁、蜂蜜做成膏劑，噙化。

【功效】瀉火潤燥，生津益胃。

【主治】胃熱消渴。症見善消水穀，多食易饑，口渴欲飲等。

方解

君——黃連苦寒，既清胃熱，又瀉心火。

臣——天花粉微苦寒，生津止渴，清熱潤燥。

佐——生地黃滋陰清熱；藕汁益胃生津；牛乳補血潤燥。

使——加入生薑汁意在和胃降逆，鼓舞胃氣；蜂蜜清熱潤燥，且可調和諸藥。

諸藥合用，瀉火生津，益胃潤燥，消渴可癒。

【運用要點】臨床應用以善消水穀，多食易饑，口渴欲飲爲辨證要點。

9. 白茯苓丸（《太平聖惠方》）腎消

白茯苓丸治腎消　花粉黃連萆薢調

二參熟地覆盆子　石斛蛇床脆脛要

【藥物組成】白茯苓、天花粉、黃連、萆薢、人參、玄參、熟地、覆盆子各30g，石斛、蛇床子各25g，雞內金20g。

【新編歌訣】白茯苓丸參花連，盆地雞蛇萆斛玄。

【用法】以上諸藥共研細末，和白蜜做成丸藥如梧桐子大，每服9g，用磁石煎湯送下。

【功效】補腎清熱，生津潤燥。

【主治】腎消。症見兩腿漸細，腿腳無力，口渴多飲，小便頻數，尿渾如膏脂，味甘等。

方解

君——熟地滋陰補腎；白茯苓補脾滲濕，使熱從小便而去。

臣——天花粉、石斛、玄參生津止渴，滋補胃腎。

佐——人參補脾益氣，且能生津；萆薢清熱利濕；黃連清熱燥濕；覆盆子益腎固精縮尿；蛇床子溫壯腎陽，以助氣化；雞內金健脾益胃，消食除熱。

使——磁石補腎益精，並引諸藥入腎。

諸藥相合，共奏補腎清熱，生津潤燥之功。

【運用要點】臨床應用以兩腿漸細，腿腳無力，口渴多飲，小便頻數，尿渾如膏脂，味甘等爲辨證要點。

10. 豬腎薺苨湯（孫思邈《備急千金要方》）解毒治腎消

豬腎薺苨參茯神　　知芩葛草石膏因

磁石天花同黑豆　　強中消渴此方珍

【藥物組成】豬腎一具、薺苨（即甜桔梗）15g，人參10g，茯神15g，知母10g，黃芩10g，葛根15g，甘草10g，石膏30g，磁石20g，天花粉15g，黑大豆15g。

【新編歌訣】豬腎薺苨參花神，磁石草根豆知芩。

【用法】以上12味藥，用水先煮豬腎，黑大豆取汁，用汁煎諸藥，分3次服。

【功效】補腎生津，瀉火解毒。

【主治】腎消強中。症見陽強不萎，小便頻數，唇焦口渴，多飲，或發癰疽等。

【運用要點】臨床應用以陽強不萎，小便頻數，唇焦口渴為辨證要點。

方解

消渴強中多因過服金石類壯陽之藥引起。

君——豬腎補腎益陰；薺苨、黑大豆，解毒生津，可解金石藥的熱毒。

臣——天花粉、葛根清熱生津止渴；石膏、知母、黃芩清熱瀉火，知母又能滋陰潤燥。

佐——人參、茯神、甘草益氣健脾而安神；磁石補腎益精而潛陽。

使——甘草甘溫，調和諸藥。

諸藥相合，增強補腎生津，瀉火解毒之功。

11. 地黃飲子（王貺《易簡方》）消渴煩躁

地黃飲子參耆草　二地二冬枇斛參
澤瀉枳實疏二腑　躁煩消渴血枯含

【藥物組成】熟地、人參、黃耆、炙甘草、生地、麥冬、天冬、枇杷、石斛、澤瀉、枳實各等分。

【新編歌訣】地黃飲子二冬地，參耆草斛瀉枇實。

【用法】以上諸藥共研粗末，每次用9g，水煎服。或作湯劑。

【功效】滋陰補血，除煩止渴。

【主治】消渴證。症見咽乾口渴，多飲，煩躁，面赤，小便頻數量多等。

> 方解
> 君——生地、熟地滋陰養血，補腎潤燥。
> 臣——麥冬、天冬、石斛滋陰清熱，補腎益胃。
> 佐——人參、黃耆益氣補脾，以資氣血生化之源；枇杷葉清肺胃之熱；澤瀉清利小便，枳實疏利大便，使熱從二便分消。
> 使——炙甘草甘溫，調和諸藥。
> 　　各藥合用，陰血得補，內熱得清，則煩躁、消渴可除。

【運用要點】臨床應用以咽乾口渴，煩躁，小便頻數量多為辨證要點。

12. 酥蜜膏酒（孫思邈《備急千金要方》）氣乏聲嘶

酥蜜膏酒用飴糖　二汁百部及生薑

杏棗補脾兼潤肺　聲嘶氣憊酒喝嘗

【藥物組成】酥白蜜、飴糖、百部汁、生薑汁、杏仁、棗肉各60g。

【新編歌訣】酥蜜膏酒百薑汁，飴糖棗杏治聲嘶。

【用法】上7藥用微火緩緩煎熬如膏，每次用酒調細細咽下一湯匙。

【功效】滋陰潤肺。

【主治】陰虛肺燥，氣乏聲嘶。症見氣短乏力，聲音嘶啞，咽喉乾燥，或見咳喘，吐涎沫等。

方解

君——酥係牛羊乳所熬之油，有潤燥補陰之功，與白蜜合用補脾潤肺。

臣——百部汁、杏仁潤肺止咳而利宣降；飴糖補脾益氣以滋化源。

佐使——棗肉、生薑汁調補脾胃，培土生金；酒辛散溫行，助藥運行。

諸藥相合，使肺陰得補，聲嘶得除。

【運用要點】臨床應用以氣短乏力，聲音嘶啞，咽喉乾燥，或見咳喘，吐涎沫為辨證要點。

13. 清燥湯（李東垣《脾胃論》）燥金受濕熱之邪

清燥二朮與黃耆　參苓連柏草陳皮

豬澤升柴五味麴　麥冬歸地痿方推

【藥物組成】蒼朮、白朮、黃耆、人參、茯苓、黃連、黃柏、甘草、陳皮、豬苓、澤瀉、升麻、柴胡、五味子、神麴各10g，麥冬、當歸、生地各30g。

【新編歌訣】清燥麥味補中湯，柏連苓地麴澤蒼。注：「補中」指補中益氣湯全方藥物。

【用法】以上諸藥共研粗末，每次用15g，水煎服。

【功效】清肺潤燥，健脾祛濕。

【主治】肺金受濕熱之邪。症見痿躄喘促，胸滿少食，色白毛敗，頭眩體重，口渴便秘等。

方解

君——麥冬甘寒，滋肺養胃；人參益氣養陰。

臣——當歸、生地滋陰養血；五味子生津潤肺；黃連、黃柏清熱燥濕。

佐——黃耆補益肺胃之氣；蒼朮、白朮健脾燥濕；豬苓、茯苓、澤瀉利濕，使濕熱從小便而去；升麻、柴胡升清以降濁，兼可清熱；陳皮理氣健脾和胃；神麴消食化滯。

使——甘草甘溫，調和諸藥。

　　諸藥相合，益氣養陰，清熱燥濕，肺陰得復，肺燥、痿躄得以消除。

【運用要點】痿躄指肢體痿軟，尤以下肢癱軟無力為主，本方所治痿躄是因濕熱浸淫於肺，肺熱葉焦，宣降失職，日久傷及筋脈肌肉所致。臨床應用以痿躄喘促，胸滿

少食，頭眩體重，口渴便秘爲辨證要點。

增　輯

1. 沙參麥門冬湯（吳瑭《溫病條辨》）秋燥傷肺

　　沙參麥冬扁豆桑　　玉竹甘花共合方

　　秋燥耗傷肺胃液　　苔光乾咳此堪嘗

【藥物組成】沙參、麥門冬、生扁豆各20g，桑葉10g，玉竹20g，甘草10g，天花粉15g。

【新編歌訣】沙參麥冬飲玉竹，草桑扁豆花粉足。

【用法】以上7藥水煎，分2次服。

【功效】清養肺胃，生津潤燥。

【主治】燥傷肺胃，津液虧損之咽乾，口渴，乾咳少痰，舌紅少苔等症。現代可用治氣管炎、肺結核等屬肺陰虛有熱者。

方解

君——沙參、麥冬清肺胃之熱，養肺胃之陰。

臣——玉竹、天花粉滋陰生津而止渴。

佐——生扁豆、炙甘草益氣健脾，培土生金；桑葉辛
　　　涼，清宣肺表之熱。

使——甘草甘溫，調和諸藥。

諸藥相合，共奏清養肺胃，潤燥生津之功。

【運用要點】臨床應用以咽乾，口渴，乾咳少痰，舌紅少苔等爲辨證要點。

2. 清燥救肺湯（喻嘉言《醫門法律》）滋燥清火

清燥救肺參草杷　石膏膠杏麥芝麻

經霜收下乾桑葉　解鬱滋乾效可誇

【藥物組成】人參、甘草各10g，枇杷葉15g，石膏30g，阿膠、杏仁各10g，麥冬20g，胡麻仁，霜桑葉各10g。

【新編歌訣】清燥石桑膠麥麻，杷杏人參甘草拿。

【用法】以上9味藥水煎熱服。

【功效】清燥潤肺。

【主治】溫燥傷肺，症見頭痛，身熱，乾咳無痰，氣逆而喘，咽燥鼻燥，心煩口渴，舌乾少苔，脈虛大而數。

方解

君——石膏辛甘而寒，清泄肺熱；霜桑葉辛涼，宣洩
　　肺熱。

臣——麥冬、阿膠養陰潤肺。

佐——人參、甘草益氣健脾；杏仁、枇杷葉苦降肺
　　氣；胡麻仁潤腸而瀉肺熱。

使——甘草甘溫，調和諸藥。

諸藥相合，共奏清燥潤肺之功。

【運用要點】本方為治燥熱傷肺的代表方劑，臨床應用以身熱，乾咳少痰，咽燥鼻燥，舌紅少苔，脈虛大而數為辨證要點。

3. 瓊玉膏（《醫方集解》引申先生方）乾咳

瓊玉膏中生地黃　參苓白蜜煉膏嘗

肺枯乾咳虛勞症　金水相滋效倍彰

【藥物組成】生地2kg、人參180g、茯苓300g、白蜜1kg。

【新編歌訣】瓊玉生地參苓蜜。

【用法】先將生地熬汁去渣，入白蜜煉調，再將人參、茯苓研細末，與蜜調勻，裝放瓷罐封好，隔水煮成膏，每晨用溫酒或白開水沖服6～9g。

【功效】養陰潤肺。

【主治】肺癆。症見虛勞乾咳，咯血，氣短乏力，舌紅少苔，脈細數等。

方解

君——生地甘寒，滋腎壯水。

臣——白蜜養肺潤燥。

佐——人參、茯苓益氣健脾，培土養金，且茯苓淡滲，與滋膩藥相配，可使補而不膩。

【運用要點】臨床應用以乾咳咯血，氣短乏力，舌紅少苔，脈細數為辨證要點。

4. 黃連阿膠湯（張仲景《傷寒論》）熱傷少陰

黃連阿膠雞子黃　芍藥黃芩合自良

更有駐車歸醋用　連膠薑炭痢陰傷

【藥物組成】黃連、阿膠各10g，雞子黃2枚，芍藥、黃芩各10g。

【新編歌訣】黃連阿膠芩芍雞。

【用法】先煎黃連、黃芩、芍藥，然後去滓，放入阿膠烊化，待稍涼再放入雞子黃，攪勻即得。

【功效】滋腎陰，清心火。

【主治】熱傷腎陰證。症見心煩，失眠，舌紅絳，苔黃，脈細數等。

方解

君——黃連清瀉心火，阿膠養血滋陰，清滋結合。

臣佐——雞子黃、芍藥善補陰血而清虛熱；黃芩善清
　　　　肺熱以瀉火除煩。

諸藥相合，滋陰補血，瀉火除煩。

【運用要點】臨床應用以心煩，失眠，舌紅絳，苔黃，脈細數爲辨證要點。

【附方】駐車丸（《備急千金要方》）

組成：黃連、乾薑、當歸、阿膠。

用法：黃連、乾薑、當歸共研細末，再用醋適量烊化阿膠，與藥末和勻作丸，如大豆許，每服6～9g，米湯或溫開水送下。

功效：寒熱並調，養陰補血。

主治：冷痢腸滑，下痢膿血，日夜無節，痢久傷陰。

5. 滋腎通關丸（李東垣《蘭室秘藏》）癃閉

　　滋腎通關桂柏知　　溺癃不渴下焦醫
　　大補陰丸除肉桂　　地龜豬髓合之宜

【藥物組成】肉桂15g，黃柏、知母各30g。

【新編歌訣】滋腎通關知柏桂。

【用法】3藥共研細末，水泛爲丸，如梧桐子大，每服6～9g，空腹白湯送下。

【功效】滋腎通關，降火燥濕。

【主治】濕熱蘊結膀胱，耗傷腎陰。症見小便癃閉，點滴而下，甚則不通，口不渴等。

> 方解
>
> 君——知母寒潤而滋腎降火；黃柏苦寒而瀉熱燥濕，二藥合用滋陰降火，清熱燥濕。
>
> 佐——肉桂溫養命門眞陽，化氣利濕。
>
> 三藥相合，清利濕熱，恢復氣化，癃閉自除。

【運用要點】臨床應用以小便癃閉，點滴而下，口不渴爲辨證要點。

【附方】大補陰丸（《丹溪心法》）

組成：知母、黃柏、熟地、龜板、豬脊髓。

用法：前4味藥共研細末，豬脊髓蒸熟，煉蜜爲丸，每次服6～9g，空腹淡鹽水送服。

功效：滋陰降火。

主治：肝腎陰虛，虛火上炎證。症見骨蒸潮熱，盜汗遺精，咳嗽咯血，心煩易怒，足膝疼熱或痿軟，舌紅少苔，尺脈數而無力。

6. 增液湯（吳鞠通《溫病條辨》）溫熱便秘

增液湯中參地冬　鮮烏或入潤腸通

黃龍湯用大承氣　甘桔參歸妙不同

【藥物組成】玄參30g、生地25g、麥冬25g。

【新編歌訣】增液湯中玄地麥。

【用法】水煎服。

【功效】增液潤燥。

【主治】陽明溫病，津液不足。症見大便秘結，口渴，舌乾紅，脈細稍數或沉而無力。

方解

　　熱結陽明，陰虧液耗，大便無以運行，即所謂「無水舟停」。

君——玄參鹹寒，養陰清熱，生津潤燥。

臣——麥冬滋陰潤燥，生地養陰清熱。

三藥相合，有如「增水行舟」，共奏滋液通便之功。

【運用要點】臨床應用以便秘，舌乾紅，脈細數或沉而無力為辨證要點。

【附方】黃龍湯（《傷寒六書》）

組成：大黃、厚朴、芒硝、人參、當歸、甘草。

用法：加生薑3片，大棗3枚，水煎，煎後再加桔梗一撮煎，溫服。

功效：瀉熱通便，補益氣血。

主治：裡實熱證而見氣血虛弱。症見下利清水，或大便秘結，脘腹脹滿，腹痛拒按，身熱口渴，神倦少氣，譫語甚或循衣撮空，神昏肢厥，口舌乾燥，舌苔焦黃或焦黑，脈虛等。

十五、瀉火之劑

1. 黃連解毒湯（孫思邈《備急千金要方》）三焦實熱

　　黃連解毒湯四味　　黃柏黃芩梔子備
　　躁狂大熱嘔不眠　　吐衄斑黃均可使
　　若云三黃石膏湯　　再加麻黃及淡豉
　　此爲傷寒溫毒盛　　三焦表裡相兼治
　　梔子金花加大黃　　潤腸瀉熱眞堪倚

　　【藥物組成】黃連15g，黃芩、梔子、黃柏各10g。

　　【新編歌訣】黃連解毒三黃梔。注：「三黃」指黃連、黃芩、黃柏三味。

　　【用法】水煎服。

　　【功效】瀉火解毒。

　　【主治】三焦熱盛。症見大熱煩擾，口燥咽乾，錯語不眠，或吐衄發斑，以及癰腫疔毒，舌紅苔黃，脈數有力。

　　【運用要點】本方爲治三焦熱盛的代表方劑，臨床應用

方解

君——黃連苦寒，清瀉心火，兼瀉中焦之火。

臣——黃芩苦寒，清上焦之火。

佐——黃柏苦寒，清下焦之火。

使——梔子苦寒，清瀉三焦之火，並能導熱下行，使
　　　　邪熱從小便而出並兼以除煩。

　　　四藥合用，三焦之火直趨於下，從小便而出。火
邪去而熱毒解，諸證可癒。

以大熱煩擾，口燥咽乾，舌紅苔黃，脈數有力爲辨證要點。

【附方】（1）三黃石膏湯（《傷寒六書》）

見表裡之劑中之同名方，此處顯屬重複，不贅。

（2）梔子金花丸（《醫方集解》）

組成：黃芩、黃連、黃柏、梔子、大黃。

用法：上藥共研細末做成水丸，每次服6g。

功效：瀉熱潤腸通便。

主治：三焦實熱，大便不通。

2. 附子瀉心湯（張仲景《傷寒論》）傷寒痞滿

　　附子瀉心用三黃　寒加熱藥以維陽

　　痞乃熱邪寒藥治　惡寒加附治相當

　　大黃附子湯同意　溫藥下之妙異常

【藥物組成】黃芩、黃連、大黃、附子各10g。

【新編歌訣】附子瀉心用三黃。

方解

　　該證心下有熱痞，而陽氣已虛，故惡寒汗出，形成寒熱錯雜局面。

君——附子瀉心湯煎法不同一般，是以沸湯浸漬大黃、黃芩、黃連三味寒藥，取其味薄氣輕，以輕瀉上部之痞熱，不使藥過病所。

佐——另取附子久煎取汁與前藥兌合，因其味厚氣重，下行而發揮溫陽固表作用。

　　藥雖同行而至所不同，施治各異，此仲聖之妙法也。方中寒熱並用，各奏其功。

【用法】前3味以麻沸湯2升漬之須臾，絞去滓得汁，附子另煎，得汁與前汁混合，分溫再。

【功效】泄熱消痞，扶陽固表。

【主治】熱痞兼見表陽虛證，症見心下痞滿，按之不痛或胸中煩熱，口渴，兼有惡寒出汗，苔黃，關脈浮盛。

【運用要點】臨床應用以心下痞滿，兼有惡寒出汗者為辨證要點。

【附方】大黃附子湯（《金匱要略》）

組成：大黃、細辛、附子。

用法：水煎服。

功效：溫裡散寒，通便止痛。

主治：寒積實證。症見腹痛便秘，發熱，脇下偏痛，手足厥逆，脈緊弦。

3. 半夏瀉心湯（張仲景《傷寒論》）誤下虛痞

半夏瀉心黃連芩　乾薑甘草與人參

大棗和之治虛痞　法在降陽而和陰

【藥物組成】半夏15g，黃連、黃芩、乾薑、炙甘草、人參各10g，大棗5枚。

【新編歌訣】半夏瀉心芩連薑，參加草棗除痞方。

【用法】水煎服。

【功效】和胃降逆，開結除痞。

【主治】誤下虛痞證。症見心下痞滿不痛，或乾嘔，或嘔吐，腸鳴下利，舌苔薄黃而膩，脈弦數。

【運用要點】本方為治心下痞的代表方，臨床應用以心下痞硬或滿悶不舒，腸鳴吐利為辨證要點。

【臨床案例】編者曾治李女，35歲，農民。胃脘反覆

方解

本證由寒熱錯雜，胃氣不和而引起。

君——半夏，辛開散結，苦降止嘔，以除痞滿嘔逆之證。

臣——乾薑辛溫袪寒，黃芩、黃連苦寒泄熱，寒熱分治。

佐——人參、大棗補中益氣。

使——炙甘草甘溫，補脾胃而調諸藥。

　　諸藥合用，寒熱並用，辛苦並進，補瀉同施，共奏瀉心消痞，補中扶正，調和寒熱之功。

疼痛七八年，加重1週。刻診：胃痛若刺，空腹更甚，按之有壓痛，呈燒灼感。腹脹時減，呃逆，心窩堵悶，納少，乏力，手足不溫，口苦口臭，胸悶喜歎息，便黑便乾，五六日一行，尿黃，舌淡苔黃潤，脈沉緩無力。胃腸鋇透提示十二指腸球部潰瘍。辨爲飲食失節，脾胃不和，寒熱錯雜，氣機痞塞，絡有瘀滯。治擬寒溫並用，理氣和中，佐以化瘀。藥用：半夏15g，黃芩、黃連各10g，乾薑15g，黨參30g，白及25g，蒲黃、五靈脂各15g，當歸20g，甘草10g，大棗10枚。服藥4劑，胃痛大減，痞堵消失，大便調，色不黑，納增。藥已中的，原方續進4劑，胃痛若失，餘證俱輕，繼續調理1月後痊癒。

4. 白虎湯（張仲景《傷寒論》）肺胃實熱

白虎湯用石膏偎　　知母甘草粳米陪

亦有加入人參者　　躁煩熱渴舌生苔

【藥物組成】石膏30g，知母10g，甘草10g，粳米25g。

【新編歌訣】白虎石知粳米草。

【用法】加水煎至米熟湯成，去滓溫服。

【功效】清熱生津。

【主治】陽明經熱盛或邪熱在氣分。症見壯熱頭痛，口乾舌燥，煩渴引飲，面赤惡熱，大汗出，脈洪大有力或浮滑。

方解

君——石膏辛甘大寒，既解肌熱，透邪外出，又可生津止渴，以制陽明之熱，而重在清瀉肺胃，除卻煩熱。

臣——知母苦寒質潤，清肺胃氣分實熱，功專清熱養陰，既助石膏清熱，又治已傷之陰藥。

佐使——甘草、粳米和胃護津，可以緩和石膏、知母苦寒之性，以防寒涼傷中，且可令藥氣流連於胃，更好的發揮作用。

諸藥合用，共奏清熱生津之功。

【運用要點】本方為治肺胃熱盛的名方，臨床應用以四大症：身大熱，汗大出，口大渴，脈洪大為辨證要點。

【臨床案例】近代名醫張錫純以擅用石膏著稱，曾治瀋陽患者馬某，外感兼伏熱，表裡大熱，煩躁不安，腦中漲痛，大便數日一行，甚乾燥，舌苔白厚，中心微黃，脈極洪實，左右皆然。辨為陽明實熱夾心肝之火，處以白虎湯加連翹：生石膏120g、知母30g、粳米18g、甘草12g、

連翹9g，煎湯至米熟，取湯3盅分3次溫服。藥後熱稍退而翌日復作。生石膏加至240g連服5劑，病仍不減，病家懼怕不可挽救。張氏處方石膏仍用240g，煎服之後，另取生石膏細末60g，蘸梨片徐徐嚼服之，服至45g，其熱全退，總計用生石膏達1.5kg。張氏經驗，生石膏研末服之，其退熱之力3g可抵煎湯者45g。凡投白虎湯熱退復作者，即用石膏研末送服，至多用至45g，其熱即可全退。

【附方】白虎加人參湯（《傷寒論》）

組成：白虎湯加人參。

用法：水煎服。

功效：清熱生津益氣。

主治：白虎湯證，兼見煩渴不止，汗多而脈浮大無力，氣津兩傷。以及夏月中暑，身熱而渴，多汗，背微惡寒，脈大無力者。

5. 竹葉石膏湯（張仲景《傷寒論》）肺胃虛熱

竹葉石膏湯人參　麥冬半夏竹葉靈
甘草生薑兼粳米　暑煩熱渴脈虛尋

【藥物組成】竹葉10g，石膏30g，人參10g，麥冬15g，半夏10g，甘草、生薑、粳米各10g。

【新編歌訣】竹葉石膏好，參夏麥米草。

【用法】水煎服。

【功效】清熱生津，益氣和胃。

【主治】

（1）熱病之後，餘熱未清，氣津兩傷。症見嘔逆煩渴，口乾唇燥，喉乾嗆咳，心胸煩悶或虛煩不得眠，舌紅少苔，脈虛而數。

方解

君——竹葉、石膏，清陽明餘熱，既可清暑熱，又可瀉胃火。

臣——人參、麥冬益氣生津，使餘熱得清，氣陰得複。

佐使——半夏和胃降逆而止嘔。甘草、粳米既助人參補氣，又可扶助胃氣。

諸藥合而用之，清熱而兼和胃，補虛而不戀邪。

（2）暑熱證，氣津受傷。症見身熱多汗，虛羸少氣，煩渴喜飲，舌紅乾，脈虛數。

【運用要點】本方爲治熱病後期，餘熱未清的名方，亦可通治熱病過程中氣津兩傷之候，尤其適於暑病發熱而見氣津已傷者。臨床應用以身熱多汗，煩渴喜飲，舌紅少津，脈虛數爲辨證要點。

6. 升陽散火湯（李東垣《脾胃論》）火鬱

升陽散火葛升柴　羌獨防風參芍儕
生炙二草加薑棗　陽經火鬱發之佳

【藥物組成】葛根 15g，升麻、柴胡、羌活、獨活、防風、人參各 10g，白芍 15g，生甘草、炙甘草、生薑各 10g，大棗 5 枚。

【新編歌訣】升陽散火升葛草，二活芍柴人防棗。

【用法】水煎服。

【功效】升陽解鬱，散火清熱。

【主治】胃虛過食冷物，抑遏陽氣，火鬱脾土。症見四肢發熱，肌熱，骨髓中熱，熱如火燎，捫之烙手。

方解

君──柴胡辛涼，疏散少陽之火。

臣──葛根、升麻發散陽明之火；羌活、防風發散太
陽之火；獨活發散少陰之火，可使鬱火升散，
三焦通暢。

佐──人參、甘草益氣健脾；白芍斂陰清熱，使散中
有斂；生薑、大棗同用，調和脾胃。

使──生炙甘草同用清熱和胃。

諸藥相合，清而兼補，散中有收，三焦調暢，火
鬱得解。

【運用要點】臨床應用以四肢發熱，肌熱，骨髓中熱，
熱如火燎，捫之烙手爲辨證要點。

7. 涼膈散（《太平惠民和劑局方》）膈上實熱

涼膈硝黃梔子翹　黃芩甘草薄荷饒

竹葉蜜煎療膈上　中焦燥實服之消

【藥物組成】朴硝、大黃各20g，梔子10g，連翹30g，
黃芩10g，炙甘草20g，薄荷、竹葉各10g。

【新編歌訣】涼膈硝黃梔子翹，芩草竹葉薄荷調。

【用法】上藥共爲粗末，每次取15g，加白蜜少許，
水煎服。亦可作湯劑煎服。

【功效】瀉火通便，清上泄下。

【主治】上中二焦火熱熾盛。症見煩躁口渴，面赤唇
焦，胸膈煩熱，口舌生瘡，或咽痛吐衄，便秘溲赤，或大
便不暢，舌紅苔黃，脈滑數。

方解

此證上有無形之邪熱，下有有形之積滯。

君——連翹辛涼，清熱解毒。

臣——梔子、黃芩清熱瀉火，助連翹以清上熱。

佐——大黃、朴硝瀉火通便，以蕩燥熱，使熱從下
解；薄荷、竹葉輕清疏散，寓「火鬱發之」之
意。

使——炙甘草、白蜜能緩硝黃瀉下之力，又能護胃
津，潤燥結，和諸藥。

諸藥合用，共奏瀉火通便，清上泄下之功。

【運用要點】臨床應用以胸膈煩熱，面赤唇焦，煩躁
口渴，二便秘結，舌紅苔黃，脈滑數爲辨證要點。

8. 清心蓮子飲（《太平惠民和劑局方》）心火淋渴

清心蓮子石蓮參　地骨柴胡赤茯苓
耆草麥冬車前子　躁煩消渴及崩淋

【藥物組成】石蓮子30g，人參15g，地骨皮、柴胡、
赤茯苓各15g，黃耆25g，炙甘草10g，麥冬15g，車前子
10g。

【新編歌訣】清心蓮子麥參耆，柴車苓草地骨皮。

【用法】水煎服。

【功效】益氣陰，清心火，止淋濁。

【主治】心火偏旺，氣陰兩虛，濕熱下注之證。症見
遺精淋濁，血崩帶下，遇勞則發，腎陰不足，則口舌咽
燥，煩躁發熱等。

方解

君——石蓮子甘澀，清心除煩，交通心腎。

臣——地骨皮清肝腎虛熱，柴胡疏散肝膽之火。

佐——人參、黃耆補脾益氣，麥冬養陰生津，車前
　　　子、赤茯苓清利下焦濕熱。

使——炙甘草甘溫，調和諸藥。

　　　各藥合用，虛實兼顧，心火得清，氣陰可復，諸
證自除。

【運用要點】臨床應用以遺精淋濁，血崩帶下，遇勞則發，口舌咽燥爲辨證要點。

9. 甘露飲（《太平惠民和劑局方》）胃中濕熱

甘露兩地與茵陳　芩枳枇杷石斛倫

甘草二冬平胃熱　桂苓犀角可加均

【藥物組成】生地、熟地、茵陳、黃芩、枳殼、枇杷、石斛、甘草、麥冬、天冬各等分。

【新編歌訣】甘露飲中二地多，杷茵斛芩枳草中。

【用法】水煎服。

【功效】清熱利濕，滋陰降火。

【主治】胃中濕熱上蒸。症見口臭，咽痛，口舌生瘡，牙宣齦腫，或吐血、衄血及濕熱黃疸等症。

【運用要點】臨床應用以口臭，咽痛，口舌生瘡，牙宣齦腫，或吐血、衄血及濕熱黃疸等爲辨證要點。現代多用於治療慢性扁桃體炎屬肺陰虛者及黃疸型肝炎屬胃陰虛者。

方解

君——生地、熟地補益胃腎之陰。

臣——麥冬、天冬、石斛滋陰清熱。

佐——黃芩、茵陳清熱祛濕，清瀉肝熱；枳殼、枇杷下氣降火。

使——甘草甘溫，調和諸藥。

　　諸藥合用，共收清熱養陰利濕之功。本方再加茯苓、肉桂，可增強利尿作用，名為「桂苓甘露飲」；也可加犀角涼心瀉肝，增強清熱解毒作用。

10. 清胃散（李東垣《蘭氏秘藏》）胃火牙痛

　　　清胃散用升麻連　　當歸生地牡丹全
　　　或益石膏平胃熱　　口瘡吐衄及牙宣

【藥物組成】升麻、黃連各10g，當歸、生地各15g，牡丹皮10g。

【新編歌訣】清胃散用升麻連，當歸生地牡丹全。

【用法】水煎服。

【功效】清胃涼血。

【主治】胃有積熱，火氣上攻。症見牙痛，牽引頭痛，面頰發熱，或牙齦出血，紅腫潰爛，或唇舌腮頰腫痛，口氣熱臭，口乾舌燥，舌紅苔黃，脈滑大而數。

【運用要點】本方為治胃火上攻所致牙痛、唇腮腫痛等症的名方，臨床應用以牙痛，口氣熱臭，舌紅苔黃，脈滑數為證治要點。

方解

君——黃連苦寒，直清胃火。

臣——升麻，清熱解毒，升散其火鬱。與黃連配伍，升清降濁，可宣達鬱遏之伏火。

佐——生地、牡丹皮涼血止血，清熱養陰，除「血中伏火」；當歸養血和血，以助消腫止痛。

使——升麻辛涼，兼以引經。

諸藥合用，具有清胃涼血之效。如果胃火過盛，導致口瘡、吐血、衄血等症，尚可再加石膏以增強清胃之功。

11. 瀉黃散（錢乙《小兒藥證直訣》）胃熱口瘡

瀉黃甘草與防風　石膏梔子藿香充

炒香蜜酒調和服　胃熱口瘡並見功

【藥物組成】甘草、防風各 10g，石膏 30g，梔子、藿香各 10g。

方解

君——石膏辛涼，直入脾胃以清解伏火。

臣——梔子苦寒，清上徹下，利三焦而使熱從小便出，又能清心除煩。

佐——防風疏散脾經伏火，寓「火鬱發之」之意；藿香芳香能醒脾理氣和中，又能助防風發散。

使——生甘草瀉火解毒，調藥和中。

諸藥相合，不峻不緩，瀉脾胃伏火，平妥有效。

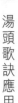
【新編歌訣】瀉黃石梔防藿甘。

【用法】水煎服。

【功效】瀉脾胃伏火。

【主治】脾胃伏火所致之口瘡，口臭，煩渴易饑，口燥脣乾，舌紅脈數，以及小兒脾熱弄舌等。

【運用要點】臨床應用以煩渴易饑，口燥脣乾，舌紅脈數，以及小兒脾熱弄舌爲辨證要點。

12. 錢乙瀉黃散（王肯堂《證治準繩》）脾胃鬱火

錢乙瀉黃升防芷　芩夏石斛同甘枳

亦治胃熱及口瘡　火鬱發之斯爲美

【藥物組成】升麻、防風、白芷、黃芩、半夏、石斛、甘草、枳殼各10g。

【新編歌訣】錢乙芩芷升，半斛草枳風。

【用法】加生薑3片，水煎服。

【功效】發散脾胃鬱火。

【主治】脾胃風熱鬱火證。症見口脣燥裂，或生口瘡。

【運用要點】臨床應用以口脣燥裂，或生口瘡等爲辨

方解

君——白芷、升麻散脾胃風熱。

臣——防風祛風而散脾火；黃芩清熱而瀉胃火。

佐——枳殼理氣而和胃；石斛清熱而養胃；生薑、半夏和胃而降逆。

使——甘草甘溫，瀉脾火兼調和諸藥。

各藥合用，共奏發散脾胃鬱火之功。

證要點。

13. 瀉白散（錢乙《小兒藥證直訣》）肺火

　　瀉白桑皮地骨皮　　甘草粳米四般宜
　　參茯知芩皆可入　　肺炎喘嗽此方施

【藥物組成】桑白皮、地骨皮各15g，甘草10g，粳米20g。

【新編歌訣】瀉白甘桑地骨皮，再加粳米四般宜。

【用法】水煎服。

【功效】清瀉肺熱，止咳平喘。

【主治】肺熱喘咳，甚則氣急，皮膚蒸熱，發熱日晡尤甚，舌紅苔黃，脈細數。

方解

君——桑白皮甘寒入肺，清肺熱，瀉肺氣而平喘咳。

臣——地骨皮甘淡而寒，瀉肺中深伏之火，陰虛有熱者尤宜。

佐使——甘草、粳米清肺和中，補土生金。

　　　四藥合用，清熱而不傷陰，瀉肺而不傷正，則諸證可癒。

【運用要點】臨床應用以喘咳氣急，皮膚蒸熱，舌紅苔黃，脈細數為辨證要點。

【附方】（1）加減瀉白散（《醫學發明》）

　　組成：桑白皮、地骨皮、青皮、陳皮、五味子、人參、茯苓 甘草。

用法：水煎服。

功效：瀉肺清熱，平喘止咳，益胃止嘔。

主治：肺熱咳嗽，喘急嘔吐。

（2）加減瀉白散（《衛生寶鑒》）

組成：桑白皮、地骨皮、知母、青皮、陳皮、桔梗、黃芩、甘草。

用法：水煎服。

功效：瀉肺清熱，平喘止咳，行氣利膈。

主治：咳嗽氣喘，煩熱口渴，胸膈不利。

14. 瀉青丸（錢乙《小兒藥證直訣》）肝火

瀉青丸用龍膽梔　下行瀉火大黃資

羌防升上芎歸潤　火鬱肝經用此宜

【藥物組成】龍膽草15g，梔子、大黃、羌活、防風、川芎、當歸各10g。

方解

君——龍膽草苦寒，專瀉肝經實火。

臣——大黃通腑泄熱，引熱從大便而解；梔子清瀉三焦而利小便，引熱從小便而出，二藥前後分消。

佐——當歸、川芎養血和肝，又能疏解肝鬱；防風、羌活同能搜肝風，散鬱火。

使——竹葉清熱除煩，砂糖調和諸藥，又煉蜜為丸，緩以瀉火。

各藥合用，共奏清瀉肝火之功。

【新編歌訣】瀉青龍梔風，黃羌歸川芎。

【用法】以上諸藥研細爲末，和蜜爲丸，每次服9g，小兒酌減，竹葉煎湯同砂糖化下，或水煎服。

【功效】清瀉肝火。

【主治】肝火鬱結。症見目赤腫痛，易驚多怒，不能安臥，尿赤便秘，脈洪實者。

【運用要點】臨床應用以煩躁易怒，目赤腫痛，尿赤便秘爲辨證要點。

15. 龍膽瀉肝湯（《醫宗金鑒》）肝經濕熱

　　龍膽瀉肝梔芩柴　　生地車前澤瀉偕
　　木通甘草當歸合　　肝經濕熱力能排

【藥物組成】龍膽草15g，梔子、黃芩、柴胡各10g，生地15g，車前子、澤瀉、木通、甘草、當歸各10g。

方解

君——龍膽草苦寒，善於瀉肝膽實火，清下焦濕熱。

臣——黃芩清少陽於上；梔子瀉三焦於下，共助君藥瀉肝膽經實火。

佐——車前子、澤瀉、木通滲濕泄熱，從腎和膀胱以導之；生地、當歸養血益陰以柔肝，祛邪而不傷正。

使——柴胡疏暢肝膽，引諸藥入肝經；甘草調藥和中。

　　方中瀉中有補，降中寓升，祛邪而不傷正，瀉火而不伐胃，配伍嚴謹，實爲瀉肝之良方。

【新編歌訣】龍膽瀉肝梔芩柴，當地通車瀉草來。

【用法】水煎服。

【功效】瀉肝膽實火，清下焦濕熱。

【主治】

（1）肝膽實火上攻之頭痛，脇痛，口苦目赤，耳聾，耳腫等症。

（2）肝經濕熱下注之小便淋濁，陰癢陰腫，婦女帶下等症。

【運用要點】本方為清瀉肝膽實火和下焦濕熱之常用方，臨床應用以口苦溺赤，舌紅苔黃，脈弦數有力為辨證要點。

16. 當歸龍薈丸（劉完素《宣明論方》）肝火

當歸龍薈用四黃　龍膽蘆薈木麝香
黑梔青黛薑湯下　一切肝火盡能攘

【藥物組成】當歸、蘆薈各30g，大黃15g，黃芩、黃連、黃柏、龍膽草各30g，木香10g，麝香1.5g，梔子30g，青黛15g。

方解

君——龍膽草、蘆薈、青黛清瀉肝火而解毒。

臣——黃連、黃芩、黃柏、大黃、梔子能通瀉三焦諸臟之火，且大黃可助蘆薈通便瀉熱。

佐使——麝香、木香辛香調氣；當歸和血補肝，生薑溫中和胃，防諸藥寒涼克伐大過。

諸藥相合，瀉中有補，共奏清熱瀉肝之功。

【新編歌訣】當歸龍薈用四黃，梔子青黛麝木香。

注：「四黃」指大黃、黃芩、黃連、黃柏四味。

【用法】以上11味藥共研細末，白蜜和丸如小豆大，每服9g，生薑湯送下。

【功效】清熱瀉肝，攻下行滯。

【主治】肝膽實火證。症見頭痛面赤，目赤腫脹，胸脅脹痛，便秘尿赤，躁擾不安，舌紅苔黃，脈象弦數等。

【運用要點】臨床應用以頭痛面赤，目赤目腫，胸脅脹痛，便秘尿赤，形體壯實，脈象弦勁爲辨證要點。

17. 左金丸（朱震亨《丹溪心法》）肝火

左金茱連六一丸　　肝經火鬱吐吞酸

再加芍藥名戊己　　熱瀉熱痢服之安

連附六一治胃痛　　寒因熱用理一般

【藥物組成】吳茱萸10g、黃連60g。

方解

君——黃連清泄肝火，肝火得清自不橫逆犯胃。此外，黃連又善於清心火，取「實則瀉其子」之義，黃連還能清胃熱，使胃火得降，嘔吐吞酸自然可解，一藥而兼三功。

佐——吳茱萸辛熱疏利，監制黃連苦寒之性，且辛能制酸，善調肝氣，開鬱結，相反相成。而且吳茱萸下氣最速，又助黃連和胃降逆而止嘔。

二藥相合，辛開苦降，寒熱並投，肝心肺胃兼顧，使諸證自癒。

【新編歌訣】左金茱連六一丸。

【用法】上二藥研細末，水泛爲丸，每服1.5～3g或水煎服。

【功效】清泄肝火，降逆止嘔。

【主治】肝經火旺，脅肋疼痛，噯氣嘔吐，吞酸嘈雜，口苦咽乾，舌紅苔黃，脈弦數。

【運用要點】本方主治肝熱犯胃之證，臨床應用以嘔吐吞酸，脅痛口苦，舌紅苔黃，脈弦數爲辨證要點。

【附方】（1）戊己丸（《太平惠民和劑局方》）

組成：黃連、吳茱萸、芍藥各等分。

用法：上三藥研細末，水泛爲丸。

功效：疏肝和脾。

主治：肝脾不調證。症見胃痛吞酸，腹痛瀉泄，或熱瀉、熱痢等。

（2）連附六一湯（《醫學正傳》）

組成：黃連、附子。

用法：上二藥加生薑、大棗，水煎服。

功效：清瀉肝火。

主治：肝火大盛，胃脘痛，嘔吐酸水。附子是反佐藥，防黃連苦寒，格拒不入。

18. 導赤散（錢乙《小兒藥證直訣》）心、小腸火

　　導赤生地與木通　草梢竹葉四般攻
　　口糜淋痛小腸火　引熱同歸小便中

【藥物組成】生地20g，木通、甘草、淡竹葉各10g。

【新編歌訣】導赤生地與木通，草梢竹葉四般攻。

【用法】水煎服。

方解

君——生地既能入心清熱涼血，又可入腎養陰生津，
　　　腎水足則心火得降，尤宜於心經有熱而陰傷不
　　　甚者。

臣——木通上能入心清熱，下能通利小腸；淡竹葉清
　　　心除煩，引熱下行，使其從小便而出。

使——甘草甘溫，清熱解毒，用梢者，取其能直達莖
　　　中而止淋痛，並能調和諸藥。

　　　四藥合用，利水而不傷陰，瀉火而不伐胃，滋陰
而不斂邪，雖有清心之效，但重在導引心與小腸之熱
從小便而解，此為立方之旨。

【功效】清心利水。

【主治】心經有熱，症見口渴面赤，心胸煩熱，渴欲
飲冷，口舌生瘡；或心熱移於小腸，小便赤澀，溲時刺
痛，舌紅脈數。

【運用要點】臨床應用以心胸煩熱，口舌生瘡，或小
便赤，舌紅脈數爲辨證要點。若心火較盛，可再加黃連，
名「瀉心導赤湯」。

19. 清骨散（王肯堂《證治準繩》）骨蒸勞熱

　　　清骨散用銀柴胡　　胡連秦艽鱉甲符
　　　地骨青蒿知母草　　骨蒸勞熱保無虞

【藥物組成】銀柴胡、胡黃連、秦艽各10g，鱉甲、
地骨皮、青蒿各15g，知母、甘草各10g。

【新編歌訣】清骨秦艽銀胡連，青蒿鱉甲地知甘。

方解

君——銀柴胡、青蒿、秦艽善退肝膽虛熱而無苦泄之
性。

臣——知母瀉腎火而清虛熱；胡黃連入血而清內熱，
地骨皮降肺中伏火，去下焦肝腎虛熱，三藥善
清有汗骨蒸，瀉火熱而不耗氣血。

使——鱉甲鹹寒，既滋陰潛陽，又引藥入腎；甘草調
和諸藥，防苦寒藥物損傷胃氣。全方善治素體
陰虛，潮熱骨蒸，或長期低燒不退之證。

諸藥合用，共奏清虛熱，退骨蒸之功。

【用法】水煎服。

【功效】清虛熱，退骨蒸。

【主治】陰虛內熱，虛勞骨蒸。症見潮熱，消瘦，唇
紅顴赤，困倦盜汗，或口渴心煩，舌紅少苔，脈細數等。

【運用要點】本方為治骨蒸潮熱之代表方，臨床應用
以骨蒸潮熱，形瘦盜汗，舌紅少苔，脈數為辨證要點。

20. 普濟消毒飲（李東垣《東垣試效方》）大頭天行

普濟消毒芩連鼠　玄參甘桔藍根侶
升柴馬勃連翹陳　僵蠶薄荷為末咀
或加人參及大黃　大頭天行力能禦

【藥物組成】黃芩、黃連各15g，陳皮、甘草、玄參、
柴胡、桔梗各10g，連翹、板藍根各15g，馬勃、牛蒡子、
薄荷、僵蠶、升麻各10g。

【新編歌訣】普濟消毒牛芩連，甘桔藍根勃翹玄。升

柴陳勃僵蠶入，大頭瘟毒此方痊。

【用法】水煎服。

【功效】清熱解毒，疏風散邪。

【主治】大頭瘟病。症見惡寒發熱，頭面紅腫焮痛，咽喉不利，舌燥口渴，舌紅苔白兼黃，脈浮數有力。

方解

外感風溫時毒，肺胃受邪而致頭面紅腫焮痛，稱為「大頭瘟」。

君──重用酒制黃芩、黃連清熱瀉火，祛上焦熱毒。

臣──牛蒡子、連翹、薄荷、僵蠶辛涼宣洩，疏散頭面風熱。

佐──馬勃、板藍根、玄參清熱解毒，且助甘草、桔梗清利咽喉；陳皮理氣而疏通壅滯，利腫消散。

使──升麻、柴胡疏散風熱，有「火鬱發之」之意，並引諸藥上達頭面。

諸藥相合，共奏清熱解毒，疏風散邪之功。

【運用要點】本方為治大頭瘟病的代表方劑，臨床應用以頭面焮腫，惡寒發熱，舌紅苔白兼黃，脈浮數為辨證要點。

【臨床案例】西元1202年，22歲的李東垣赴河南濟源做主管稅收的監察官。四月，這一帶大頭瘟、大頭風、大頭傷寒等傳染病流行，挨門逐戶，傳染甚速。大多數醫生苦無對證之方，多不能救，死者比比皆是。縣丞張某之侄

亦患此病，雖經多方延治，仍然危重，於是請東垣診視。東垣惻然於心，廢寢忘食，察標求本，乃製一方與服，竟獲大效。遂將這一方劑刻印出來，張貼在公共場所，讓眾人依方使用，凡用之者皆獲效驗。其時並無方名，人們都以為此方為仙人所傳，可以普濟眾生，因而稱之為「普濟消毒飲」。

21. 清震湯（劉完素《素問病機氣宜保命集》）雷頭風

清震湯治雷頭風　升麻蒼朮兩般充
荷葉一枚升胃氣　邪從上散不傳中

【藥物組成】升麻、蒼朮各15g，荷葉1張。

【新編歌訣】清震湯裡蒼升荷。

【用法】水煎服。

【功效】除濕化痰，清熱解毒。

【主治】濕熱酒毒挾痰上攻所致的雷頭風，頭痛如雷鳴，頭面起核或腫痛紅赤，頭面疙瘩，憎寒發熱，狀如傷寒。

方解

君——升麻辛涼，升清降濁，清熱解毒。

臣——蒼朮辛溫，燥濕健脾，發散表邪。

佐——荷葉升胃中清氣，助君藥上行使邪從外解。

三藥相合，具有扶正驅邪外出之功。

【運用要點】臨床應用以頭痛如雷鳴，頭面起核或腫痛紅赤，發熱為辨證要點。

22. 桔梗湯（嚴用和《濟生方》）肺癰，咳吐膿血

桔梗湯中用防己　桑皮貝母瓜蔞子
甘枳當歸薏杏仁　黃耆百合薑煎此
肺癰吐膿或咽乾　便秘大黃可加使

【藥物組成】桔梗 15g，防己、桑白皮、貝母各 10g，瓜蔞 20g，甘草、枳殼、當歸各 10g，薏苡仁 20g，杏仁 10g，黃耆、百合各 15g。

【新編歌訣】桔梗貝蔞百合當，苡耆防枳草杏桑。

【用法】上 12 味藥，加生薑 5 片，水煎服。

【功效】清泄肺熱，消癰排膿。

【主治】肺癰潰膿。症見胸痛氣壅，咯吐膿血，心神煩悶，咽乾多渴，兩腳腫滿，小便赤黃，大便多澀。

方解

君——桔梗苦辛，祛痰止咳，消腫排膿。

臣——桑白皮瀉肺清熱，薏苡仁消癰排膿，瓜蔞清熱排膿。

佐——黃耆補益肺氣，當歸、百合滋陰和血，防己利濕散腫，枳殼利氣開胸，貝母、杏仁滋肺清火，降氣除痰。

使——甘草配合桔梗能清利咽膈，兼調和諸藥。

　　諸藥相合，共奏清熱泄肺，消癰排膿之功。若便秘可酌加大黃。

【運用要點】臨床應用以胸痛氣壅，咯吐膿血，咽乾多渴，小便赤黃，大便多澀為辨證要點。

23. 清咽太平丸（汪昂《醫方集解》）肺火咯血

清咽太平薄荷芎　柿霜甘桔及防風
犀角蜜丸治膈熱　早間咯血頰常紅

【藥物組成】薄荷30g，川芎、柿霜、甘草各60g，桔梗90g，防風、犀角各60g。

【新編歌訣】清咽荷犀風，霜草桔川芎。

【用法】以上7藥共研細末，和白蜜爲丸，如彈子大，每服1丸。

【功效】清熱止血，清利咽喉。

【主治】肺火咯血，咽喉不利，兩頰泛紅等。

方解
君——犀角鹹寒，清熱涼血。
臣——薄荷、防風疏散頭面風熱。
佐——桔梗、甘草清咽利膈；川芎升清散瘀而調血
　　　氣；柿霜生津潤肺。
使——白蜜甘平，調和諸藥。
諸藥合用，共奏清熱潤燥之功。

【運用要點】臨床應用以咯血，咽喉不利，兩頰泛紅爲辨證要點。

24. 消斑青黛飲（陶節庵《傷寒六書》）胃熱發斑

消斑青黛梔連犀　知母玄參生地齊
石膏柴胡人參草　便實參去大黃躋
薑棗煎加一匙醋　陽邪裡實此方稽

【藥物組成】青黛、栀子、黃連各10g，犀角5g，知母10g，玄參、生地各15g，石膏30g，柴胡、人參、甘草各10g。

【新編歌訣】消斑青黛栀連犀，參石玄地柴草知。

【用法】以上11味藥，加生薑3片，大棗3枚，水煎後加醋1匙服。

【功效】瀉火解毒，涼血消斑。

【主治】溫病或傷寒化熱，邪入營分，身熱不退，皮膚斑疹，色紅而深，口渴煩躁，舌質紅，苔紅少津。

方解

君——犀角清營解毒，涼血化瘀，石膏清瀉胃火。

臣——生地清營涼血，滋陰生津；青黛清瀉肝火；黃連清瀉心火；栀子清三焦之火。

佐——人參、甘草益氣和胃；知母、玄參清熱養陰；柴胡透邪外出。

使——臨服時加醋，引藥入肝，又防柴胡過於升散，薑棗調和營衛。

　　諸藥相合，瀉火解毒，使血涼斑消，身熱得解。大便秘者去人參加大黃以通結瀉熱為佐。

【運用要點】臨床應用以身熱不退，皮膚斑疹，色紅而深，口渴煩躁，舌紅，苔紅少津為辨證要點。

25. 辛夷散（嚴用和《濟生方》）肺熱鼻息

辛夷散裡藁防風　白芷升麻與木通

芎細甘草茶調服　鼻生息肉此方攻

【藥物組成】辛夷、藁本、防風、白芷、升麻、木通、川芎、細辛、甘草各等分。

【新編歌訣】辛夷防藁芎，細芷升草通。

【用法】以上9藥共研細末，每服9g，清茶調下。

【功效】利竅生津，散熱除濕。

【主治】肺虛又感風寒濕熱之氣，鼻內壅塞，涕出不止；或鼻生息肉，氣息不通，不聞香臭。

方解

君——辛夷辛溫散風熱，通鼻竅，為治鼻病要藥。

臣——白芷、細辛祛風解表，溫經通竅；藁本、防風上升巔頂，祛風燥濕。

佐——川芎行氣活血；升麻引胃中清陽上升；木通瀉火下行，制約辛燥太過。

使——甘草甘緩補中，調和諸藥；清茶降火，升降並用，相反相成。

諸藥合用，利竅生津，散熱除濕，使息肉得除。

【運用要點】臨床應用以鼻肉壅塞，涕出不止；或鼻生息肉，氣息不通，不聞香臭為辨證要點。

26. 蒼耳散（嚴用和《濟生方》）風熱鼻淵

蒼耳散中用薄荷　辛夷白芷四般和

蔥茶調服疏肝肺　清升濁降鼻淵瘥

【藥物組成】蒼耳10g，薄荷、辛夷各15g，白芷30g。

【新編歌訣】蒼耳薄辛芷蔥茶。

【用法】四藥共研細末，每服6g，蔥茶調服。

【功效】疏風止痛，通利鼻竅。

【主治】風邪上攻之鼻淵證。症見鼻塞、流濁涕，不辨香臭，前額頭痛等。

方解

君——蒼耳辛溫，疏風散濕，上通腦頂，通竅止痛。

臣——辛夷散風熱，通鼻竅；白芷祛風通竅。

佐——薄荷辛涼，疏肝瀉肺，清利頭目，協蒼耳上達。

使——蔥白辛溫升陽，清茶微苦降濁。

諸藥相合，鼻竅可清，頭痛可解，鼻淵自除。

【運用要點】臨床應用以鼻塞，流濁涕，不辨香臭，前額頭痛為辨證要點，慢性鼻炎、鼻竇炎及過敏性鼻炎等證屬風邪所致者，均可用本方加減。

27. 妙香散（王荊公《雜病源流犀燭》）驚悸夢遺

妙香山藥與參耆　甘桔二茯遠志隨

少佐辰砂木香麝　驚悸鬱結夢中遺

【藥物組成】山藥60g，人參、黃耆各30g，甘草、桔梗各10g，茯苓、茯神、遠志各30g，朱砂、木香各10g，麝香3g。

【新編歌訣】妙香參耆神苓山，麝香桔朱遠志甘。

【用法】以上11味藥共研極細末和勻，每服6g，酒送

下。

【功效】益氣寧心，安神澀精。

【主治】心脾氣虛，心神煩亂而見氣短乏力，心悸不安，夢遺失精。

方解

君——人參、黃耆補益心脾之氣。

臣——山藥益氣養陰，遠志、茯苓、茯神清心寧神。

佐——桔梗開肺氣，木香調肝脾，麝香散鬱結，朱砂鎮心神。

使——甘草甘溫，益氣補脾，調和諸藥。

諸藥相合，共奏益氣寧心，安神澀精之功效。

【運用要點】臨床應用以氣短乏力，心悸不安，夢遺失精爲辨證要點。

增　輯

1. 紫雪丹（《太平惠民和劑局方》）煩熱發狂

紫雪犀羚朱朴硝　硝磁寒水滑和膏

丁沉木麝升玄草　更用赤金法亦超

【藥物組成】犀角、羚羊角各45g，朱砂10g，朴硝480g，硝石100g，磁石、寒水石、滑石、石膏各120g，丁香、沉香、木香各15g，麝香5g，升麻、玄參各50g，甘草30g，黃金適量。

【新編歌訣】此方一般選用市售成藥。

【用法】上17藥共研極細末，每服0.9～1.5g，日1～

2次，冷開水調下。

【功效】清熱解毒，鎮痙開竅。

【主治】溫熱病，熱邪內陷心包而致高熱煩躁，神昏譫語，抽風驚厥，口渴唇焦，尿赤便閉，及小兒熱盛驚厥。

方解

君——石膏辛甘大寒，善於清氣分之熱；寒水石辛鹹大寒，助石膏清熱瀉火，除煩止渴；配滑石寒能清熱，滑而利竅，使熱從小便而去。三藥合用，清熱瀉火，以除高熱煩渴。

臣——犀角鹹寒入營血，主清心、肝二經火熱，善於清營涼血解毒；羚羊角鹹寒入心肝，長於涼肝息風止痙，犀、羚角合用以增強清熱息風之效；麝香芳香開竅醒神。

佐——玄參、升麻清熱解毒，並能養陰生津；木香、丁香、沉香行氣通竅，與麝香配伍，增強開竅醒神之功；朱砂、磁石重鎮安神，朱砂並能清心解毒，磁石又能潛鎮肝陽，與君藥配合以加強除煩止痙之效；樸硝泄熱散結，釜底抽薪；使用黃金是取其鎮心安神之功。

使——甘草益氣安中，調和諸藥，以防寒涼礙胃之弊。

諸藥相合，共奏清熱解毒，鎮痙開竅之功。

【運用要點】本方為熱病「三寶」之一，重在清熱解毒，鎮痙開竅，臨床應用以高熱，煩躁，神昏，痙厥，舌

紅絳，苔乾黃，脈數有力爲辨證要點，而以高熱痙厥爲使用重點。

2. 至寶丹（《太平惠民和劑局方》）神昏譫語

　　至寶朱砂麝息香　　雄黃犀角與牛黃
　　金銀二箔兼龍腦　　琥珀還同玳瑁良

【藥物組成】朱砂30g，麝香1g，安息香45g，雄黃、犀角各30g，牛黃15g，金箔、銀箔各50張，龍腦1g，琥珀、玳瑁各30g。

方解

　　以上證候以痰熱內閉、痰蒙心竅爲本，神昏不語，身熱煩躁爲標。

君——犀角清營涼血，善透包絡之邪熱；牛黃清心解毒，豁痰開竅，以除蒙蔽心竅之邪熱；玳瑁甘寒鎮心平肝，清熱解毒，善於涼肝息風而定驚。

臣——龍腦氣香味辛，善走竄開竅，且芳香辟穢；麝香芳香走竄，通達十二經，善通全身諸竅；安息香芳香透竅，辟穢化濁，三香合用，開竅力強。

佐——朱砂、琥珀、金銀箔鎮心安神，雄黃劫痰解毒，以助牛黃豁痰開竅之力。

　　諸藥合用，共奏清熱解毒，豁痰開竅，鎮靜安神之功。對痰熱內閉神昏之證，配入寒涼湯劑中，有啓閉醒神，立振神明之效。

【新編歌訣】此方一般選用市售成藥。

【用法】以上11味藥研成細末，煉蜜爲丸，每服1丸（3g），小兒減半，日一次，研碎開水和服。

【功效】清熱解毒，化濁開竅。

【主治】中暑、中風、中惡（感觸穢濁之氣，卒倒神昏，氣悶欲絕）及溫病邪熱內陷，痰熱蒙蔽心包所致的神昏不語，痰盛氣粗，身熱煩躁，甚至痙厥。舌絳，苔白厚膩，脈滑數，及小兒急驚等屬痰熱內閉者。

【運用要點】本方亦爲熱病「三寶」之一，清熱解毒與化濁開竅並重，而以開竅醒神見長。臨床應用以神昏譫語，身熱煩躁，痰盛氣粗爲辨證要點。對於「日本腦炎」、「流腦」、腦血管意外等屬痰熱內閉神昏較重者可以試用。

3. 萬氏牛黃丸（萬全《痘疹世醫心法》）邪入心包神志昏迷

萬氏牛黃丸最精　芩連梔子鬱砂並
或加雄角珠冰麝　退熱清心力更宏

【藥物組成】牛黃10g，黃芩、黃連、梔子各120g，鬱金60g，朱砂60g。

【新編歌訣】此方一般選用市售成藥。

【用法】以上6藥共研細末，煉蜜爲丸，蠟封，每服1丸，小兒酌減，研碎開水和服。

【功效】清熱解毒，開竅安神。

【主治】溫邪內陷，熱入心包。症見神昏譫語，身熱，煩躁不安或小兒驚厥，中風竅閉等。

【運用要點】臨床應用以神昏譫語，身熱，或小兒驚

方解

君——牛黃甘涼，清熱解毒，豁痰開竅，息風定驚。

臣——黃連、黃芩、梔子瀉火解毒，導熱下行。

佐——鬱金開竅醒神，朱砂鎮心安神。

諸藥相合，共奏清熱解毒，開竅安神之功。

厥爲辨證要點。

【附方】安宮牛黃丸（《溫病條辨》）

組成：牛黃、鬱金、黃芩、黃連、梔子、犀角、雄黃、朱砂、麝香、冰片、珍珠、金箔。

用法：上12藥共研極細末，煉蜜爲丸，金箔爲衣，蠟護，每服1丸（3g），或鼻飼，小兒減半。

功效：清熱解毒，豁痰開竅。

主治：溫熱病，熱邪內陷心包，痰熱壅閉心竅。症見高熱煩躁，神昏譫語，或舌強語謇肢厥，小兒驚厥屬邪熱內閉者。

按：安宮牛黃丸是在萬氏牛黃丸的基礎上加味而成，藥力勝過後者，成爲熱病「三寶」之首，以清熱開竅見長。

4. 玉女煎（張景岳《景岳全書》）養液清胃

　　玉女煎中地膝兼　石膏知母麥冬全

　　陰虛胃火牙疼效　去膝地生溫熱痓

【藥物組成】熟地30g、牛膝10g、石膏30g、知母10g、麥冬15g。

【新編歌訣】玉女石地麥母牛。

【用法】水煎服。

方解

君——石膏退熱生津而以清胃火；熟地以滋腎水之不
　　足。

臣——知母助石膏清胃熱止煩渴，上清肺金而瀉火，
　　下潤腎燥而滋陰，有金水相生之意；麥冬協熟
　　地滋腎水而潤肺燥，又能上清心火以除煩，有
　　清補並行之效。

使——牛膝苦甘酸，導熱下行。

　　諸藥合用，能清能補，標本兼顧，使胃熱得清，
腎水得補，則諸證自癒。

【功效】清胃滋陰。

【主治】胃熱陰虛。症見頭痛牙痛，齒鬆牙衄，煩熱
口渴，舌乾紅，苔黃而乾，脈浮洪滑大，按之有虛象。

【運用要點】本方為治胃熱陰虛的代表方劑，臨床應
用以胃熱牙痛，牽引頭痛，口氣熱臭，舌紅苔黃，脈滑數
為辨證要點。

5. 清瘟敗毒飲（余師愚《疫疹一得》）時行瘟疫

　　清瘟敗毒地連芩　丹石梔甘竹葉尋
　　犀角玄翹知芍桔　瘟邪瀉毒亦滋陰

【藥物組成】生地30g，黃連、黃芩、丹皮各10g，石
膏30g，梔子15g，甘草、竹葉各10g，犀角15g，玄參、連
翹、知母、赤芍各15g，桔梗10g。

【新編歌訣】石知芩連梔梗翹，犀丹玄地赤竹草。

【用法】先煮石膏數十沸，後下諸藥，犀角磨汁和服。

【功效】清熱解毒，涼血救陰。

【主治】一切火熱證，表裡俱熱。症見大熱煩躁，渴飲乾嘔，頭痛如劈，昏狂譫語，或發斑吐衄，舌絳唇焦，脈沉細數，或沉而數，或浮大而數等。

方解

方由白虎湯、犀角地黃湯、黃連解毒湯三方加減而成。

君——重用石膏、知母以清陽明大熱。

佐——犀角地黃湯清熱涼血，黃連解毒湯瀉火解毒，

　　　加玄參、連翹、竹葉清心除煩。

使——桔梗載藥上行，甘草調和諸藥。

諸藥相合，可治一切火熱之證。

【運用要點】本方爲治熱病表裡俱盛，氣血兩燔之代表方劑。臨床應用以大熱煩渴，昏狂譫語，或發斑吐衄，舌絳唇焦，脈沉細數或沉數，或浮大而數爲辨證要點。

6. 化斑湯（吳瑭《溫病條辨》）溫邪發斑

化斑湯用石膏元　粳米甘犀知母存

或入銀丹大青地　溫邪斑毒治神昏

【藥物組成】石膏30g，知母15g，甘草10g，玄參、犀角各10g，白粳米25g。

【新編歌訣】化斑白虎加玄角。注：「白虎湯」即白虎湯中石膏、知母、甘草、粳米4味。

【用法】水煎服。

方解

君——石膏清氣分大熱；犀角涼血解毒，清血分之
　　　熱；二藥共同清氣分、血分之熱。
臣——知母清熱滋陰；玄參涼血解毒。
佐使——甘草、粳米益胃護津，若加銀花、大青葉清
　　　　瀉心胃之火；生地助玄參滋陰；丹皮助犀角
　　　　涼血散瘀，效果更好。
諸藥合用，共奏解毒化斑之功。

【功效】清熱涼血，滋陰解毒。

【主治】溫病神昏譫語，發斑，高熱口渴等。

【運用要點】臨床應用以高熱，發斑，神昏譫語為辨
證要點。

7. 神犀丹（王孟英《溫病經緯》）譫語發斑

　　神犀丹內用犀芩　　元參菖蒲生地群
　　豉粉銀翹藍紫草　　溫邪暑疫有奇勳

【藥物組成】犀角、黃芩、玄參、石菖蒲各180g，生
地500g，豆豉250g，銀花、天花粉、板藍根各120g，連翹
90g，紫草60g，金汁適量。

【新編歌訣】神犀丹紫銀翹藍，花地玄芩豉菖全。

【用法】以上12味藥各研細末，用犀角磨汁、生地搗
汁和為丸，每丸重9g，日2丸，小兒減半，涼開水化服。

【功效】清熱開竅，涼血解毒。

【主治】溫熱暑疫，熱深毒重諸證而見痙厥昏狂譫
語，斑疹色紫，舌色乾光或紫絳或黑苔及痘疹後餘毒內

方解

君——犀角鹹寒，清熱涼血，瀉火解毒。

臣——銀花、連翹、板藍根、黃芩清熱解毒瀉火；生地、紫草清熱涼血。

佐——天花粉、玄參滋陰生津；石菖蒲開竅醒神；豆豉清心除煩。金汁即糞清，取其鎮心安神之功，今已不用。

諸藥相配，共奏清熱開竅，涼血解毒之功。

熾，口糜咽痛，目赤神煩等。

【運用要點】臨床應用以昏狂譫語，斑疹色紫，舌色乾光，或紫絳，或口糜咽痛，目赤神煩為辨證要點。

8. 青蒿鱉甲湯（吳瑭《溫病條辨》）養陰透熱

青蒿鱉甲知地丹　陰分伏熱此方攀

夜熱早涼無汗者　從裡達表服之安

【藥物組成】青蒿15g、鱉甲30g、知母15g、生地30g、丹皮15g。

方解

君——鱉甲鹹寒直入陰分，滋陰退熱，入絡搜邪；青蒿芳香清熱透絡，引邪外出，兩味相合。

佐——生地、丹皮、知母滋陰清熱降火，共助鱉甲、青蒿養陰退熱。

諸藥合用，共奏養陰透熱之功。

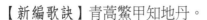

【新編歌訣】青蒿鱉甲知地丹。

【用法】水煎服。

【功效】養陰透熱。

【主治】溫熱後期，邪熱未盡，深伏陰分，陰液已傷。症見夜熱早涼，熱退無汗，舌紅少苔，能食形瘦，脈細數。

【運用要點】本方爲清虛熱的代表方，臨床應用以夜熱早涼，熱退無汗，舌紅少苔，脈細數爲辨證要點，現代常用治熱病後期、肺結核、小兒夏季熱等陰虛有熱者。

十六、除痰之劑

1. 二陳湯《太平惠民和劑局方》）一切痰飲

二陳湯用半夏陳　益以茯苓甘草成

利氣調中兼去濕　一切痰飲此爲珍

導痰湯內加星枳　頑痰膠固力能馴

若加竹茹與枳實　湯名溫膽可寧神

潤下丸僅陳皮草　利氣祛痰妙絕倫

【藥物組成】半夏、陳皮各15g，茯苓30g，甘草10g。

【新編歌訣】二陳湯用茯苓草。

【用法】加生薑3片，烏梅1枚，水煎服。

【功效】燥濕化痰，理氣和中。

【主治】濕痰證。症見咳嗽痰多，胸脘痞悶，嘔惡少食，肢體困倦，或頭眩心悸，舌苔白膩，脈滑。

【運用要點】本方爲治療痰濕病證的基礎方，臨床應

方解

君——半夏辛溫，燥濕化痰，降逆止嘔。

臣——陳皮辛溫，助半夏燥濕化痰，又能理氣健脾，
　　　使氣順痰消。

佐——茯苓甘淡，健脾利濕，以治生痰之源。

使——甘草甘溫，調和諸藥。

　　諸藥合用有燥濕化痰，理氣和中之功。加少量生薑可解半夏之毒，且可助其降逆化痰。烏梅能斂肺氣，配合半夏有散有收，調和肺氣開合。半夏、陳皮兩藥以陳者入藥爲良，故稱「二陳湯」。

用以咳嗽痰多，舌苔白膩，脈滑為辨證要點。現代常用於治療慢性支氣管炎、肺氣腫、胃十二指腸潰瘍等屬於痰濕為患的疾病。

【附方】（1）導痰湯（《婦人良方》）

組成：半夏、天南星、橘紅、枳實、赤茯苓、甘草。

用法：加生薑10片，水煎服。

功效：燥濕豁痰，行氣開鬱。

主治：一切痰厥。症見頭目眩暈，或痰飲留積不散，胸膈痞塞，脅肋滿，頭痛吐逆，喘急咳嗽，涕唾稠黏，坐臥不安，飲食少思等。

（2）溫膽湯（《三因方》）

組成：半夏、橘皮、茯苓、竹茹、枳實、甘草。

用法：加生薑5片，棗3枚，水煎服。

功效：理氣化痰，清膽和胃。

主治：膽胃不和，痰熱內擾證。症見不眠，虛煩驚悸，口苦嘔涎，癲癇等。

（3）潤下丸（《證治準繩》又名二賢散）

組成：陳皮200g，炙甘草50g。

用法：二藥共研細末，用蒸餅泡成糊做丸。

功效：利氣祛痰。

主治：膈中痰飲，積塊少食。

2. 滌痰湯（嚴用和《濟生方》）中風痰症

滌痰湯用半夏星　甘草橘紅參茯苓

竹茹菖蒲兼枳實　痰迷舌強服之醒

【藥物組成】半夏15g，膽南星、甘草、橘紅、人參各10g，茯苓30g，竹茹、石菖蒲、枳實各10g。

【新編歌訣】滌痰二陳湯，參膽茹實菖。注：「二陳湯」即半夏、陳皮、茯苓、甘草4味。

【用法】加薑、棗水煎服。

【功效】滌痰開竅。

【主治】中風痰迷心竅，舌強不能言。

【運用要點】臨床應用以痰迷心竅，舌強不能言為辨證要點。

方解

君——橘紅、半夏理氣燥濕化痰。

臣——石菖蒲化濕開竅，竹茹、膽南星清熱化痰。

佐——人參、茯苓補益心脾，枳實破氣除痞。

使——甘草甘溫，調和諸藥。

諸藥合用，痰消火降，經絡通利，則痰迷可解，語言恢復。

3. 青州白丸子（《太平惠民和劑局方》）風痰驚痰

青州白丸星夏並　　白附川烏俱用生

曬露糊丸薑薄引　　風痰癱瘓小兒驚

【藥物組成】生天南星90g、生半夏210g、生白附子60g、生川烏15g。

【新編歌訣】青州三生白附子。注：「三生」指三生飲中生天南星、生半夏、生川烏3味。

【用法】以上4藥共研極細末，盛絹袋中，用井水擺出粉，手搓以盡為度，將藥置瓷盆中，日曬夜露，每日換清水攪之，春5日，夏3日，秋7日，冬10日，曬乾，糯

米糊丸如綠豆大，初服5丸，加至15丸，薑湯下。癱瘓每服20丸，溫酒下。小兒驚風每服二三丸，薄荷湯下。

【功效】燥濕散寒，祛風化痰。

【主治】風痰壅盛，阻滯經絡而見嘔吐涎沫，手足麻木，半身不遂，口眼喎斜及小兒驚風等。

方解

君——生天南星、生半夏燥濕逐痰。

臣——生白附子、生川烏溫經散寒。

佐使——生薑、薄荷和胃而利清竅。

　　君臣生用取其峻厲之功，但是用清水浸曬多次，可解生藥之毒。半夏、烏頭相反而相成，是為少見配伍。諸藥相配，共奏燥濕散寒，祛風化痰之功。

【運用要點】本方藥性偏峻，風痰偏寒體實者方可應用，臨床應用以手足麻木，半身不遂，口眼喎斜為辨證要點。

4. 清氣化痰丸（吳昆《醫方考》）順氣行痰

清氣化痰星夏橘　　杏仁枳實瓜蔞實

芩苓薑汁爲糊丸　　氣順火消痰自失

【藥物組成】膽南星15g，半夏、橘紅、杏仁各15g，枳實10g，瓜蔞仁15g，黃芩10g，茯苓30g。

【新編歌訣】清氣化痰二陳湯，芩蔞膽星實杏方。注：「二陳湯」即半夏、陳皮、茯苓、甘草4味，但本方中無甘草。

【用法】以上8藥共研細末，薑汁米糊爲丸，每服6～9g，或加生薑3片，水煎服。

【功效】清熱化痰，下氣止咳。

【主治】痰熱內結。症見咳嗽痰黃，黏稠難咳，胸膈痞滿，甚則氣急嘔惡，舌質紅，苔黃膩，脈滑數。

方解

君——膽南星味苦辛溫，清熱化痰。

臣——黃芩、瓜蔞仁清熱化痰以助膽星；枳實、橘紅下氣消痰。

佐——茯苓健脾滲濕，杏仁肅肺下氣，半夏燥濕化痰。

　　諸藥相合，共奏清熱理氣化痰之功，氣順則火自降，熱清則痰自消，痰消則火無所附，諸證自可解除。

【運用要點】此爲治療痰熱蘊肺的常用方，臨床應用以咳嗽痰黃，黏稠難咳，胸膈痞滿，苔黃膩爲辨證要點，肺熱壅盛者可再加石膏、知母，大便燥結再加大黃。

5. 順氣消食化痰丸（沙圖穆蘇《瑞竹堂》）酒食生痰

順氣消食化痰丸　青陳星夏菔蘇攢

麴麥山楂葛杏附　蒸餅爲糊薑汁摶

【藥物組成】青皮、陳皮各30g，膽南星、半夏各500g，萊菔子、炒蘇子、炒神麴、炒麥芽、炒山楂、葛根、杏仁、香附各30g。

【新編歌訣】順氣二陳三仙星，香附萊蘇杏仁青。注：

「二陳」即半夏、陳皮二味;「三仙」指炒神麴、炒麥芽、炒山楂3味。

【用法】以上12味藥共研細末,用薑汁和蒸餅煮糊成丸如梧桐子大,每服9g或水煎服。

【功效】消食化痰,通順氣機。

【主治】酒濕食積生痰證。症見痰多而黏,胸膈脹悶,早晨咳嗽,不思飲食等。

方解

君——半夏、膽南星燥濕化痰。

臣——杏仁、蘇子降氣化痰;青皮、陳皮、香附理氣化痰。

佐——葛根、炒神麴化解酒毒;炒山楂、炒麥芽、萊菔子消食導滯而化痰。

　　諸藥相合,氣順食消而痰化,故名「順氣消食化痰丸」。

【運用要點】臨床應用以痰多而黏,胸膈脹悶,不思飲食為辨證要點。

6. 礞石滾痰丸(王隱君《丹溪心法附餘》)頑痰怪病

滾痰丸用青礞石　大黃黃芩沉水香

百病多因痰作祟　頑痰怪症力能匡

【藥物組成】礞石60g,大黃、黃芩各240g,沉香15g。

【新編歌訣】礞石滾痰芩黃沉。

【用法】以上4味藥共研細末,水泛小丸,每服5~

9g，日1～2次，或水煎服。

【功效】降火逐痰。

【主治】實熱老痰，發為癲狂驚悸，或怔忡昏迷，或咳喘痰稠，或胸脘痞悶，或眩暈痰多，大便秘結，舌苔黃厚而膩，脈滑數有力者。

方解

君——礞石鹹平，取其藥性剽悍，能下氣平喘，攻逐伏痰而定驚。

臣——大黃苦寒，蕩滌實熱，以開痰火下行之路。

佐——黃芩清上焦之火，清除成痰之因；沉香調氣而降下，為諸藥之開導。

四藥合用，具有降火逐痰之效。

【運用要點】本方為治實熱老痰而設，凡癲狂驚悸，怔忡昏迷，眩暈而見咳喘痰稠，大便乾燥，舌苔黃厚而膩，脈滑有力者可以試用。

7. 金沸草散（朱肱《類證活人書》）咳嗽多痰

金沸草散前胡辛　半夏荊甘赤茯因

煎加薑棗除痰嗽　肺感風寒頭目瞤

局方不用細辛茯　加入麻黃赤芍均

【藥物組成】旋覆花（即金沸草的花）10g，前胡15g，細辛5g，半夏15g，荊芥穗、甘草各10g，赤茯苓25g。

【新編歌訣】金沸草散前胡辛，半夏荊甘赤茯因。

【用法】上7藥加生薑5片，大棗3枚，水煎服。

【功效】發散風寒，降氣化痰。

【主治】中脘停痰又感冒風寒證。症見惡寒發熱，頭痛鼻塞，咳嗽痰多，舌苔白膩。

方解

君──旋覆花苦辛鹹、微溫，消痰降氣。

臣──半夏、前胡化痰止咳。

佐──細辛、荊芥穗發散風寒；赤茯苓行水消痰；生薑、大棗調和脾胃。

使──甘草甘溫，和中調藥。

諸藥相合，對素有痰濕又感受風寒者，有很好效果。

【運用要點】臨床應用以咳嗽痰多，惡寒發熱，頭痛鼻塞，舌苔白膩為辨證要點。

【附方】局方金沸草散（《太平惠民和劑局方》）

藥物組成：旋覆花、麻黃、前胡、荊芥穗、半夏、赤芍、甘草。

用法：以上7藥，加生薑3片，大棗3枚，水煎服。

功效：宣肺發表，消痰止咳，涼血清熱。

主治：外感風寒，咳嗽喘滿，痰涎不利等。

8. 半夏天麻白朮湯（李東垣《脾胃論》）痰厥頭痛

半夏天麻白朮湯　參耆橘柏及乾薑

苓瀉麥芽蒼朮麴　太陰痰厥頭痛良

【藥物組成】半夏、白朮、天麻各15g，人參10g，黃耆30g，陳皮、黃柏、乾薑各10g，茯苓30g，澤瀉15g，麥

芽、蒼朮麴、炒神麴各15g。

【新編歌訣】半夏白朮天麻湯，六君耆澤麴麥蒼。

注：「六君」指六君子湯中人參、茯苓、白朮、半夏、橘皮、甘草6味，但本方無甘草。

【用法】以上13味藥，水煎服。

【功效】健脾化飲，定風止暈。

【主治】痰厥頭痛。症見頭痛欲裂，咳痰稠黏，眼黑

方解

君——半夏燥濕化痰，降逆止嘔；天麻平肝息風而除眩。

臣——人參、黃耆、白朮、蒼朮麴補氣健脾，燥濕除痰；茯苓、澤瀉利水滲濕。

佐——乾薑溫中逐寒化飲；黃柏清瀉下焦之火；炒神麴、麥芽消食和胃。

使——陳皮辛溫，理氣和中。

諸藥相合，溫、消、補、清共用，使脾健痰除，痰厥諸證得解。

頭眩，噁心煩悶，身重如山，四肢厥冷等。

【運用要點】臨床應用以頭痛欲裂，眼黑頭眩，噁心煩悶，身重如山為辨證要點。

9. 常山飲（《太平惠民和劑局方》）痰瘧

常山飲中知貝取　　烏梅草果檳榔聚

薑棗酒水煎露之　　劫痰截瘧功堪詡

【藥物組成】常山15g，知母、貝母、烏梅、草果、檳榔各10g。

【新編歌訣】常山飲中知貝梅，草果檳榔薑棗陪。

【用法】以上6藥加生薑3片，大棗3枚，水酒各半煎，露一宿，空腹服。

【功效】清熱祛痰截瘧。

【主治】勞瘧。症見寒熱時作，倦怠無力，食少，自汗，面色萎黃，形體消瘦，或脅下結塊，舌質淡，脈細無力。

方解

君——常山苦辛寒，祛痰截瘧，為治療瘧疾要藥。

臣——檳榔破積下氣，消食行痰；草果燥濕除寒，溫化寒痰。

佐——貝母清熱化痰，知母清熱滋陰，烏梅清熱生津。

使——生薑、大棗調和脾胃，扶助正氣。

諸藥相合，共奏祛痰截瘧之功。

【運用要點】臨床應用以寒熱時作，倦怠無力，食少，脈細無力為辨證要點，若瘧疾久發不止，濕熱偏重者更宜。

10. 截瘧七寶飲（王貺《易簡方》）劫痰截瘧

截瘧七寶常山果　檳榔朴草青陳粷

水酒合煎露一宵　陽經實瘧服之妥

【藥物組成】常山15g，草果仁、檳榔、厚朴、甘草、

青皮、陳皮各10g。

【新編歌訣】截瘧七寶常山果，檳榔朴草青陳夥。

【用法】以上7藥水酒各半煎，露一宿，空腹服。

【功效】燥濕祛痰，截瘧。

【主治】瘧疾數發不止，體壯痰濕甚，舌苔白膩，寸口脈滑浮大。

方解

君——常山苦辛寒，功擅截瘧祛痰。

臣——草果仁燥濕醒脾，檳榔利氣行滯。

佐——厚朴燥濕行氣，陳皮芳香理脾，青皮疏肝理氣。

使——炙甘草甘溫，健脾和胃，調和諸藥。

　　七藥同用，截痰除瘧，調理氣機，邪去而不傷正，故有「七寶」之稱。

【運用要點】臨床應用以寒熱往來定時而發，腹滿，舌苔白膩為辨證要點。若惡寒重，可加桂枝以散寒；若嘔吐可加半夏、生薑以化痰止嘔。

增　輯

1. 三子養親湯（韓懋《韓氏醫通》）痰火咳嗽

三子養親痰火方　芥蘇萊菔共煎湯

外台別有茯苓飲　參朮陳薑枳實嘗

【藥物組成】白芥子、蘇子各10g，萊菔子15g。

【新編歌訣】三子養親芥蘇萊。

【用法】水煎服。

【功效】降氣消食，溫化痰飲。

【主治】老人中虛，痰壅氣滯之證。症見咳嗽喘逆，痰多胸痞，食少難消，舌苔白滑，脈滑等。

方解

君——白芥子溫肺利氣，快膈消痰。

臣——蘇子降氣行痰，氣降則痰不上逆。

佐——萊菔子消食導滯，使氣行則痰行。

三者合用痰化、氣順、食消，共奏行氣化痰之功。

【運用要點】臨床應用以咳嗽喘逆，食少痰多為辨證要點。若中焦虛寒，痰多而稀，嘔吐噁心，胸膈滿悶者加半夏、乾薑、砂仁燥濕化痰，溫胃止嘔；胸悶氣促痰多不利者，加杏仁、厚朴利氣平喘；痰阻氣機，中焦不得宣通，胸悶苔膩者，可用二陳湯、平胃散加減治療；有惡風寒者，可加麻黃、蘇葉解表宣肺化痰。

【附方】茯苓飲（《外台秘要》）

組成：茯苓、白朮、人參、陳皮、枳實、生薑。

用法：水煎服。

功效：健脾除痰。

主治：心胸中有停痰宿水，咳吐痰涎，氣滿不能食。

2. 指迷茯苓丸（朱震亨《丹溪心法》）停痰伏飲

指迷茯苓丸最精　風化芒硝枳半並

臂痛難移脾氣阻　停痰伏飲有嘉名

【藥物組成】半夏120g、茯苓60g、枳殻30g、朴硝15g。

【新編歌訣】指迷茯苓夏枳硝。

【用法】以上4藥共研為細末，薑汁糊丸，每次服6g，薑湯或溫開水送下。

【功效】燥濕行氣，消解頑痰。

【主治】停痰中脘，流於四肢，症見兩臂酸痛，或四肢浮腫，舌苔白膩，脈滑等。

方解

君——半夏辛溫，燥濕化痰。

臣——茯苓甘淡，健脾消痰，以絕痰源。

佐——枳殻行氣消痰；朴硝軟堅消痰；薑汁制半夏之毒，並可辛溫化痰。

諸藥相合，使脾健痰消，諸證可解。

【運用要點】臨床應用以兩臂酸痛，四肢浮腫，舌苔白膩，脈滑為辨證要點。

3. 紫金錠（萬全《片玉心書》）祛痰辟穢

紫金錠用麝朱雄　慈戟千金五倍同
太乙玉樞名又別　祛痰逐穢及驚風

【藥物組成】麝香10g、朱砂30g、雄黃30g、山慈姑90g、紅大戟45g、千金子霜30g、五倍子90g。

【新編歌訣】本方一般選用市售成藥。

【用法】上7藥共研細末，用糯米粉壓制成錠，陰乾。

每服0.6～1.5g，日2次；外用醋磨，調敷患處。

【功效】化痰開竅，辟穢解毒，消腫止痛。

【主治】瘟疫時邪，神昏瞀悶，脘腹脹悶疼痛，嘔吐泄瀉，小兒痰厥。外敷治疔瘡癤腫。

方解

君——山慈姑清熱消腫，大戟攻水行瘀。

臣——麝香芳香開竅，行氣止痛；雄黃辟穢解毒。

佐——千金子霜破血行水，朱砂鎮心安神，五倍子酸
　　　斂以降火化痰，防止各藥攻竄太過。

諸藥合用，共奏化痰開竅，辟穢解毒之功。

【運用要點】臨床應用以神昏瞀悶，脘腹脹悶疼痛，嘔吐泄瀉，小兒痰厥或疔瘡癤腫為辨證要點。

4. 小陷胸湯（張仲景《傷寒論》）治小結胸

　　小陷胸湯連夏蔞　　寬胸開結滌痰周
　　邪深大陷胸湯治　　甘遂硝黃一瀉柔

【藥物組成】黃連10g、半夏15g、瓜蔞30g。

【新編歌訣】小陷胸湯連夏蔞。

【用法】水煎服。

【功效】清熱化痰，寬胸散結。

【主治】痰熱互結，陷於心下。症見胸脘痞悶，按之則痛，吐痰黃稠，舌苔黃膩，脈浮滑或滑數。

【運用要點】本方為痰熱互結的小陷胸湯證而設，臨床應用以胸脘痞悶，按之則痛，舌苔黃膩為辨證要點。脹

方解

君——瓜蔞甘苦，清熱化痰，下氣寬胸。

臣——黃連苦寒，清熱瀉火。

佐——半夏辛溫降逆，和胃化痰，散結除痞；與黃連
　　　合用，辛開苦降，善治痰熱內阻。

諸藥相合，消痰熱之結，開氣鬱之痞。

滿痛甚者可加枳實、鬱金解鬱，散結消痰。兼嘔吐甚者，可加竹茹、生薑和胃止嘔。若痰稠膠固者，加膽星、貝母以清熱豁痰。痰熱壅肺，胸悶氣急者可加葶藶子、杏仁清瀉肺熱，開宣肺氣。痛引兩脅者可加柴胡、黃芩以清熱疏肝。

【附方】（1）大陷胸湯（《傷寒論》）

組成：大黃、甘遂、芒硝。

用法：水先煎大黃，去滓，內芒硝，煮一二沸，內甘遂末，溫服1升。大便快利後，停服。

功效：瀉熱逐水。

主治：結胸，不大便五六日，舌上燥而渴，心下硬滿而痛不可近，短氣煩躁，日晡所小有潮熱，脈沉而緊，按之有力。

（2）大陷胸丸（《傷寒論》）

組成：大黃、葶藶子、芒硝、杏仁。

用法：以上4藥共研細末，搗和為丸如彈子大，每服1丸，加甘遂末2g，白蜜6g，水煎連渣服。

功效：瀉熱逐水破結。

主治：結胸項亦強，如柔痙狀等。

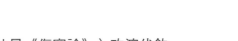

5. 十棗湯（張仲景《傷寒論》）攻瀉伏飲

十棗湯中遂戟花　強人伏飲效堪誇

控涎丹用遂戟芥　葶藶大棗亦可嘉

【藥物組成】大棗10枚，甘遂、大戟、芫花各等分。

【新編歌訣】十棗湯中遂戟花。

【用法】上3味等分爲末，或以膠囊貯之，以大棗10枚煎湯，調服藥末1.3～3g，每日1次，清晨空腹服。

【功效】攻逐水飲。

【主治】

（1）懸飲，脇下有水氣，以致咳唾胸脇引痛，心下痞硬，乾嘔短氣，頭痛目眩，或胸背掣痛不得息，舌苔滑，脈沉弦。

（2）支飲，飲邪停於胸膈，咳逆倚息，短氣不得臥等。

（3）水腫腹脹，屬於實證者，亦可用之。

【運用要點】本方爲峻下逐水的代表方劑，非體質壯

方解

君——甘遂善行經隧之水濕；大戟善瀉臟腑水濕；芫花善消胸脇伏飲之癖，三藥逐水飲、除積聚、消腫滿的功效雖同，而各有專攻，合而用之，相濟相須，則經隧臟腑胸脇積水皆能攻逐，逐水之力甚著。

佐——大棗甘溫，培土以制水，緩和諸藥峻烈之性，減少藥後反應，使攻下而不傷正氣，共奏峻下逐水之功。

實者應慎用。臨床應用以咳唾胸脇引痛，心下痞硬或咳逆倚息，短氣不得臥爲辨證要點。《丹溪心法》將本方改爲丸劑，名「十棗丸」，力量較本方緩和，所謂「治之以峻，行之以緩」。

【附方】（1）控涎丹（《三因方》又名妙應丸）

組成：甘遂、大戟、白芥子。

用法：上3藥各等分，共研細末，糊丸如梧桐子大，每服5～10丸，臨臥薑湯送下。

功效：祛瘀逐飲。

主治：水飲停聚胸膈，脇肋隱痛，舌苔黏膩，脈弦或滑，或腫形氣俱實者。孕婦忌服。

（2）葶藶大棗瀉肺湯（《金匱要略》）

組成：葶藶、大棗。

用法：葶藶子搗丸如彈子大，大棗12枚，先煮大棗，去棗，入葶藶，水煎頓服。

功效：瀉痰行水，下氣平喘。

主治：肺癰，濁唾痰涎，咳喘胸滿不得臥，或面目浮腫等。

6. 千金葦莖湯（孫思邈《備急千金要方》）肺癰

千金葦莖生薏仁　瓜瓣桃仁四味鄰
吐咳肺癰痰穢濁　涼營清氣自生津

【藥物組成】葦莖30g、薏苡仁30g、冬瓜仁30g、桃仁15g。

【新編歌訣】千金葦莖治肺癰，桃薏冬瓜均用仁。

【用法】水煎服。

【功效】清肺化痰，逐瘀排膿。

方解

君——葦莖，甘寒輕浮，善清肺熱，為肺癰必用之
　　品。

臣——冬瓜仁清熱化痰，利濕排膿，配葦莖清肺宣
　　壅，滌痰排膿。

佐——桃仁活血逐瘀，瘀血消則癰可散，並能潤肺滑
　　腸；薏苡仁善清肺熱而排膿，並能利腸滲濕，
　　使濕熱之邪從小便而解。

四藥相合，使肺熱清，瘀血散，肺癰可癒。

【主治】肺癰。症見咳有微熱，咳吐臭黃痰膿血，胸中肌膚甲錯，隱隱作痛，咳時尤甚，舌紅苔黃膩，脈滑數。

【運用要點】本方為治療肺癰的代表方，臨床以咳則胸痛，吐痰腥臭，或咯吐膿血為辨證要點。膿未成者（吐痰於水中，浮於水面者為痰，沉於水下者為膿），可加金銀花、魚腥草、天花粉等以加強清熱解毒之功。膿已成者，可加桔梗、穿山甲、皂刺以加強化痰排膿之力。

7. 苓桂朮甘湯（張仲景《傷寒論》）痰飲和劑
　　苓桂朮甘痰飲嘗　　和之溫藥四般良
　　雪羹定痛化痰熱　　海蜇荸薺共合方

【藥物組成】茯苓30g、桂枝15g、白朮15g、甘草10g。

【用法】水煎服。

【功效】溫陽化飲，健脾利濕。

【主治】痰飲證。症見胸脅脹滿，目眩心悸，或短氣而咳，舌苔白滑，脈弦滑。

方解

君——茯苓甘淡，健脾利濕以化飲，一藥而具二功。

臣——桂枝辛甘，溫陽化飲，與茯苓配伍，溫陽利濕。

佐——白朮甘苦，健脾燥濕，使脾運濕去，以杜濕生之源。

使——甘草甘溫，益氣和中，調和諸藥。

四藥相配，共奏溫陽化飲，健脾利濕之效。

【運用要點】本方為溫陽化飲的代表方劑，廣泛應用於陽虛濕盛的各種痰飲之證。臨床以目眩心悸，胸脇支滿，舌苔白滑為辨證要點。若咳嗽痰多，可加半夏、陳皮以燥濕化痰；心下痞滿，可加枳實以快氣行水。

【臨床案例】編者曾治白某，女，45歲。心悸發作10餘天，發則氣從臍腹上沖胸咽，伴腸鳴、胸悶，小便不利，大便秘結，眠差。舌苔水滑，脈沉。辨為水停中焦，故而腸鳴；水氣上沖，陰來搏陽則心悸胸悶，擾及心神則眠差；水氣不化，津液不行則便秘、小便不利。舌脈俱為水氣之象。治以化氣行水，溫胃定悸。方藥：茯苓30g，桂枝10g，蒼朮、白朮各15g，龍骨、牡蠣各30g，生薑10g，甘草10g。3劑後，心悸顯減，睡眠轉佳，大便亦行。守方繼續調理，一個月後，諸證悉平。

【附方】雪羹湯（《絳雪園古方選注》）

組成：海蜇、荸薺。

用法：水煎服。

功效：泄熱止痛，消痰化結。

主治：肝經熱厥，少腹攻沖作痛。

8. 金水六君煎（張景岳《景岳全書》）腎水成痰

金水六君用二陳　再加熟地與歸身

別稱神朮丸蒼朮　大棗芝麻停飲珍

【藥物組成】陳皮10g、半夏15g、熟地15g、當歸15g、茯苓30g、炙甘草10g。

【新編歌訣】金水六君用二陳，再加熟地與歸身。注：「二陳」指二陳湯中陳皮、半夏、茯苓、炙甘草4味。

【用法】上藥加生薑3～7片，水煎空腹服。

【功效】滋養肺腎，祛濕化痰。

【主治】肺腎陰虛，水泛為痰。症見咳嗽嘔惡，喘逆多痰，痰帶鹹味，或咽乾口燥等證。

方解

君——熟地補益肝腎，以滋陰血；半夏燥濕化痰。

臣——陳皮理氣和胃；當歸養血和血。

佐——茯苓健脾利濕；生薑降逆化痰。

使——炙甘草緩急止咳，調和諸藥。

【運用要點】臨床應用以咳嗽嘔惡，喘逆多痰，痰帶鹹味，或咽乾口燥為辨證要點。

【附方】神朮丸（《本事方》）

藥物組成：蒼朮、芝麻、大棗。

用法：上3藥共研粗末，和勻杵丸，如梧桐子大，每服6～9g。

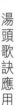
功效：燥濕，健脾，化痰。

主治：脾虛停飲成癖，嘔吐酸水，吐已復作。

9. 止嗽散（程國彭《醫學心悟》）祛痰止嗽

止嗽散中用白前　陳皮桔梗草荊添

紫菀百部同蒸用　感冒咳嗽此方先

【藥物組成】白前、陳皮、桔梗、甘草、荊芥各10g，紫菀、百部各20g。

【新編歌訣】止嗽散紫百部好，陳梗白前荊芥草。

【用法】上7藥共研細末，每服6g，食後臨臥服；或水煎服。

【功效】止咳化痰，宣肺疏表。

方解

君——紫菀、百部皆擅理肺止咳，新久咳嗽均可使用。

臣——白前祛除痰涎，桔梗開宣肺氣，配合君藥，能調節氣機升降失調。

佐——荊芥辛溫，祛風解表，通竅利咽，使邪從表解。

使——甘草緩急止咳，並調和諸藥；陳皮理氣祛痰，助甘草健脾，助紫菀、百部止咳，助前胡、桔梗祛痰，助荊芥解表；其中桔梗、荊芥、甘草相配，還有利咽止痛作用。

諸藥相合，溫而不燥，潤而不膩，散寒而不助熱，解表而不傷正。為治一般感冒咳嗽的有效方劑。

【主治】風邪犯肺。症見咳嗽咽癢，微有惡風發熱，舌苔薄白。

【運用要點】本方爲治「諸般咳嗽」的常用方劑，尤以外感咳嗽較久，咽癢，仍有表證者爲宜。臨床以咳嗽較久，咳嗽咽癢，微惡風寒爲辨證要點。若風寒咳嗽可再加蘇葉、防風；風熱咳嗽可加桑葉、枇杷葉、薄荷；風燥咳嗽可加沙參、麥門冬等；暑濕咳嗽可加藿香、佩蘭、香薷等；痰濕中阻可加半夏、茯苓等。

十七、收澀之劑

1. 金鎖固精丸（汪昂《醫方集解》）夢遺滑精

金鎖固精芡蓮鬚　龍骨蒺藜牡蠣需

蓮粉糊丸鹽酒下　澀精秘氣滑遺無

【藥物組成】芡實25g、蓮鬚10g、龍骨30g、沙苑蒺藜20g、牡蠣30g。

【新編歌訣】固精苑實連，牡龍蓮鬚全。

【用法】以上5藥共研細末，蓮子粉糊丸，每服9g，空腹淡鹽湯服；或加蓮子肉，水煎服。

【功效】補腎澀精。

【主治】腎虛遺精。症見遺精滑泄，神疲乏力，腰酸耳鳴，舌淡苔白，脈細弱。

方解

君——沙苑蒺藜甘溫，補腎固精。

臣——芡實、蓮鬚益腎固精，且補脾氣，蓮鬚還能交通心腎。

佐——龍骨、牡蠣均能固澀止遺；蓮鬚尤為收斂固精之妙品。

　　諸藥合用，既能補腎，又能固精，實為標本兼顧，以標為主的良方，因專為腎虛滑精而設，故其名曰「金鎖固精丸」。

【運用要點】本方為治腎虛遺精的代表方劑，臨床應用以遺精滑泄，腰酸耳鳴，舌淡苔白，脈細弱為辨證要

點。若偏於陽虛者，可再加補骨脂、益智仁等；偏於陰虛者，可加山茱萸、龜板等。用於神經衰弱所致遺精滑泄者，可加五味子。

2. 茯菟丸（《太平惠民和劑局方》）遺精消渴

茯菟丸療精滑脫　菟苓五味石蓮末
酒煮山藥爲糊丸　亦治強中及消渴

【藥物組成】茯苓30g，菟絲子20g，五味子10g，石蓮肉、山藥各20g。

【新編歌訣】茯菟丹中藥味蓮。

【用法】先酒浸菟絲子，餘酒煮山藥爲糊，和餘藥末爲丸，每服9g，日2～3次。遺精用淡鹽湯送下；白濁用茯苓湯送下；消渴及強中用米湯送下。

【功效】固腎澀精，鎮益心神，滲濕止濁。

【主治】心氣不足，思慮太過，腎經虛損，真陽不固。症見溺有餘瀝，小便白濁，夢寐頻泄，強中消渴。

方解

君——菟絲子辛甘，補腎助陽，固精止泄。

臣——茯苓健脾滲濕止濁，五味子固腎安神止遺。

佐——石蓮肉清心止濁，山藥健脾澀精。

諸藥合用，補腎固精，鎮益心神，諸症可除。

【運用要點】臨床應用以溺有餘瀝，小便白濁，夢寐頻泄爲辨證要點。

3. 治濁固本丸（虞摶《醫學正傳》引李東垣方）濕熱
   清濁

   　　治濁固本蓮蕊鬚　砂仁連柏二苓俱
   　　益智半夏同甘草　清熱利濕固兼驅

　【藥物組成】蓮鬚、黃連、黃柏各10g，豬苓15g，茯苓20g，砂仁10g，益智仁20g，半夏15g，炙甘草10g。

　【新編歌訣】治濁固本蓮鬚夏，連柏益草苓苓砂。

　【用法】以上9藥共研爲末，湯浸蒸餅和丸，梧桐子大，每服6～9g，空腹溫酒下。

　【功效】清熱利濕，健脾溫腎。

　【主治】胃中濕熱，滲入膀胱，症見小便下濁不止。

方解

君──黃連、黃柏清熱利濕。

臣──茯苓、豬苓淡滲利濕；半夏燥濕除痰。

佐──砂仁、益智仁利氣益脾固腎；蓮鬚收澀止濁。

使──炙甘草甘溫，益胃調藥。

諸藥相合，共奏清熱利濕，健脾溫腎之功。

　【運用要點】臨床應用以小便下濁不止爲辨證要點。

4. 訶子散（李東垣《蘭室秘藏》）寒瀉脫肛

   　　訶子散用治寒瀉　炮薑粟殼橘紅也
   　　河間木香訶草連　仍用朮芍煎湯下
   　　二者藥異治略同　亦主脫肛便血者

　【藥物組成】煨訶子15g、炮薑15g、罌粟殼10g、橘紅

10g。

【新編歌訣】訶子散用薑粟橘。

【用法】水煎服。

【功效】固腎，澀腸止瀉。

【主治】虛寒泄瀉。症見腸鳴腹痛，米穀不化，脫肛不收，或久痢，便膿血。

方解

君——煨訶子酸澀，止瀉固脫。

臣——罌粟殼酸澀，固腎澀腸。

佐——炮薑溫中散寒而補脾；橘紅升陽調氣以悅脾。

　　四藥相合，補中有收，收中有補，則脫肛可收，久痢可止。

【運用要點】臨床應用以腸鳴腹痛，米穀不化，脫肛不收為辨證要點。

【附方】河間訶子散（《素問病機氣宜保命集》）

藥物組成：訶子、木香、甘草、黃連。

用法：4藥共研細末，每服6g，用白朮、芍藥湯調下。

功效：澀腸止瀉。

主治：瀉久腹痛漸已，瀉下漸少。

5. 桑螵蛸散（寇宗奭《本草衍義》）便數健忘

桑螵蛸散治便數　參茯龍骨同龜殼

菖蒲遠志及當歸　補腎寧心健忘覺

【藥物組成】桑螵蛸、人參、茯神、龍骨、龜板、遠志、石菖蒲、當歸各30g。

【新編歌訣】桑螵蛸散神志菖，參當骨板止尿方。

【用法】上8味藥共研細末，睡前黨參湯調下6g，或水煎服。

【功效】調補心腎，固精止遺。

【主治】心腎兩虛。症見小便頻數，或遺尿遺精，心神恍惚，健忘，舌淡苔白，脈細弱。

方解

君——桑螵蛸甘鹹，補腎固精而止遺。

臣——龍骨甘澀，澀精安神以助桑螵蛸。

佐——人參大補元氣而益心神，茯神健脾而安神；石菖蒲開心竅而化濕，遠志安神而化痰，四藥均能安神定志，調補心腎。當歸、龜板養血滋陰。

諸藥合用調補心腎，益氣養血，固精止遺而心神可安。

【運用要點】本方為治心腎不足而致遺尿滑精之代表方，臨床應用以遺尿，心神恍惚，舌淡苔白，脈細弱為辨證要點。尚可酌情加入山茱萸、五味子、山藥、益智仁、補骨脂等。

6. 真人養臟湯（《太平惠民和劑局方》）虛寒脫肛久痢

真人養臟訶粟殼　肉蔻當歸桂木香

朮芍參甘為澀劑　脫肛久痢早煎嘗

【藥物組成】訶子 15g，罌粟殼 10g，肉豆蔻 15g，當歸 15g，肉桂、木香各 10g，白朮、白芍各 15g，人參、甘草各 10g。

【新編歌訣】真人養臟參朮草，訶殼蔻肉香當芍。

【用法】水煎服。

【功效】溫中補虛，澀腸止瀉。

【主治】瀉痢日久，脾腎虛寒。症見大便滑脫不禁，腹痛喜按，喜溫，倦怠食少，舌質淡苔白，脈沉遲。

方解

君──人參、白朮甘溫益氣，健脾補中。

臣──肉桂、肉豆蔻溫腎陽暖脾土以除寒濕。

佐──訶子、罌粟殼澀腸止瀉，佐以當歸、白芍養血和陰；木香醒脾理氣。

使──甘草和中補脾，合白芍以緩急止痛。

諸藥合用，則有溫中補虛，澀腸止瀉的作用。

【運用要點】本方為治虛寒瀉痢而設，臨床應用以大便滑脫不禁，舌淡舌白，脈沉遲為辨證要點。近代常用於慢性結腸炎、慢性痢疾，日久不止，屬脾腎虛寒者。

7. 當歸六黃湯（李東垣《蘭室秘藏》）自汗盜汗

當歸六黃治汗出　　芪柏芩連生熟地

瀉火固表復滋陰　　加麻黃根功更異

或云此藥太苦寒　　胃弱氣虛在所忌

【藥物組成】當歸20g，黃耆30g，黃柏、黃芩、黃連

各 10g，生地黃、熟地黃各 20g。

【新編歌訣】當歸六黃汗出治，耆柏芩連生熟地。

【用法】水煎服。

【功效】滋陰清熱，固表止汗。

【主治】陰虛有火。症見發熱盜汗，面赤而乾，心煩唇燥，大便乾結，小便黃赤，舌紅，脈數。

> 方解
>
> 君——當歸養血增液，生地黃、熟地黃滋補腎陰，腎
> 　　　陰足則水能制火。
> 臣——黃連清瀉心火，合以黃芩、黃柏瀉火除煩。
> 佐——黃耆甘溫，益氣固表，斂汗治標。
> 諸藥合用則有滋陰清熱，固表止汗之功。

【運用要點】臨床應用以盜汗面赤，心煩溺赤，舌紅脈數為辨證要點。若純虛無火，去芩、連、柏，加玄參、麥冬等增液養陰。現代常用於結核病、糖尿病、甲亢、更年期綜合征屬於陰虛火旺者。

8. 柏子仁丸（許叔微《普濟本事方》）陰虛盜汗

　　柏子仁丸人參尤　　麥麩牡蠣麻黃根

　　再加半夏五味子　　陰虛盜汗棗丸吞

【藥物組成】柏子仁 60g，人參、白尤各 30g，麥麩 15g，牡蠣、麻黃根、半夏、五味子各 30g。

【新編歌訣】柏子參尤味，麻夏麥麩蠣。

【用法】將上 8 味藥研為細末，棗肉和丸，如梧桐子

大，每服9g，空腹米湯送下，日2～3次。

【功效】養心安神，滋陰斂汗。

【主治】陰虛火旺，症見盜汗，夜寐不安，心煩等。

方解

君——柏子仁甘平，養心安神清虛熱。

臣——牡蠣、麥麩清熱斂汗而養心；五味子甘酸斂汗而生津。

佐——半夏和胃燥濕而益脾；人參、白朮補氣健脾而固表。

使——麻黃根專走肌表，引人參、白朮以固衛氣。

諸藥合用，則有養心安神，清熱斂汗之功。

【運用要點】臨床應用以夜寐不安，盜汗為辨證要點。

9. 牡蠣散（《太平惠民和劑局方》）陽虛盜汗

　　陽虛自汗牡蠣散　黃耆浮麥麻黃根
　　撲法芎藁牡蠣粉　或將龍骨牡蠣捆

【藥物組成】煆牡蠣、黃耆、浮小麥、麻黃根各30g。

【新編歌訣】牡蠣散中耆麥根。

【用法】水煎服。

【功效】益氣固表，斂陰止汗。

【主治】自汗、盜汗。症見常自汗出，夜臥更甚，心悸驚惕，短氣煩倦，舌淡紅，脈細弱。

【運用要點】臨床應用以汗出，心悸，短氣，舌淡紅，脈細弱為辨證要點。若服之汗不止，可於方內加入五味子

方解

君——煆牡蠣鹹寒，斂陰潛陽，固表止汗。

臣——黃耆甘溫，益氣實衛，輔助牡蠣固表止汗。

佐——麻黃根辛溫，功專止汗。

使——浮小麥甘涼，專入心經，養心氣，退虛熱。

諸藥合而成方，益氣固表，斂陰止汗，汗出可止。

以斂汗養心安神。近代常用於肺結核出現自汗或盜汗。

【附方】（1）撲法

組成：牡蠣、川芎、藁本、糯米粉。

用法：4藥共研極細末，盛絹袋中，撲周身。

功效：止汗。

主治：自汗不止。

（2）捫法

組成：牡蠣、龍骨、糯米粉。

用法：3藥共研極細末，盛絹袋中，撲周身。

功效：止汗。

主治：自汗不止。

增　輯

1. 桃花湯（張機《傷寒論》）少陰下利屬虛寒者

　　桃花湯用石脂宜　粳米乾薑共用之

　　爲澀虛寒少陰利　熱邪滯下切難施

【藥物組成】赤石脂30g、粳米30g、乾薑10g。

【新編歌訣】桃花湯脂乾薑米。

【用法】水煎服。

【功效】澀腸止瀉。

【主治】久痢不癒。症見下痢膿血，色暗不鮮，腹痛喜暖喜按，舌質淡苔白，脈遲弱或微細。

方解

君——赤石脂甘澀，澀腸固脫。

臣——乾薑辛熱，溫中散寒而補虛。

佐——粳米養胃益氣和中，助赤石脂、乾薑以厚腸胃。

諸藥合用，共奏澀腸止痢之效。

【運用要點】臨床應用以久痢不癒，腹痛喜暖喜按，舌淡苔白，脈遲弱屬脾陽虛弱者為辨證要點。若見手足厥逆，脈沉微者，屬脾腎俱虛，陰寒內盛，宜加附子以增溫脾暖腎之功；若見腹痛甚者，可加白芍、桂枝以緩急止痛。

2. 威喜丸（《太平惠民和劑局方》）陽虛帶濁

威喜丸治血海寒　夢遺帶濁服之安
茯苓煮曬和黃蠟　每日空心嚼一丸

【藥物組成】茯苓、黃蠟各120g。

【用法】將茯苓與豬苓7.5g，同煮20餘沸，取出曬乾，去豬苓，以茯苓為末，熔黃蠟丸，彈子大，每服1丸，空腹嚼下。

【功效】行水滲濕，收澀補髓。

【主治】元陽虛衰，精氣不固而見小便餘瀝白濁，夢中頻泄，及婦人血久冷，白帶白淫等。

方解

君——茯苓補脾寧心，行水滲濕。

臣——黃蠟收澀補髓，使精不下流。

佐——豬苓利水滲濕，加強導濕濁下行之力。

諸藥相合，一行一收，清濁自分。

【運用要點】臨床應用以小便餘瀝白濁，夢中頻泄，及婦人血久冷，白帶白淫爲辨證要點。

3. 濟生烏梅丸（嚴用和《濟生方》）

濟生烏梅與僵蠶　　共末爲丸好醋參

便血淋漓頗難治　　醋吞唯有此方堪

【藥物組成】烏梅45g、僵蠶30g。

【新編歌訣】濟生烏梅與僵蠶。

【用法】2藥共研細末，好醋糊丸，如梧桐子大，每服6～9g，空腹醋湯送下。

【功效】斂肺澀腸，消風散結。

【主治】腸風便血，淋漓不止。

【運用要點】臨床應用以便血，淋漓不止爲辨證要點。

方解

君——烏梅酸澀，斂肺澀腸，入肝止血。

臣——僵蠶鹹辛，消風散結。

佐——醋助烏梅澀腸止血，又能散瘀不留瘀。

三藥相合，治腸風便血不止。

4. 封髓丹（董宿《奇效良方》）

失精夢遺封髓丹　砂仁黃柏草和丸

大封大固春常在　巧奪先天服自安

【藥物組成】砂仁30g、黃柏90g、甘草20g。

【新編歌訣】封髓丹砂黃柏草。

【用法】上3藥共研細末，蜜和作丸，如梧桐子大，每服9g，空腹淡鹽湯送下。

【功效】降心火，益腎水。

【主治】遺精夢交。

方解

君——黃柏苦寒，堅腎清火。

臣——砂仁辛溫，溫健脾運，引五臟六腑之精歸藏於腎。

佐使——甘草甘溫，健脾益氣，並調和二藥寒溫，使水火既濟。

諸藥合用，共奏降心火，益腎水之效。

【運用要點】臨床應用以遺精夢交為辨證要點。

【臨床案例】編者曾治顧某，女，28歲。人工流產後20天，感受風寒，上下眼瞼腫脹，額面頭皮發緊，白睛有紅色血絲，牙齦腫脹疼痛，畏風，有汗，口乾，下肢發涼。舌淡稍胖潤，脈弦略浮。

此為感受風寒，營衛失和表虛之證。然素體陽虛，真氣上浮，而見「白睛有紅色血絲，牙齦腫脹疼痛」，此非實火，乃是虛陽上浮之陰火。處以桂枝湯解表，合封髓丹

加附子以扶陽攝納，表裡兼顧：附子15g，桂枝15g，白芍15g，黃柏10g，砂仁15g，炙甘草15g，生薑10片，大棗10枚。3劑後，瞼腫、額面發緊顯減，仍畏風，無汗，脈見浮象，原方加麻黃10g，3劑後，諸證消失。減掉麻黃再服3劑善後。

十八、殺蟲之劑

1. 烏梅丸（張仲景《傷寒論》）蛔厥

烏梅丸用細辛桂　人參附子椒薑繼
黃連黃柏及當歸　溫藏安蛔寒厥劑

【藥物組成】烏梅30g，細辛5g，桂枝、人參各10g，附子15g，蜀椒、乾薑、黃連、黃柏各10g，當歸15g。

【新編歌訣】烏梅細椒黃柏連，薑桂附子參歸全。

【用法】烏梅用醋浸一宿，去核，和餘藥打勻，烘乾或曬乾，研末，加蜜製丸，每服9g，日1～3次，空腹服或水煎服，也可水煎服。

【功效】溫臟安蛔。

【主治】蛔厥。症見煩悶嘔吐，時發時止，得食即吐，常自吐蛔，手足厥逆，腹痛時作。又主久利。

方解

蛔得酸則靜，得辛則伏，得苦則下。

君——烏梅味酸，安蛔止痛。

臣——蜀椒、細辛驅蛔，溫臟止痛。

佐——黃連、黃柏清熱燥濕；乾薑、桂枝、附子溫臟
　　　祛寒；人參、當歸補氣養血。

　　諸藥合用，則成溫臟安蛔之劑。本方寒熱並用，補斂俱備，故可兼治寒熱錯雜而正氣虧虛之久利。

【運用要點】臨床應用以腹痛時作，煩悶嘔吐，常自吐蛔，手足厥冷為辨證要點。本方原為胃熱腸寒所致之蛔

厥證而設。臨證若無上熱者，可去黃連、黃柏；若無寒證者，可去乾薑、附子；若體不虛者，可去黨參、當歸。

【臨床案例】編者曾治鄭某，女，35歲。慢性泄瀉2年，便泄稀溏，甚則如水，日10多次，晨起必泄三四次。每因食涼加重，時發腹痛，多方治療罔效。伴畏寒，納少，白帶多。舌淡，苔白潤，脈緩滑無力。便檢有少許膿球。辨爲脾腎陽虛，寒濕過盛。治擬溫補脾腎，滲濕止瀉，方用四神丸合理中丸加減。守方治療月餘，便次減少，仍日約三四次，且時有反覆。因思明是一派寒濕之象，溫補何以少效？復細詢，得知尚有心煩口渴，尿少色黃之證。

此寒濕鬱久化熱之象，仲景之烏梅丸寒溫並用，「又主久利」，正合一用。遂處方：烏梅、乾薑各10g，細辛、肉桂各5g，黃柏、黃連各10g，太子參30g，附子、肉蔻、蒼朮各15g，車前子30g。4劑後，僅晨泄一二次，白帶顯減，納增。藥已中的，續服4劑，便已成形，便次正常，餘證若失。以參苓白朮散善後，隨訪至今未復發。

2. 化蟲丸（《太平惠民和劑局方》）腸胃諸蟲

化蟲鶴虱及使君　檳榔蕪荑苦楝群
白礬胡粉糊丸服　腸胃諸蟲永絕氛

【藥物組成】鶴虱30g、使君子15g、檳榔30g、蕪荑15g、苦楝皮30g、白礬7.5g、胡粉（即鉛粉）30g。

【新編歌訣】本方一般選用市售成藥。

【用法】以上7藥共研細末，用酒煮麵糊作丸，據年齡酌量服，一歲小兒用1.5g。

【功效】殺腸中諸蟲。

方解

　　方中諸藥均為殺蟲之品，使君子、鶴虱、蕪荑為驅蟲要藥；苦楝皮能殺蛔蟲、蟯蟲，檳榔能殺條蟲、薑片蟲。其餘白礬、胡粉均具殺蟲之效。綜觀本方，匯諸殺蟲之品為一方，可知殺蟲之力甚強。

【主治】腸中諸蟲，發作時腹中疼痛，疼劇時嘔吐清水或吐蛔。

【運用要點】本方對腸內諸寄生蟲均有殺滅作用，故可用於蛔蟲、蟯蟲、條蟲、薑片蟲等腸道寄生蟲證。

增　輯

集效丸（陳無擇《三因極一病證方論》）殺蟲

集效薑附與檳黃　蕪荑訶鶴木香當

雄檳丸內白礬入　蟲蠚攻疼均可嘗

【藥物組成】乾薑、附子、檳榔各20g，大黃45g，蕪荑、訶子、鶴虱、木香各20g。

【新編歌訣】集效薑附黃，荑訶鶴香檳。

方解

君——訶子、烏梅酸以伏蟲。

臣——檳榔、蕪荑、鶴虱苦以殺蟲。

佐——附子、乾薑溫中散寒止痛；大黃瀉下驅蟲；木香調氣而止痛。

諸藥相合，共奏溫中殺蟲之功。

【用法】以上8藥共研細末，蜜和作丸，每丸6～9g，食前烏梅湯送下。

【功效】殺蟲，溫中。

【主治】蟲蠚腹痛，作止有時，或崗起往來，四肢常冷。

【運用要點】臨床應用以腹痛，作止有時，或崗起往來，四肢常冷爲辨證要點。

【附方】雄檳丸（《醫方集解》）

藥物組成：雄黃、檳榔、白礬。

用法：3藥各等分，研爲細末，和飯作丸，如梧桐子大，每服1.5g。

功效：殺蟲止痛。

主治：蟲痛。

十九、癰瘍之劑

1. 真人活命飲（陳自明《校注婦人大全良方》）一切癰疽

　　真人活命金銀花　　防芷歸陳草節加
　　貝母天花兼乳沒　　穿山角刺酒煎嘉
　　一切癰疽能潰散　　潰後忌服用毋差
　　大黃便實可加使　　鐵器酸物勿沾牙

　　【藥物組成】金銀花30g，防風、白芷、當歸、陳皮、甘草、貝母、天花粉、乳香、沒藥、穿山甲、皂角刺各10g。

　　【新編歌訣】消瘡飲中用銀花，防芷歸陳草芍加。花粉貝母兼乳沒，山甲角刺酒煎佳。注：本方又名「仙方活

方解

君——金銀花甘寒，疏散透達，清熱解毒，為「瘡瘍之聖藥」。

臣——白芷、防風辛溫散邪，治療癰瘍初起；當歸、陳皮、乳香、沒藥行氣活血，通絡止痛。

佐——天花粉、貝母清熱化痰，消腫散結；皂角刺、穿山甲潰堅排膿。

使——甘草清熱解毒，且可調和諸藥；加酒可活血消腫止痛，並引諸藥直達病所，大便燥結者，可酌加大黃。

　　諸藥相合，散、清、消、補、攻下共用，使瘡瘍腫毒可消。

命飲」，亦稱「消瘡飲」。

【用法】水煎服或水酒各半煎服。

【功效】清熱解毒，消腫潰堅，活血止痛。

【主治】瘡瘍腫毒初起，紅腫焮痛，或身熱，凜寒，苔薄白或黃，脈數有力。

【運用要點】本方前人稱爲「外科之首方，瘡瘍之聖藥」，是治療瘡瘍的代表方劑。臨床應用以瘡瘍腫毒紅腫焮痛，或身熱，凜寒，苔薄白或黃，脈數有力爲辨證要點。根據瘡瘍部位之不同，尚可再加引經藥，如在頭部加川芎，頸項加桔梗，胸部加瓜蔞皮，脇肋加柴胡，腰背加秦艽，上肢加薑黃，下肢加牛膝。本方除可內服，藥渣還可搗爛外敷增加療效。

2. 金銀花酒（齊德之《外科精義》）癰疽初起

　　金銀花酒加甘草　奇瘍惡毒皆能保
　　護膜須用蠟礬丸　二方均是瘍科寶

【藥物組成】鮮金銀花150g、甘草30g。

【新編歌訣】金銀花酒加甘草。

【用法】水、酒各半煎，分3次服。

【功效】消腫散瘀，托毒止痛。

方解

君——鮮金銀花甘寒，善於清熱解毒，為癰瘡聖藥。

臣——甘草甘溫，助君清熱解毒，並能和胃調藥。

佐使——酒性走散，有助驅邪外出。

三者合用，治一切癰疽瘡腫初起有效。

【主治】一切癰疽惡瘡,及肺癰、腸癰初起。

【運用要點】臨床應用以癰疽、惡瘡,及肺癰、腸癰初起為辨證要點。

【附方】蠟礬丸(《景岳全書》)

組成:黃蠟、白礬。

用法:先將蠟熔化,少冷,入礬和丸,如梧桐子大,每服10丸,漸加至百丸,酒送下,日2～3次。

功效:護膜托裡,使毒不攻心。

主治:金石發疽,癰疽瘡瘍,肺癰乳癰,痔瘻腫痛,及毒蟲蛇犬咬傷。

3. 托裡十補散(《太平惠民和劑局方》)補裡散表

托裡十補參耆芎　歸桂白芷及防風

甘桔厚朴酒調服　癰瘍脈弱賴之充

【藥物組成】人參10g,黃耆15g,川芎、當歸、肉桂、白芷、防風、甘草、桔梗、厚朴各10g。

【新編歌訣】托裡十補參耆芎,桔芷肉當草朴風。

【用法】上10藥共研細末,每服6g,加至18g,熱酒

方解

君——人參、黃耆大補脾肺之氣。

臣——白芷、桔梗解毒排膿。

佐——川芎、當歸養血和血;肉桂溫通血脈而止痛;防風消散外風;厚朴理氣寬中。

使——甘草甘溫,既擅解毒,又可調和各藥。

諸藥相合,補裡散表,消散內托並用。

調服。

【功效】益氣和血，溫通消散。

【主治】癰瘍初起，毒重痛甚，形體羸瘦，脈弱無力。

【運用要點】臨床應用以毒重痛甚，形體羸瘦，脈弱無力為辨證要點。

4. 托裡溫中湯（羅謙甫《衛生寶鑒》）寒瘍內陷

  托裡溫中薑附羌　　茴木丁沉共四香
  陳皮益智兼甘草　　寒瘍內陷嘔瀉良

【藥物組成】炮薑、附子各15g，羌活、茴香、木香、丁香、沉香、陳皮各10g，益智仁15g，炙甘草10g。

【新編歌訣】托裡溫中附草薑，陳益沉羌茴丁香。

【用法】上藥加生薑5片，水煎服。

【功效】溫中托毒，散寒消痞。

【主治】瘡瘍屬寒明者，瘡毒內陷，膿汁清稀，心下痞滿，腸鳴腹痛，大便溏瀉，食則嘔逆，時發昏聵等。

【運用要點】臨床應用以膿汁清稀，心下痞滿，腸鳴腹痛，大便溏瀉，食則嘔逆，時發昏聵為辨證要點。

方解

君——附子、炮薑溫中助陽，祛寒托毒。

臣——羌活溫通散邪；益智仁溫脾止瀉。

佐——沉香、丁香溫胃散寒，降逆止嘔；陳皮、茴
  香、木香散痞消滿。

使——炙甘草甘溫，擅長解毒，兼調諸藥。

諸藥相合，共奏溫中托毒、散寒消痞之功。

5. 托裡定痛湯（顧世澄《瘍醫大全》）內托止痛

托裡定痛四物兼　乳香沒藥桂心添

再加蜜炒罌粟殼　潰瘍虛痛去如拈

【藥物組成】川芎、熟地、白芍、當歸各 15g，乳香、沒藥、肉桂、罌粟殼各 10g。

【新編歌訣】托裡定痛四物兼，乳沒肉桂粟殼添。

【用法】水煎服。

【功效】托裡生肌，消腫止痛。

【主治】癰疽潰後不斂，血虛疼痛。

方解

君——四物湯補血調血，托裡生肌。

臣——乳香、沒藥活血止痛，消腫生肌；罌粟殼功擅
　　　止痛。

佐——肉桂辛甘、大熱，溫通經脈。

諸藥合用，有托裡毒，消腫痛之功。

【運用要點】臨床應用以潰後不斂，血虛疼痛爲辨證要點。

6. 散腫潰堅湯（李東垣《蘭室秘藏》）消堅散腫

散腫潰堅知柏連　花粉黃芩龍膽宣

升柴翹葛兼甘桔　歸芍棱莪昆布全

【藥物組成】知母、黃柏、黃連各 10g，天花粉 15g，黃芩 25g，龍膽草、升麻、柴胡各 10g，連翹、葛根各 15g，甘草、桔梗各 10g，當歸、白芍各 15g，三棱、莪

朮、昆布各10g。

【新編歌訣】散腫潰堅知柏連，花粉黃芩龍膽宣。升柴翹葛兼甘桔，歸芍棱莪昆布全。

【用法】水煎服。

【功效】瀉火止痛，消腫潰堅。

【主治】馬刀瘡，結硬如石，或在耳下至缺盆中，或於肩上，或於脇下；或瘰癧遍於頸，或至頰車，堅而不潰；或上二證已破流水者。

方解

君——黃連、黃芩、黃柏、知母、龍膽草均苦寒瀉火之品，用以清瀉三焦相火。

臣——連翹清熱解毒；葛根、升麻升陽解毒；桔梗、天花粉清熱排膿。

佐——白芍、當歸柔肝活血；莪朮、三棱行氣破血；昆布化痰軟堅。

使——甘草化毒和中，桔梗載藥上行，柴胡引藥入肝經。

諸藥相合，共奏瀉火消腫，潰堅止痛之功。

【運用要點】臨床應用以馬刀瘡，結硬如石，或瘰癧遍於頸、頰，堅而不潰為辨證要點。

增　輯

1. 醒消丸（王洪緒《外科全生集》）陽癰

醒消乳沒麝雄黃　專為大癰紅腫嘗

每服三錢陳酒化　醉眠取汗是良方

【藥物組成】乳香、沒藥各30g，麝香5g，雄黃15g。

【新編歌訣】醒消乳沒麝雄黃。

【用法】4藥研爲細末，黃米飯50g，搗爲丸，搓如萊菔子大，每服9g，陳酒送下。

【功效】活血散結，解毒消癰。

【主治】痰濕阻滯而致的癰疽腫毒，堅硬疼痛，未成膿。

方解

君——雄黃辛溫，豁痰解毒，去瘀止痛。

臣——乳香、沒藥活血行氣，消瘀散腫而止痛；麝香解毒通絡。

使——酒性升散，協諸藥消癰。

諸藥相配，活血散結，消癰解毒。

【運用要點】臨床應用以癰疽腫毒，堅硬疼痛未成膿爲辨證要點。

2. 小金丹（王洪緒《外科全生集》）陰疽痰核

小金專主治陰疽　鱉麝烏龍靈乳儲
墨炭膠香歸沒藥　陰瘡流注乳癌除

【藥物組成】木鱉150g，麝香30g，草烏、地龍、五靈脂各150g，乳香75g，墨炭15g，白膠香150g，當歸、沒藥各75g。

【新編歌訣】此藥多選用市售成藥。

【用法】上10藥共研細末，糯米粉打糊為丸如芡實大，每服1丸，陳酒送下，覆蓋取汗。

【功效】化痰祛濕，祛瘀通絡。

【主治】流注、痰核、瘰癧、乳岩、貼骨疽等症，初起皮色不變，腫硬作痛者。

> 方解
>
> 本方主治寒濕痰瘀阻滯經絡而致陰疽、陰性瘡瘍。
>
> 君——草烏辛苦，逐寒祛濕，通經止痛。
>
> 臣——木鱉、墨炭祛痰消腫；乳香、沒藥、五靈脂活血祛瘀，消腫定痛。
>
> 佐——麝香、地龍、當歸溫通經絡，養血活血；白膠香調暢氣血而消癭疽，糯米滋養胃氣。
>
> 使——酒助藥勢，直達病所。
>
> 　諸藥相合，溫經通絡，祛濕消痰散結，陰疽痰核可消。

【運用要點】本方為治陰性瘡瘍常用之藥，臨床應用見流注、痰核、瘰癧、乳岩、貼骨疽等症，初起皮色不變，腫硬作痛為辨證要點。

3. 梅花點舌丹（王洪緒《外科全生集》）疔瘡發背

　　梅花點舌用三香　　冰片硼珠朱二黃
　　沒藥熊葶蟾血竭　　一丸酒化此方良

【藥物組成】沉香、乳香各30g，麝香60g，冰片30g，硼砂30g，珍珠90g，朱砂、牛黃各60g，雄黃、沒藥、熊

膽、葶藶子各 30g，蟾酥 60g，血竭 30g。

【新編歌訣】此藥多選用市售成藥。

【用法】蟾酥用人乳化開，餘藥共研為細末，藥汁為丸如綠豆大，金箔為衣，每服 1 丸，入蔥白打碎，陳酒送服；或用醋化開外敷。

【功效】清熱解毒，消腫止痛。

【主治】熱毒所致疔毒惡瘡，無名腫痛，紅腫癰癤，乳蛾，咽喉腫痛。

方解

君——蟾酥辛溫，清熱解毒消腫，善治疔瘡。

臣——乳香、沒藥、血竭活血祛瘀止痛；朱砂、硼砂、雄黃、冰片清熱解毒，散瘀消腫。

佐——珍珠清肝散熱；沉香行氣止痛；葶藶子瀉熱利水；熊膽、牛黃清心除熱，涼血解毒。

使——麝香辛溫，善止疼痛，通行十二經絡。

諸藥相合，清熱解毒，消腫止痛，對一切陽證疔瘡惡腫有效。

【運用要點】本方為治陽性瘡瘍常用之藥，臨床應用於疔毒惡瘡，無名腫痛，紅腫癰癤，乳蛾，咽喉腫痛屬熱性者。

4. 保安萬靈丹（陳實功《外科正宗》）陰疽鶴膝風

萬靈歸尤與三烏　辛草荊防芎活俱

天斛雄麻全蠍共　陰疽鶴膝濕痹須

【藥物組成】當歸30g，蒼朮240g，川烏、草烏、生首烏、細辛、甘草、荊芥、防風、川芎、羌活、天麻、石斛各30g，雄黃180g，麻黃、全蠍各30g，朱砂20g。

【新編歌訣】萬靈歸朮與三烏，辛草荊防芎活俱。天斛雄麻全蠍共，陰疽鶴膝濕痹須。

【用法】上17藥共研細末，煉蜜爲丸如彈子大，朱砂爲衣，每服1丸。

【功效】散風祛濕，活血解毒。

【主治】濕痰流注，外受風寒引起的風寒濕痹，陰疽，疔瘡，對口發頤，附骨疽，鶴膝風，破傷風，中風癱瘓，口眼喎斜，半身不遂，皮膚紫斑，舌苔薄白，脈浮緊等症。

【運用要點】臨床應用以感受風寒引起的風寒濕痹，陰疽，疔瘡，對口發頤，附骨疽，鶴膝風，破傷風，中風

方解

君——麻黃散風除寒祛濕，溫通腠理；川烏、草烏溫
　　　散寒濕，祛風通痹，輔以荊芥、防風、羌活、
　　　細辛祛風勝濕，散寒通竅。

臣——天麻甘平，息風止痙，善療中風癱瘓、麻木不
　　　仁。

佐——川芎、當歸活血養血，消腫止痛；全蠍活血解
　　　毒，散結消腫；朱砂清熱解毒，鎮靜安神；雄
　　　黃燥濕殺蟲，辟穢解毒；生首烏、石斛清熱養
　　　陰；蒼朮健脾燥濕。

使——甘草甘溫，調和諸藥。

諸藥相合，共奏散風祛濕，活血解毒之功效。

癱瘓，口眼喎斜爲辨證要點。

5. 蟾酥丸（陳實功《外科正宗》）疔瘡

蟾酥丸用麝蝸牛　乳沒朱雄輕粉儔

銅綠二礬寒水石　疔瘡發背乳癰瘰

【藥物組成】蟾酥6g，麝香3g，蝸牛21個，乳香、沒藥各3g，朱砂9g，雄黃6g，輕粉1.5g，銅綠、膽礬、枯礬、寒水石各3g。

【新編歌訣】本方一般用市售成藥。

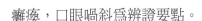

383

【用法】先將蝸牛研爛，同蟾酥和研稠黏，再將餘藥研細爲末，和而爲丸如綠豆大，每服5丸，用蔥白5寸嚼爛後，包藥在內，熱酒一盅送下，蓋被取汗；或外敷用。

【功效】解毒活血，消腫止痛。

【主治】疔瘡，發背，腦疽，乳癰，附骨臂腿等疽，及各種惡瘡，不痛或麻木，或嘔吐，甚至昏瞶。

方解

君——蟾酥辛溫，內服能治疔毒發背，外用則止痛去腐肉。

臣——蝸牛內服清熱解毒，外用消散瘡腫；銅綠去風痰而治惡瘡；枯礬、膽礬、朱砂、雄黃、輕粉去痰解毒。

佐——乳香、沒藥行氣活血，消腫止痛；寒水石清熱解毒，兼解諸藥之毒。

使——麝香辛溫，解毒而通經絡。

諸藥合用，治各種惡瘡。

【運用要點】臨床應用以各種惡瘡癰疽，不痛或麻木，或嘔吐，甚至昏聵爲辨證要點。

6. 一粒珠（謝元慶《良方集腋》）癰疽發背

一粒珠中犀甲冰　珍朱雄麝合之能
癰疽發背無名毒　酒化一丸力自勝

【藥物組成】犀牛黃3g，穿山甲75g，冰片、珍珠、雄黃各1.5g，麝香1.5g，朱砂1.5g，蟾酥0.5g。

【新編歌訣】本方一般選用市售成藥。

【用法】上8藥共研爲細粉，人乳拌糊丸，每服1.5g，人乳化開，陳酒沖服。

【功效】解毒，消腫，止痛。

【主治】癰疽瘡癤，乳癰乳癌，一切無名腫毒，紅腫疼痛。

方解

君——穿山甲鹹寒，消腫排膿，散瘀通絡。

臣——牛黃、麝香、冰片、珍珠、朱砂清熱解毒，消腫開竅，安神定驚。

佐——雄黃、蟾酥解毒消腫，人乳補虛潤燥。

使——陳酒活血升散。

諸藥相合，清、消、補共用，可治一切無名腫毒。

【運用要點】臨床應用以一切無名腫毒，紅腫疼痛爲辨證要點。

7. 六神丸（雷允上《雷允上誦芬堂方》）疫喉

> 六神丸治爛喉痧　每服十丸效可誇
> 珠粉腰黃冰片麝　牛黃還與蟾酥加

【藥物組成】珍珠粉、犀牛黃各45g，冰片30g，麝香45g，雄黃30g，蟾酥30g。

【新編歌訣】本方一般選用市售成藥。

【用法】共研細末，製成小水丸，每服10粒，日2次，將藥放在舌下噙化，徐徐咽下。

【功效】清熱解毒，消腫止痛。

【主治】單雙乳蛾，喉風喉癰，症見咽喉腫痛，咽下困難。

方解

君——犀牛黃、珍珠粉清熱化痰而涼血。

臣——蟾酥解毒消腫而止痛。

佐——雄黃辟穢解毒而散結。

使——冰片、麝香解毒消腫而開竅。

諸藥合用，共奏清熱解毒，消腫止痛之功。

【運用要點】本方為治療咽喉腫痛的代表方劑，臨床應用以咽喉紅腫疼痛、咽下困難等為辨證要點，亦常用於疔瘡、癰疽及無名腫毒的治療。

【臨床案例】1936年的一天，國民黨愛國將領馮玉祥將軍吃飯時被魚刺紮破咽部，開始流血，腫脹，不能吃飯。保健醫生李德全女士直接從蘇州雷允上藥店購了幾瓶六神丸，馮將軍服用後果然很快止住了痛。第二天就消了

腫，進食恢復如常。

8. 陽和湯（王洪緒《外科證治全生集》）一切陰疽

　　陽和湯法解寒凝　　外症虛寒色屬陰

　　熟地鹿膠薑炭桂　　麻黃白芥草相承

【藥物組成】熟地30g，鹿角膠10g，薑炭、肉桂、麻黃、白芥子、生甘草各10g。

【新編歌訣】陽和湯用熟鹿膠，薑桂麻黃芥草挑。

【用法】水煎服。

【功效】溫陽補血，散寒能滯。

【主治】一切陰疽、貼骨疽、流注、鶴膝風等屬陰寒之證。症見局部漫腫無頭，皮色不變、不熱，舌淡苔白，

方解

君——熟地甘溫，滋養肝腎，溫補陰血。

臣——鹿角膠為血肉有情之品，生精補髓，養血助陽，強壯筋骨，兩藥相配，寓陰中求陽之意，使陽氣化生有源。

佐——薑炭、肉桂溫經散寒而入血分，引熟地、鹿角膠二藥直達病所；麻黃辛溫宣散，發越陽氣，以驅皮表之寒邪；白芥子去痰除濕，可達皮裡膜外，內外宣通。麻芥合用，使血氣宣通，熟、鹿補而不滯。

使——生甘草解毒並調和諸藥。

　　諸藥相合，猶如離照當空，陰霾四散，化陰布陽，陰疽諸證自除。

口不渴，脈沉細或遲細。

【運用要點】本方爲治療陰性瘡疽的代表方劑，臨床應用以患部不紅、不熱，漫腫、酸痛，舌淡、脈細爲辨證要點。如氣虛甚者，可加入參、芪等補氣之品。近代常用本方治療骨結核、腹膜結核、慢性骨髓炎、骨膜炎、慢性淋巴結炎等屬血虛寒凝者。

【臨床案例】編者曾治楊某，男，34歲。一個月前，左膝突然疼痛，痛若針刺，牽及下肢，屈伸不利，夜甚於晝。足涼過膝，不能盤腿，跛行。查左膝內側長有一包，鴿蛋大小，質軟，皮色微紅，按之並不痛。飲食二便正常，服過多種藥不效。查舌淡紫胖潤，脈弦。

此證肢膝疼痛，當按寒濕痹證論處；膝側包塊雖腫微紅不痛，當以陰疽看待。統而觀之，患者足涼過膝，舌淡紫胖潤，顯係陰證，治療用桂枝芍藥知母湯，陰疽用陽和湯，今以二方合用：附子15g，熟地20g，鹿角膠10g（烊化），乾薑10g，桂枝10g，麻黃10g，白芥子15g，赤芍、白芍各15g，知母10g，蒼朮、白朮各15g，防風10g，牛膝15g，烏蛇15g，炙甘草10g。服藥5劑，諸症均減。續服10劑，疼痛已無，包塊消失，痊癒。

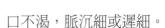

二十、經產之劑

1. 妊娠六合湯（王海藏《醫壘元戎》）妊娠傷寒

海藏妊娠六合湯　四物爲君妙義長
傷寒表虛地骨桂　表實細辛兼麻黃
少陽柴胡黃芩入　陽明石膏知母藏
小便不利加苓瀉　不眠黃芩梔子良
風濕防風與蒼朮　溫毒發斑升翹長
胎動血漏名膠艾　虛痞朴實頗相當
脈沉寒厥亦桂附　便秘蓄血桃仁黃
安胎養血先爲主　餘因各症細參詳
後人法此治經水　過多過少別溫涼
溫六合東加芩朮　色黑後期連附商
熱六合湯梔連益　寒六合東加附薑
氣六合東加陳朴　風六合東加芄羌
此皆經產通用劑　說與時師好審量

【藥物組成】川芎、熟地、白芍、當歸各15g。

（1）表虛六合湯：加桂枝、地骨皮各20g。

（2）表實六合湯：加麻黃、細辛各15g。

（3）柴胡六合湯：加柴胡、黃芩各15g。

（4）石膏六合湯：加石膏、知母各15g。

（5）茯苓六合湯：加茯苓、澤瀉各15g。

（6）梔子六合湯：加梔子、黃芩各10g。

（7）風濕六合湯：加防風、製蒼朮各15g。

（8）升麻六合湯：加升麻、連翹各15g。

（9）膠艾六合湯：加阿膠、艾葉各15g。

（10）朴實六合湯：加厚朴、炒枳實各15g。

（11）附子六合湯：加炮附子、肉桂各15g。

（12）大黃六合湯：加大黃、桃仁各10g。

【用法】水煎服。

【功效】養血安胎，分別兼以解肌止汗；發汗解表；清熱生津；利水通小便；清三焦虛熱；清熱解毒；暖宮止血；消痞散滿；散寒回陽；瀉結破瘀。

【主治】妊娠而病傷寒，分別側重於：

（1）傷風表虛自汗，頭痛項強，身熱惡寒，脈浮緩。

（2）傷寒表實無汗，頭痛身熱，惡寒，脈浮緊。

（3）寒熱往來，心煩喜嘔，胸脇滿痛，脈弦。

（4）陽明經證見身熱不惡寒，有汗口渴。

（5）足太陽膀胱腑病見小便不利。

（6）發汗或攻下後，虛煩不得眠。

（7）感受風濕，四肢骨節煩疼，頭痛發熱而脈浮。

（8）攻下後過經不癒，轉為溫毒發斑如錦紋。

（9）發汗或攻下後，血漏不止，胎氣受損，胎動不安。

方解

君——四物湯養血安胎。

佐——分別以上述12組藥針對不同證候。

妊娠傷寒為本方主證，分別有上述兼證。故方中以四物湯養血安胎用為君藥。分別佐以上述12組藥用以針對不同兼證。通過不同配伍，對妊娠期所感受的各種疾患均有治療效果。

（10）發汗或攻下後，心下虛痞，腹中脹滿。

（11）少陰證見脈沉而遲，四肢拘急，腹中痛，身涼有微汗。

（12）陽明、太陽本病見大便色黑而硬，小便色赤而暢，腹脹氣滿而脈沉數（蓄血）。

【附方】

（1）溫六合湯（黃芩六合湯）

組成：川芎、熟地、芍藥、當歸、黃芩、白朮。

用法：水煎服。

功效：清熱涼血，健脾統血。

主治：氣虛血熱，月經過多。

（2）連附六合湯

組成：川芎、熟地、白芍、當歸、黃連、香附。

用法：水煎服。

功效：清熱行氣，養血調經。

主治：氣滯血熱，月經後期，色黑不暢。

（3）熱六合湯

組成：川芎、熟地、白芍、當歸、黃連、梔子。

用法：水煎服。

功效：清熱涼血，養血調經。

主治：血虛有熱，月經妄行，發熱心煩，不能睡臥。

（4）寒六合湯

組成：川芎、熟地、白芍、當歸、附子、乾薑。

用法：水煎服。

功效：溫陽散寒，養血調經。

主治：虛寒脈微自汗，氣難布息，清便自調。

（5）氣六合湯

組成：川芎、熟地、白芍、當歸、厚朴、陳皮。

用法：水煎服。

功效：理氣開鬱，養血調經。

主治：氣鬱經阻，月經不暢，腹脇脹痛。

（6）風六合湯

組成：川芎、熟地、白芍、當歸、秦艽、羌活。

用法：水煎服。

功效：祛風止眩，養血和血。

主治：產後血脈空虛，感受風邪而發痙厥。

2. 膠艾湯（張仲景《金匱要略》）胎動漏血

膠艾湯中四物先　阿膠艾葉甘草全

婦人良方單膠艾　胎動血漏腹痛全

膠艾四物加香附　方名婦寶調經專

【藥物組成】阿膠、艾葉、川芎各10g，生地、白芍、當歸各15g，甘草10g。

方解

君——阿膠滋陰補血而止血；艾葉暖宮止痛而止血，兩者為治標之品。

臣——四物湯功專養血調肝，主治沖任虛損，在本方中治本。

佐——阿膠配甘草善於止血；白芍配甘草，尤能緩急止痛，酒可宣行藥力。

諸藥合用，共奏養血止血，調經安胎功效。

【新編歌訣】膠艾湯中四物甘。注：「四物」指四物湯中川芎、熟地、芍藥、當歸四味，但本方用生地代替熟地，應注意。

【用法】上6藥（除阿膠）水煎去滓，入阿膠烊化，溫服。

【功效】養血止血，調經安胎。

【主治】婦女衝任虛損所致的崩漏下血，月經過多，淋漓不止，產後損傷衝任，下血不絕；或妊娠下血，腹中疼痛者。

【運用要點】本方止血安胎，爲治療婦科崩漏、胎動漏血的代表方劑。臨床應用以崩漏下血，月經過多，胎動不安爲辨證要點。如兼氣虛，可加黨參、黃芪補氣攝血；用於胎漏腰痛，可去川芎，加入杜仲、桑寄生、苧麻根等安胎止漏。本方可用於先兆流產、產後子宮復原不全的出血不止，血色暗淡者。

【附方】

（1）膠艾湯（《婦人良方》）

組成：阿膠、艾葉。

用法：先用蛤粉炒阿膠，燉化，再煎艾葉爲湯沖服。

功效：止血安胎。

主治：胎動不安，腹痛漏血。

（2）婦寶丹（經驗方）

組成：川芎、熟地、芍藥、當歸、阿膠、艾葉、香附。

用法：上7藥分別用童便、鹽水、酒、醋各浸3日炒，水煎服。

功效：養血和血，行氣調經。

主治：血虛有寒，月經不調。

3. 當歸散（張仲景《金匱要略》）養血安胎

當歸散益婦人妊　　朮芍芎歸及子芩

安胎養血宜常服　　產後胎前功效深

【藥物組成】當歸500g，白朮250g，白芍、川芎、黃芩各500g。

【新編歌訣】當歸芎芍白朮芩。

【用法】上5藥研細為末，用酒調服6～9g，日2次。

【功效】清熱祛濕，養血安胎。

【主治】婦人妊娠，血少有熱，胎動不安，及曾經數次半產者。

方解

君——當歸甘辛，補血和血。

臣——黃芩清熱涼血安胎；白朮健脾益氣，並能燥濕，二者皆擅安胎。

佐——川芎理氣活血，白芍養血和營。

諸藥合用，共奏清熱養血，益氣安胎之功。

【運用要點】臨床應用以婦人妊娠血少有熱，胎動不安，及曾經數次半產者為辨證要點。

4. 黑神散（《太平惠民和劑局方》）消瘀下胎

黑神散中熟地黃　　歸芍甘草桂炮薑

蒲黃黑豆童便酒　　消瘀下胎痛逆忘

【藥物組成】熟地、當歸、赤芍、炙甘草、肉桂、炮薑、蒲黃、黑豆各150g。

【新編歌訣】黑神蒲豆熟地黃，歸芍甘草桂炮薑。

【用法】上8藥共研極細末，每服6g，溫酒調下。原方用酒和童便各半盞同煎後調服。

【功效】養血消瘀，行血下胎（指胎衣）。

【主治】產後惡露不盡，或攻沖作痛，臍腹堅脹撮痛，及胞衣不下，胎死腹中，產後瘀血等。

方解

君──蒲黃、黑豆化瘀行血，擅下惡露。

臣──當歸、熟地、赤芍養血益陰，袪瘀生新；炮薑、肉桂溫通血脈，並能溫壯脾腎之陽。

使──炙甘草甘緩益氣；童便散瘀引血下行；酒引諸藥入血分而通經絡。

諸藥相合，消中有補，氣血並調，共奏活血化瘀，益氣下胎之功。

【運用要點】臨床應用以產後惡露不盡，或攻沖作痛，臍腹堅脹撮痛，及胞衣不下為辨證要點。

5. 清魂散（嚴用和《濟生方》）產後昏暈

清魂散用澤蘭葉　人參甘草川芎協

荊芥理血兼袪風　產中昏暈神魂帖

【藥物組成】澤蘭葉、人參各30g，甘草10g，川芎30g，荊芥90g。

【新編歌訣】清魂散用澤蘭葉，人參甘草川芎芥。

【用法】上5藥共研細末，每服3～6g，溫酒熱湯各半盞調服。

【功效】益氣和血，疏風散邪。

【主治】產後惡露已盡，氣血虛弱，感冒風邪，忽然昏暈不知人事。

方解

君——荊芥辛溫，疏風散邪，尤擅疏血中之風。

臣——人參、甘草益氣健脾，以利氣血生化之源。

佐——澤蘭葉、川芎養血和血。

使——用酒以助藥力，引諸藥入血。

諸藥相合有補益氣血，疏散外邪之功。

【運用要點】臨床應用以產後惡露已盡，氣血虛弱，感冒風邪，忽然昏暈不知人事為辨證要點。

6. 羚羊角散（嚴用和《濟生方》）子癇

羚羊角散杏薏仁　防獨芎歸又茯神

酸棗木香和甘草　子癇風中可回春

【藥物組成】羚羊角10g，杏仁、薏苡仁、防風、獨活、川芎、當歸、茯神、酸棗仁、木香、甘草各10g。

【新編歌訣】羚羊角散杏薏酸，川當木防獨獲甘。

【用法】上11藥研為細末，每服6～9g，或加生薑5片，水煎服。

【功效】清熱鎮痙，活血安胎。

方解

　　子癇是因為妊娠時血虛生風，肝風內動，肝陽上亢，筋脈失養而見頭項強直，筋脈攣急或抽搐等症。

君——羚羊角鹹寒，平肝息風而止痙。

臣——茯神、酸棗仁補氣養血，寧心安神；當歸、川芎養血和血安胎。

佐——防風、獨活能散外風；木香、杏仁補脾利氣；薏苡仁健脾利濕。

使——甘草甘溫，益氣和中，舒筋緩急，兼調和諸藥。

諸藥相配，共行清熱鎮痙，養血安胎之功。

　　【主治】妊娠子癇，症見妊娠頭項強直，筋脈攣急，言語謇澀，痰涎不利，或抽搐，不省人事。

　　【運用要點】臨床應用以妊娠時見頭項強直，筋脈攣急或抽搐為辨證要點。

7. 當歸生薑羊肉湯（張仲景《金匱要略》）褥勞

　　當歸生薑羊肉湯　產後腹痛蓐勞匡

　　亦有加入參者者　千金四物甘桂薑

　　【藥物組成】當歸30g、生薑30g、羊肉500g。

　　【用法】水煎服。

　　【功效】溫中補血，祛寒止痛。

　　【主治】血虛有寒的寒疝腹中痛，脇痛裡急；婦人產後，腹中拘急，綿綿作痛。

　　【運用要點】臨床應用以腹痛，脇痛裡急；或產後腹

> 方解
>
> 君——當歸甘辛，養血調營，溫經止痛。
>
> 臣——生薑散寒止痛和胃；羊肉辛熱大補氣血。
>
> 三藥合用共奏溫中補血，祛寒止痛之功。

中拘急，綿綿作痛為辨證要點。

【附方】

（1）當歸羊肉湯（《濟生方》）

組成：黃耆、人參、當歸、生薑、羊肉。

用法：水煎服。

功效：補益氣血，祛寒止痛。

主治：褥勞證。

（2）千金羊肉湯（《千金要方》）

藥物組成：乾地黃、當歸、芍藥、生薑、川芎、甘草、肉桂 羊肉。

用法：水煎服。

功效：養血補虛，散寒止痛。

主治：產後身體虛羸，腹中絞痛，自汗出。

8. 達生散（朱丹溪《丹溪心法》）易生易產

達生紫蘇大腹皮　參尤甘陳歸芍隨

再加蔥葉黃楊腦　孕婦臨盆先服之

若將川芎易白尤　紫蘇飲子子懸宜

【藥物組成】紫蘇10g，大腹皮15g，人參、白尤、甘草、陳皮各10g，當歸、白芍各15g。

【新編歌訣】達生紫蘇大腹皮，參尤甘陳歸芍隨。

【用法】以上8藥共研粗末，加青蔥5葉，黃楊腦子（即葉梢）7個，或加枳殼，砂仁，水煎服。

【功效】補氣養血，順氣安胎。

【主治】氣血虛弱，胎產不順，難產。

> 方解
>
> 君——人參大補元氣，當歸養血和營，二者氣血雙
> 　　補。
> 臣——白朮、甘草、白芍助君藥補益氣血。
> 佐——紫蘇、陳皮、大腹皮、蔥葉理氣除滯而和中。
> 使——黃楊木葉梢能助順產。
> 諸藥合用，共奏補氣養血，順氣安胎之功。

【運用要點】臨床應用以氣血虛弱，胎產不順為辨證要點。

【附方】紫蘇飲（《普濟本事方》）

組成：紫蘇、陳皮、大腹皮、當歸、川芎、芍藥、炙甘草、人參。

用法：水煎服。

功效：順氣止血，安胎止痛。

主治：子懸胎氣不和，脹滿疼痛，兼治臨產驚恐，氣結連日不下。

9. 參朮飲（朱丹溪《丹溪心法》）妊娠轉胞

妊娠轉胞參朮飲　　芎芍當歸熟地黃

炙草陳皮兼半夏　　氣升胎舉自如常

【藥物組成】人參10g，白朮、川芎、白芍、當歸、熟地各15g，炙甘草、陳皮、半夏各10g。

【新編歌訣】參朮飲四物，二陳甘草入。注：「四物」指四物湯中川芎、白芍、當歸、熟地四味。「二陳」指半夏、陳皮二味。

【用法】上9藥，加生薑、大棗水煎服。

【功效】補益氣血，升氣舉胎。

【主治】妊娠轉胞，症見臍下急痛，小便頻數或不通。

方解

妊娠轉胞是因孕婦中氣虛弱，或痰濕阻塞致使胎元下墜，壓迫膀胱而形成。

君——人參、熟地益氣養血。

臣——當歸、白芍、川芎、養血和營；白朮益氣健脾，並能燥濕，三藥助君藥補血益氣。

佐——陳皮、半夏理氣消痰。

使——炙甘草甘溫，益氣和中，調和諸藥。

諸藥合用，胎陷得升，胞室得舒，腹痛、小便不利可除。

【運用要點】臨床應用以妊娠臍下急痛，小便頻數或不通為辨證要點。

10. 牡丹皮散（陳自明《婦人大全良方》）血瘕

牡丹皮散延胡索　歸尾桂心赤芍藥

牛膝棱莪酒水煎　氣行瘀散血瘕削

【藥物組成】牡丹皮、延胡索、當歸、桂心各30g，赤芍、牛膝各60g，三棱45g，莪朮60g。

【新編歌訣】牡丹皮散延三莪，歸尾桂心赤膝和。

【用法】上8藥共研粗末，每次9g，水酒各半煎服。

【功效】化瘀行滯。

【主治】血瘕。症見心腹間攻沖走注爲痛，痛時見硬塊，移動而不固定。

方解

君——牡丹皮苦甘，功擅活血化瘀。

臣——當歸、赤芍補血活血；莪朮、三棱、延胡索行氣散瘀止痛。

佐——牛膝活血，並引血下行；桂心溫通血脈而止痛。

使——酒能引藥入血而行藥力。

諸藥合用，氣血溫通，瘀血可散，其痛自止。

【運用要點】臨床應用以心腹間攻沖走注爲痛，痛時見硬塊，移動而不固定爲辨證要點。

11. 固經丸（李文清《醫學入門》）經多崩漏

固經丸用龜板君　黃柏椿皮香附群
黃芩芍藥酒丸服　漏下崩中色黑殷

【藥物組成】龜板30g、黃柏10g、椿根皮20g、香附10g、黃芩30g、芍藥30g。

【新編歌訣】固經丸用龜芍芩，黃柏椿皮香附群。

【用法】上6藥共研細末，水泛爲丸，每服9g，食前溫開水送服，或水煎服。

【功效】滋陰清熱，止血固經。

【主治】陰虛內熱，迫血妄行。症見經行不止，崩中漏下，血色深紅，兼夾瘀塊，心胸煩熱，腹痛溲赤，舌紅，脈弦數。

方解

君——龜板甘寒，滋陰養血，潛陽降火。

臣——芍藥酸苦，養血和陰而清熱。

佐——黃芩、黃柏清熱瀉火，椿根皮固經止血，香附舒肝解鬱調經。

諸藥相合，共奏清熱滋陰，止血固經之功。

【運用要點】臨床應用以經行不止，崩中漏下，血色深紅，心胸煩熱，舌紅，脈弦數爲辨證要點。

12. 柏子仁丸（陳自明《婦人大全良方》）血少經閉

柏子仁丸熟地黃　　牛膝續斷澤蘭芳

卷柏加之通血脈　　經枯血少腎肝匡

【藥物組成】柏子仁15g，熟地30g，牛膝15g，續斷、澤蘭各60g，卷柏15g。

【新編歌訣】柏子仁丸熟地卷，牛膝續斷澤蘭選。

【用法】以上6藥共研細末，煉蜜爲丸，梧桐子大，每服9g，空腹米湯送下。

【功效】養心安神，補血通經。

方解

君——柏子仁甘平，養心安神。

臣——熟地甘溫，滋陰補腎。

佐——續斷、牛膝補肝腎，壯筋骨；卷柏、澤蘭活血
　　　通經。

使——牛膝苦甘酸，引藥下行。

諸藥相合，共奏養心安神，補血通經之功。

【主治】女子血少神衰，形體羸瘦，月經停閉。

【運用要點】臨床應用以血少神衰，形體羸瘦，月經
停閉爲辨證要點。

增　輯

1. 交加散（陳自明《婦人大全良方》）調和氣血

交加散用薑地搗　　二汁交拌各自炒

薑不辛散地不寒　　產後伏熱此爲寶

【藥物組成】生薑360g、生地30g。

【新編歌訣】交加散用薑地搗。

【用法】上2藥各搗取汁，再將生薑汁拌生地渣，生
地汁拌生薑渣，焙乾研細末，每服9g，溫酒調下。

【功效】滋陰清熱，溫中祛寒，調和氣血。

方解

　　方中生地滋陰清熱而益腎；生薑溫中祛寒而和
胃；二藥相互佐制，共奏調和氣血，滋陰溫中之功。

【主治】婦人氣血不和，腹痛結瘕及產後血虛，伏熱不解。

【運用要點】臨床應用以婦人氣血不和，腹痛結瘕及產後血虛為辨證要點。

2. 天仙藤散（陳自明《婦人大全良方》）子氣

天仙藤散治子氣　香附陳甘烏藥繼
再入木瓜蘇葉薑　足浮喘悶此方貴

【藥物組成】炒天仙藤、炒香附、陳皮、甘草、烏藥各等分。

【新編歌訣】天仙藤散香附陳，甘蘇木瓜烏薑尋。

【用法】上5藥共研粗末，每用9g，加木瓜、紫蘇葉、生薑各3片，水煎服。

【功效】理氣行滯，健脾行水。

【主治】妊娠氣滯腫脹（又稱子氣）。症見妊娠三四個月後先由腳腫，漸及於腿，皮色不變，隨按隨起，頭脹痛，胸悶脇脹，食少，苔薄膩，脈弦滑。

【運用要點】臨床應用以妊娠三四個月後先由腳腫，

方解

君——天仙藤苦溫，行氣活血，散血中之風。

臣——陳皮、烏藥、炒香附理氣解鬱，行氣利水；木瓜除濕舒筋。

佐使——紫蘇葉、生薑解表散風，兼能和胃；甘草益氣和中，並調諸藥。

諸藥相合，益氣健脾，行氣利水，使妊娠腫脹可解。

漸及於腿，皮色不變，隨按隨起，苔薄膩，脈弦滑爲辨證要點。

3. 白朮散（王貺《全生指迷方》）子腫

白朮散中用四皮　　薑陳苓腹五般奇

妊娠水腫肢浮脹　　子腫病名此可醫

【藥物組成】白朮3g，生薑皮、陳皮、茯苓皮、大腹皮各1.5g。

【新編歌訣】白朮散中用四皮，薑陳苓腹五般奇。

【用法】上5藥共研細末，米湯送下。

【功效】健脾化濕，行氣利水。

【主治】子腫。症見婦人妊娠後期，面目四肢浮腫。

方解

君——白朮甘苦，益氣健脾利水，以治濕生之源。

臣——生薑皮、陳皮行氣利水而疏表，使水邪從毛竅而出；茯苓皮、大腹皮下氣行水，使水從小便而出，使水有出路。

　　諸藥合用，標本兼顧，祛邪不忘扶正，治療子腫有良好之效。

【運用要點】臨床應用以婦人妊娠見面目四肢浮腫爲辨證要點。

4. 竹葉湯（王肯堂《證治準繩》）子煩

竹葉湯能治子煩　　人參芩麥茯苓存

有痰竹瀝宜加入　膽怯悶煩自斷根

【藥物組成】淡竹葉10g，人參、黃芩、麥冬各10g，茯苓15g。

【新編歌訣】竹葉湯能治子煩，人參芩麥茯苓存。

【用法】水煎服。

【功效】清心除煩，瀉火安胎。

【主治】子煩。症見婦人妊娠心驚膽怯，終日煩悶。

方解

君——淡竹葉甘辛淡寒，清心除煩。

臣——黃芩瀉火安胎；茯苓寧心安神；麥冬涼肺清心。

佐——人參甘苦，益氣生津。

　　諸藥相合，瀉火安胎，清心除煩，治療子煩有效。若挾痰濕而見嘔吐痰涎，可加少許竹瀝清熱化痰。

【運用要點】臨床應用以婦人妊娠心驚膽怯，終日煩悶為辨證要點。

5. 紫菀湯（陳自明《婦人大全良方》）子嗽

紫菀湯方治子嗽　天冬甘桔杏桑會

更加蜂蜜竹茹煎　孕婦咳逆此為最

【藥物組成】紫菀、天冬各15g，甘草、桔梗、杏仁、桑白皮、竹茹各10g。

【新編歌訣】紫菀天冬甘，杏桑桔茹煎。

【用法】上7藥加蜂蜜，水煎服。

【功效】清火潤肺，降氣止嗽。

【主治】子嗽。症見妊娠咳嗽，津血不足，失於濡潤。

方解

君——紫菀苦辛甘溫，潤肺下氣，消痰止咳。

臣——天冬滋陰潤燥；桑白皮清瀉肺火；竹茹清熱消
　　　痰；杏仁降氣除痰；桔梗宣肺止咳。

使——白蜜潤肺，甘草調和諸藥。

諸藥相合，共奏清火潤肺，降氣止嗽之功。

【運用要點】臨床應用以妊娠咳嗽，津血不足，失於
濡潤為辨證要點。

6. 失笑散（《太平惠民和劑局方》）血瘀痛

　　失笑蒲黃及五靈　　暈平痛止積無停

　　山楂二兩便糖入　　獨聖功同更守經

【藥物組成】蒲黃、五靈脂各等分。

【新編歌訣】失笑蒲黃五靈脂。

【用法】二藥共研為細末，每服6g，黃酒或醋沖服，
或水煎服。

【功效】活血祛瘀，散結止痛。

【主治】瘀血停滯。症見月經不調，少腹急痛，痛經，
產後惡露不行等。

【運用要點】本方為治療血瘀疼痛的常用方，臨床應
用以少腹急痛，痛經，產後惡露不行為辨證要點。一般都

> 方解
>
> 君——五靈脂通利血脈，散瘀止痛，目的在於袪瘀；
> 　　蒲黃既有行血之力，又有止血之功，兩者相合
> 　　既能活血，又能止血，活血止血同用於一方，
> 　　相反相成。
> 佐——黃酒或醋可以加強活血止痛作用。

要加味，如氣滯較甚，可加香附或合金鈴子散理氣止痛；
兼寒者可加炮薑、艾葉、烏藥溫經散寒；若血滯而又血虛
的月經不調，可與四物湯同用，加強養血調經作用。本方
加味亦常用於胃脘疼痛、心絞痛及宮外孕等疾病屬於血瘀
者。

7. 如聖散（王肯堂《證治準繩》）止澀崩漏

　　　如聖烏梅棕炭薑　　三般皆煨漏崩良
　　　升陽舉經薑梔芍　　加入補中益氣嘗

【藥物組成】烏梅、棕櫚炭各30g，乾薑45g。

【新編歌訣】如聖烏梅棕炭薑。

【用　法】棕櫚、乾薑皆煨成炭，研細末，每服6g，烏

> 方解
>
> 君——棕櫚炭收澀止血，煨炭後增加止血之功。
> 臣——烏梅收斂止血。
> 佐——乾薑溫補脾陽，具統血之效。
> 諸藥澀中有補，標本兼顧，崩漏可除。

梅煎湯送下。

【功效】斂血止血。

【主治】崩漏不止,血色淡而無血塊。

【運用要點】臨床應用以崩漏不止,血色淡而無血塊為辨證要點。

【附方】升陽舉經湯(《醫方集解》引李東垣方)

組成:人參、黃耆、白朮、炙甘草、升麻、柴胡、陳皮、當歸 白芍、梔子。

用法:上10味藥加生薑、大棗,水煎服。

功效:升陽補氣,和營清火。

主治:勞傷脾弱,氣虛不能攝血之崩漏,並見身熱、自汗、短氣、倦怠、懶言等。

8. 生化湯(傅山《傅青主女科》)產後祛瘀

生化湯宜產後嘗　歸芎桃草炮薑良

倘因乳少豬蹄用　通草同煎亦妙方

【藥物組成】當歸25g,川芎、桃仁、炮薑、炙草各

方解

君——當歸辛溫,補血活血,化瘀生新。

臣——川芎活血行氣,桃仁活血祛瘀。

佐——炮薑溫經散寒止痛,黃酒溫散以助藥力;加入
　　　童便,取其益陰化瘀,並有引敗血下行之效。

使——炙甘草調和諸藥。

　　諸藥合用,藥簡效捷,共奏活血化瘀,溫經止痛
之功。

---

10 g。

【新編歌訣】生化川當炮桃草。

【用法】水煎服或酌加黃酒適量同煎。

【功效】活血化瘀，溫經止痛。

【主治】產後瘀血腹痛，惡露不行，小腹冷痛。

【運用要點】本方為治產後諸症代表方，臨床應用以產後惡露不行，少腹冷痛為辨證要點。如惡露已行而腹微痛者，應減去桃仁；若瘀塊留阻，腹痛甚者，可加蒲黃、五靈脂等，以祛瘀止痛；如屬虛寒較甚，小腹冷痛，可加肉桂以溫經散寒；若宮縮無力可加益母草。

9. 保產無憂方（傅山《傅青主女科》）安胎保產催生

保產無憂芎芍歸　荊羌耆朴菟絲依

枳甘貝母薑蘄艾　功效稱奇莫浪譏

【藥物組成】川芎10g，白芍、當歸各15g，荊芥、羌活各10g，黃耆15g，厚朴10g，菟絲子15g，枳殼、甘草、貝母、艾葉各10g。

【新編歌訣】保產芎歸芍枳朴，荊羌耆貝艾草菟。

方解

君——川芎、當歸、白芍養血和血；厚朴、枳殼理氣和中。

臣佐——黃耆補中益氣；羌活、荊芥祛風散寒；貝母清潤化痰；生薑溫中止嘔；艾葉暖宮散寒。

諸藥相合，溫、補、清、散共用，使氣血得補，痰瘀寒濕得除，而收安胎催生之效。

【用法】上12藥，加生薑3片，水煎服。

【功效】養血理氣，安胎。

【主治】胎動不安，腰酸腹痛，胎位不正，難產等。

【運用要點】臨床應用以胎動不安，腰酸腹痛，胎位不正，難產爲辨證要點。

10. 泰山磐石飲（張景岳《景岳全書》）安胎保產

泰山磐石八珍全　去茯加耆芩斷聯
再益砂仁及糯米　婦人胎動可安痊

【藥物組成】黃耆20g，人參10g，白朮15g，炙甘草、川芎各10g，熟地、芍藥、當歸各15g，黃芩10g，續斷20g，砂仁10g，糯米15g。

【新編歌訣】泰山八珍去茯苓，耆斷砂仁糯米芩。注：「八珍」指八珍湯中人參、白朮、茯苓、甘草、川芎、熟地、芍藥、當歸八味。

【用法】水煎服。

方解

君——黃耆、人參、熟地益氣養血，氣血雙補。

臣——白朮益氣健脾；芍藥、當歸養血和營；續斷溫補肝腎，強壯筋骨。

佐——川芎活血行氣；黃芩清熱安胎；砂仁理氣和胃；糯米補養脾胃。

使——炙甘草調和諸藥。

　　本方爲八珍湯減去茯苓，加黃芪、續斷、黃芩、砂仁、糯米而成。諸藥合用，共奏益氣養血安胎之效。

【功效】補氣健脾，養血安胎。

【主治】婦女妊娠，胎動不安，面色淡白，倦怠無力，不思飲食，舌淡，脈浮滑無力。

【運用要點】臨床應用以胎動不安，倦怠乏力，腰酸神疲，舌淡，脈滑無力為辨證要點。

11. 抵當丸（張仲景《傷寒論》）蓄血

　　抵當丸用桃仁黃　　水蛭虻蟲共合方
　　蓄血胞宮少腹痛　　破堅非此莫相當

【藥物組成】桃仁15g、大黃10g、水蛭10g、虻蟲10g。

【新編歌訣】抵當蛭虻桃仁黃。

【用法】上4藥共研細末，煉蜜為丸，每服1丸，蓄血不下，再服1丸，以下為度。

【功效】破血袪瘀。

【主治】下焦蓄血所致之發狂、如狂，少腹硬滿，小便自利，喜忘，大便色黑易解，脈沉結，及婦女經閉，少腹硬滿拒按者。

【運用要點】臨床應用以發狂或如狂，少腹硬滿，脈沉結，及婦女經閉，少腹硬滿拒按為辨證要點。

方解

君——水蛭、虻蟲逐瘀行血，破血積癥瘕。

臣——桃仁活血化瘀，大黃蕩滌熱邪，導瘀血下行。

　　諸藥相合，破血袪瘀效力強，對於下焦蓄血諸證有效。

12. 安胎飲子 預防小產

安胎飲子建蓮先　青苧還同糯米煎
神造湯中須蟹爪　阿膠生草保安全

【藥物組成】蓮子肉、青苧麻根（包）、糯米各15g。

【新編歌訣】安胎建蓮青苧糯。

【用法】上3藥水煎，去苧麻根，每早連湯服1次。

【功效】預防小產。

【主治】胎動不安，小產。

方解

君——蓮子肉甘澀，善清心腎伏火，又能固澀腎氣。

臣——青苧麻根甘寒，清瘀熱而安胎。

佐——糯米甘平，補脾和胃。

諸藥相合，虛火可清，胎元得固，可防小產。

【運用要點】臨床應用以胎動不安為應用要點。

【附方】神造湯（《千金方》）

【藥物組成】蟹爪、生甘草、阿膠。

【用法】水煎頓服。

【功效】破胞墮胎，除宿血而下死胎。

【主治】胎死腹中不下。

13. 固沖湯（張錫純《醫學衷中參西錄》）血崩

固沖湯中耆朮龍　牡蠣海蛸五倍同
茜草山萸棕炭芍　益氣止血治血崩

【藥物組成】黃耆、白朮、煆龍骨、煆牡蠣各30g，

海螵蛸 15g，五倍子 10g，茜草 10g，山茱萸 30g，棕櫚炭 10g，白芍 15g。

【新編歌訣】固衝耆朮山萸芍，牡龍倍蛸棕茜草。

【用法】水煎服。

【功效】益氣健脾，固衝攝血。

【主治】衝脈不固，症見血崩或月經過多，色淡質稀，心悸氣短，舌質淡，脈細弱或虛大。

方解

君——黃耆、白朮補氣健脾，固衝攝血。

臣——山茱萸、白芍補益肝腎，斂陰養血，君臣相輔，益氣固衝，養陰攝血，相得益彰。

佐——煆龍骨、煆牡蠣、海螵蛸、棕櫚炭、五倍子收斂固澀以止血。

使——茜草苦寒，袪瘀止血，使血止而不留瘀。

　　諸藥合用，止血而不留瘀，共奏益氣健脾，固衝攝血之功。

【運用要點】本方為治療崩漏及月經過多屬於氣虛之常用方，臨床應用以經血過多，色淡質稀，舌淡脈細弱為辨證要點。若見精神萎靡，面色蒼白，肢冷脈微者，可加人參、附子回陽救脫。現代常用治功能性子宮出血、產後出血過多等屬於氣虛失於固攝者。

【臨床案例】編者曾治程某，女，41歲。宿有子宮肌瘤，月經過多，此次月經已經月餘不止，出血量多，色淡紅，漸至心悸，乏力，眩暈，便溏偶作，尿清，口和，有

汗。咳嗽一週。舌淡胖潤，有瘀點，脈滑軟，右尺左寸弱。此陽氣虧虛失於固攝，夾有瘀滯，無熱可言。

治以益氣止血，擬炮薑甘草湯合固沖湯加味：炮薑炭30g，血餘炭30g，黃耆30g，白朮30g，山茱萸30g，白芍25g，當歸15g，龍骨、牡蠣各50g，續斷25g，烏賊骨25g，茜草20g，枇杷葉15g，炙甘草10g。3劑後出血已止，原方出入鞏固5劑。

附：（一）便用雜方

1. 望梅丸（汪昂《醫方集解》）生津止渴

望梅丸用鹽梅肉　蘇葉薄荷與柿霜
茶末麥冬糖共搗　旅行賷服勝瓊漿

【藥物組成】梅肉（鹽製）120g，紫蘇葉15g，薄荷、柿餅霜、細茶葉、麥冬各30g。

【新編歌訣】望梅麥蘇荷柿茶。

【用法】上6藥共研細末，加白糖120g，共搗作丸如芡實大。每用1丸，含口中。

【功效】生津止渴，提神。

【主治】旅行中口渴。

方解

君——梅肉酸澀，生津止渴。

臣——紫蘇葉芳香辟穢，理氣寬胸；薄荷辛涼解表，清利咽喉。

佐——柿霜甘涼，清熱潤燥；細茶葉清頭目，除煩渴；麥冬滋陰潤燥。

諸藥合用，共奏滋陰生津，除煩止渴之效。

【運用要點】臨床應用於旅行中口渴、咽乾，煩躁等症，有「望梅止渴」意蘊，故名「望梅丸」，為暑熱天氣旅行備用良藥。

湯頭歌訣應用新解

2. 骨灰固齒散　固齒

　　骨灰固齒豬羊骨　　臘月醃成煆碾之
　　骨能補骨鹹補腎　　堅牙健啖老尤奇

【藥物組成】臘月醃製的豬骨或羊骨。

【用法】火煆，研極細末，每天早晨用牙刷蘸藥末擦牙。

【功效】堅固牙齒，使牙齒潔亮。

【主治】年老脫齒。

方解

君——豬骨或羊骨均能補腎，強筋壯骨，固齒，治牙齒疏活疼痛而為君。

使——用鹽醃製是為了引藥入腎。

【運用要點】臨床應用於年老脫齒。

3. 軟腳散　遠行健足

　　軟腳散中芎芷防　　細辛四味碾如霜
　　輕撒鞋中行遠道　　足無箴疱汗皆香

【藥物組成】川芎75g，白芷、防風各150g，細辛75g。

【新編歌訣】軟腳散芎芷防細。

【用法】上4藥共研極細末，撒少許於鞋襪內。

【功效】活血舒筋，止痛除臭，並能潤滑。

【主治】遠行足底生疱，腳臭。

【運用要點】臨床應用於足底生疱、腳臭之症。

方解

君──川芎辛溫，活血行氣。

臣──白芷、細辛、防風袪風勝濕，解痙止痛。

撒藥於鞋襪內可減少摩擦。

附：(二)幼 科

1. 回春丹（《驗方》）

回春丹用附雄黃　冰麝羌防蛇蠍裏
朱貝竺黃天膽共　犀黃蠶草鉤藤良

【藥物組成】白附子、雄黃各10g，冰片、麝香各5g，羌活、防風各10g，蛇含石25g，全蠍、朱砂各10g，貝母、天竺黃各30g，天麻10g，膽南星60g，犀牛黃3g，僵蠶10g。

【新編歌訣】本方一般選用市售成藥。

【用法】上15藥各研細末；再用甘草30g，鉤藤60g，水煎；和蜜爲丸，如花椒大，曬乾後蠟封。1～2歲、3～4歲、10歲以上分別服2粒、3粒、5粒，鉤藤、薄荷煎湯送下；周歲以內小兒，可用一粒化開，搽乳頭上吮下。

【功效】清熱化痰，開竅定驚。

方解

君——白附子、膽南星祛風痰，鎮痙搐；鉤藤、天麻、全蠍、僵蠶平肝息風，鎮痙化痰；犀牛黃豁痰開竅，息風定驚，清熱解毒。

臣——蛇含石、朱砂鎮驚安神；麝香、冰片清熱開竅。

佐——天竺黃、川貝清熱化痰；雄黃解毒殺蟲，燥濕祛痰；防風、羌活散風解痙。

使——甘草甘溫，調和諸藥。

諸藥合用，共奏清熱化痰，開竅定驚之功。

【主治】小兒急慢驚風，痰熱蒙蔽。症見抽搐、瘛瘲，癲癇痰厥，氣喘痰鳴等症。

【運用要點】臨床應用小兒急慢驚風，而見抽搐、瘛瘲，癲癇痰厥，氣喘痰鳴等為辨證要點。

2. 抱龍丸（羅謙甫《衛生寶鑒》）化痰鎮驚

抱龍星麝竺雄黃　加入辰砂痰熱嘗
琥珀抱龍星草枳　苓淮參竺箔朱香
牛黃抱龍星辰蠍　苓竺腰黃珀麝僵
明眼三方憑選擇　急驚風發保平康

【藥物組成】膽南星120g，麝香3g，天竺黃30g，雄黃、朱砂各15g。

【新編歌訣】此藥一般選用市售成藥。

【用法】上5藥各研細末，煮甘草膏和丸，如皂角子大，朱砂為衣。每服1丸，薄荷湯送下。

【功效】清熱化痰，鎮驚安神。

【主治】急驚，痰厥，高熱抽搐。

【運用要點】臨床應用以急驚，痰厥，高熱抽搐為辨

方解

君——膽南星苦辛溫，善祛風痰，清熱鎮痙。

臣——天竺黃清熱化痰；朱砂清熱解毒，鎮心安神。

佐——雄黃解毒祛痰；麝香走竄開竅；薄荷清利頭目。

使——甘草甘溫，益氣和中，調和諸藥。

諸藥相合，共奏清熱化痰，鎮驚安神之功。

證要點。

【附方】

（1）琥珀抱龍丸（《幼科發揮》）

組成：琥珀、天竺黃、膽南星、朱砂、人參、山藥、茯苓、枳殼、枳實、檀香、生甘草。

用法：上11味藥各研細末，和丸如芡實大，金箔爲衣；每服1～2丸，百日內小兒服半丸，薄荷湯下。

功效：清熱化痰，鎮驚安神，兼以扶正。

主治：急驚，痰厥，高熱抽搐。

（2）牛黃抱龍丸（李文清《醫學入門》）

組成：牛黃、膽南星、朱砂、天竺黃、雄黃、琥珀、全蠍、僵蠶、茯苓、麝香。

用法：上10味藥各研細末，將膽南星烊化和藥末爲丸，每丸重1.2g，金箔爲衣；每服1～2丸，鉤藤湯送下。

功效：鎮驚息風，化痰開竅。

主治：急驚，痰厥，高熱抽搐。

3. 肥兒丸（吳謙《醫宗金鑒》）脾疳

　　肥兒丸用朮參甘　　麥麴薈苓楂二連
　　更合使君研細末　　爲丸兒服自安然
　　驗方別用內金朴　　苓朮青陳豆麥聯
　　檳麴蟾蟲連楂合　　砂仁加入積消瘥

【藥物組成】白朮15g，人參10g，甘草10g，麥芽、神麴各15g，蘆薈7.5g，茯苓10g，山楂15g，黃連5g，胡黃連15g，使君子10g。

【新編歌訣】此藥一般選用市售成藥。

【用法】上11味藥共研細末，黃米糊爲丸如黍米大，

每服20～30丸，米湯化下。

【功效】健脾消積。

【主治】小兒疳疾。症見面黃肌瘦，身熱，困倦喜臥，心下痞硬，乳食懶進，嗜食泥土，有時吐瀉，口乾煩渴，大便腥黏。

方解

君——使君子、蘆薈驅蟲消積。

臣——黃連、胡黃連清熱除濕消疳。

佐——白朮、人參、茯苓、甘草益氣和中，補脾利濕；山楂、麥芽、神麴消積導滯。

　　諸藥相合，消中有補，而不傷正，對小兒脾虛疳疾有效。

【運用要點】臨床應用以小兒面黃肌瘦，身熱，困倦喜睡，乳食懶進，吐瀉，大便腥黏為辨證要點。

【附方】驗方肥兒丸

組成：雞內金、炒山楂、六神麴、胡黃連、檳榔、乾蟾、五穀蟲、茯苓、炒白朮、炒扁豆、炒麥冬、厚朴、陳皮、青皮、砂仁。

用法：上15味藥共研細末，蜜和為丸，每丸重7g，每服1丸，米湯送下。

功效：殺蟲消積。

主治：脾疳（小兒體實者更適用）。

4. 八珍糕（《清太醫院配方》）補虛健脾

八珍糕與小兒宜　　參朮苓陳豆薏依

淮藥芡蓮糯粳米　　健脾益胃又何疑

【藥物組成】黨參90g，白朮60g，茯苓120g，陳皮45g，扁豆、薏苡仁、山藥、芡實、蓮子肉各180g，糯米、粳米各150g。

【新編歌訣】八珍白朮陳參苓，苡蓮芡藥扁糯粳。

【用法】上11味藥共研細粉，加白糖300g，蒸製成膏，開水沖調做茶點吃。

【功效】補虛健脾。

【主治】小兒脾胃虛弱。症見消化不良，形瘦色黃，腹膨便溏。

方解

君——黨參甘平，健脾益胃。

臣佐——茯苓、白朮、薏苡仁、扁豆健脾利濕；山藥、芡實、蓮子肉健脾止瀉；糯米、粳米健脾養胃。

諸藥相合，補虛健脾，對小兒脾虛諸證頗為適宜。

【運用要點】本方為食療食補的代表方劑，臨床應用以消化不良，形瘦面黃，腹膨便溏為辨證要點。

5. 保赤丹（《古今醫方集成》）痰涎壅滯

保赤丹中巴豆霜　　朱砂神麴膽星嘗

小兒急慢驚風發　　每服三丸自不妨

【藥物組成】巴豆霜10g、朱砂30g、神麴45g、膽南星30g。

【新編歌訣】保赤丹霜朱麴星。

【用法】上4藥各研細末，用神麴糊丸如綠豆大，朱砂爲衣，每次服2～3粒，開水調化送下。

【功效】清熱導滯，化痰鎮驚。

【主治】小兒急慢驚風及胎毒內熱積滯，停食、停乳引起痰涎壅盛，肚腹脹滿，身熱面赤，煩躁不安，大便秘結等。

方解

君——巴豆霜辛熱，蕩滌積滯，袪痰開結。

臣——膽南星苦辛溫，祛風化痰定驚。

佐——神麴養胃消食化滯，朱砂鎮静安神。

諸藥相配共奏清熱導滯，化痰鎮驚之功。

【運用要點】臨床應用以小兒痰涎壅盛，肚腹脹滿，煩躁不安，大便秘結爲辨證要點。

附錄一　中藥分類歌訣

一、解表藥

1. 發散風寒藥

【歌訣】麻桂香蘇荊防蒼，辛白羌細藁蔥薑。

【藥物】麻黃、桂枝、香薷、紫蘇、荊芥、防風、蒼耳子、辛夷、白芷、羌活、細辛、藁本、蔥白、生薑。

2. 發散風熱藥

【歌訣】蟬牛薄豉葛根柴，桑葉菊花蔓萍升。

【藥物】蟬蛻、牛蒡子、薄荷、淡豆豉、葛根、柴胡、桑葉、菊花、蔓荊子、浮萍、升麻。

二、　清熱藥

1. 清熱瀉火藥

【歌訣】石知蘆花荷梔竹。

【藥物】石膏、知母、蘆根、天花粉、荷葉、梔子、竹葉。

2. 清熱涼血藥

【歌訣】犀牛玄地赤丹草

【藥物】犀角、牛黃、玄參、生地、赤芍、牡丹皮、紫草。

3. 清熱解毒藥

【歌訣】銀翹板青黛舌邊，公地蚤魚敗菇藤，頭鴉馬

土山射馬。

【藥物】金銀花、連翹、板藍根、大青葉、青黛、白花蛇舌草、半邊蓮、蒲公英、紫花、地丁、蚤休、魚腥草、敗醬草、山慈姑、紅藤、白頭翁、鴉膽子、馬勃、土茯苓、山豆根、射干、馬齒莧。

4. 清熱燥濕藥

【歌訣】芩連柏秦苦膽鮮。

【藥物】黃芩、黃連、黃柏、秦皮、苦參、龍膽草、白鮮皮。

5. 清虛熱藥

【歌訣】銀柴胡連蒿骨薇。

【藥物】銀柴胡、胡黃連、青蒿、地骨皮、白薇。

6. 清熱明目藥

【歌訣】夏夜賊明蒙穀箱

【藥物】夏枯草、夜明砂、木賊、決明子、密蒙花、穀精草、青葙子。

三、化痰止咳平喘藥

1. 化痰藥

【歌訣】半天白胡芥蛤膽，貝蔞竹海布瓦石。

【藥物】半夏、天南星、白前、前胡、白芥子、海蛤殼、膽南星、貝母、瓜蔞、竹瀝、竹茹、海藻、昆布、瓦楞子、礞石。

2. 止咳平喘藥

【歌訣】桔仁杷葉桑蘇葶，旋覆紫花百果鈴。

【藥物】桔梗、苦杏仁、枇杷葉、桑白皮、蘇子、葶藶子、旋覆花、紫菀、款冬花、百部、白果、馬兜鈴、

四、芳香化濕藥石菖蒲

【歌訣】藿蘭砂蔻蒼朴果。

【藥物】藿香、佩蘭、砂仁、白豆蔻、草豆蔻、蒼朮、厚朴、草果。

五、理氣藥

【歌訣】陳沉木烏二枳香，青青佛櫞松玫楝，柿綠腹白二核檀。

【藥物】陳皮、沉香、木香、烏藥、枳實、枳殼、香附、青皮、青木香、佛手、香櫞、甘松、玫瑰花、川楝子、柿蒂、綠萼梅、大腹皮、薤白、橘核、荔枝核、檀香。

六、消食藥

【歌訣】山雞萊麴穀麥芽。

【藥物】山楂、雞內金、萊菔子、神麴、穀芽、麥芽。

七、溫裡藥

【歌訣】附桂吳薑茴丁椒。

【藥物】附子、肉桂、吳茱萸、乾薑、高良薑、小茴香、丁香、花椒。

八、平肝息風藥

1. 平肝潛陽藥
【歌訣】決磁蒺布代龍牡。

【藥物】石決明、磁石、刺蒺藜、羅布麻、代赭石、

龍骨、牡蠣。

2.息風止痙藥

【歌訣】羚龍藤天蜈全僵。

【藥物】羚羊角、地龍、鉤藤、天麻、蜈蚣、全蠍、僵蠶。

九、安神藥

【歌訣】柏棗合志交朱珀。

【藥物】柏子仁、酸棗仁、合歡花、遠志、夜交藤、朱砂、琥珀。

十、利水滲濕藥

【歌訣】茯豬車澤通苡通，冬茵地滑虎鬚燈，瞿石薢萹沙金冬。

【藥物】茯苓、豬苓、車前子、澤瀉、澤漆、通草、薏苡仁、木通、冬瓜皮、茵陳蒿、地膚子、滑石、虎杖、玉米鬚、燈心草、瞿麥、石韋、萆薢、萹蓄、海金沙、金錢草、冬葵子。

十一、祛風濕藥

【歌訣】活龍筋年生加脊，靈仙秦防二烏蛇，松桑豨瓜眾藤齊。

【藥物】獨活、穿山龍、伸筋草、千年健、桑寄生、五加皮、狗脊、威靈仙、秦艽、防己、川烏、草烏、烏蛇、白花蛇、松節、桑枝、豨薟草、木瓜、海風藤、雷公藤、絡石藤、忍冬藤。

十二、活血化瘀藥

【歌訣】桃花三朮薑金元，雞丹益蘭留多川，乳沒血竭劉五錢，水蟊虻蟲牛斑山。

【藥物】桃仁、紅花、三棱、莪朮、薑黃、鬱金、元胡、雞血藤、丹參、益母草、澤蘭、王不留行、毛冬青、川芎、乳香、沒藥、血竭、劉寄奴、五靈脂、馬錢子、水蛭、蟲蟲、虻蟲、牛膝、斑蝥、穿山甲。

十三、止血藥

1. 涼血止血藥

【歌訣】二薊茅側槐榆苧。

【藥物】大薊、小薊、白茅根、側柏葉、槐花、地榆、苧麻根。

2. 收斂止血藥

【歌訣】餘艾棕鶴及薑藕。

【藥物】血餘炭、艾葉、棕櫚炭、仙鶴草、白及、炮薑、藕節。

3. 化瘀止血藥

【歌訣】三蕊茜草蒲降香。

【藥物】三七、花蕊石、茜草、蒲黃、降香。

十四、補益藥

1. 補氣藥

【歌訣】參芪白山棗精草。

【藥物】人參、黨參、西洋參、黃耆、白朮、山藥、大棗、黃精、甘草。

2. 補陽藥

【歌訣】鹿河羊肉巴仙骨，葫陽蚧桃沙菟仲。

【藥物】鹿茸、紫河車、淫羊藿、肉蓯蓉、巴戟天、仙茅、骨碎補、補骨脂、葫蘆巴、鎖陽、蛤蚧、核桃仁、沙苑子、菟絲子、杜仲。

3. 補血藥

【歌訣】芍歸膠地龍枸烏。

【藥物】白芍、當歸、阿膠、熟地、龍眼肉、枸杞子、何首烏。

4. 補陰藥

【歌訣】百合玉石二冬沙，女旱龜鱉杞桑麻。

【藥物】百合、玉竹、石斛、天冬、麥冬、南沙參、北沙參、女貞子、墨旱蓮、龜甲、鱉甲、枸杞子、桑葚、黑芝麻。

十五、瀉下藥

【歌訣】硝黃薈瀉麻李仁，遂戟芫牛巴陸金。

【藥物】芒硝、大黃、蘆薈、番瀉葉、火麻仁、鬱李仁、甘遂、大戟、芫花、牽牛子、巴豆、商陸、千金子。

十六、收澀藥

【歌訣】山櫻蛸海實蓮蔻，麥根赤肉五訶梅。

【藥物】山茱萸、金櫻子、桑螵蛸、海螵蛸、芡實、蓮子、肉豆蔻、浮小麥、麻黃根、赤石脂、肉豆蔻、五味子、訶子、烏梅。

十七、開竅藥

【歌訣】蘇冰麝蟾菖蒲樟。

【藥物】蘇合香、冰片、麝香、蟾酥、石菖蒲、樟腦。

十八、驅蟲藥

【歌訣】君楝檳榧鶴眾蕪。

【藥物】使君子、苦楝皮、檳榔、榧子、鶴虱、貫眾、蕪荑。

十九、解毒殺蟲燥濕止癢藥

【歌訣】蜂蛇礬土硫雄黃

【藥物】蜂房、蛇床子、白礬、土荊皮、硫黃、雄黃。

二十、拔毒化腐生肌藥

【歌訣】輕升鉛砒爐甘硼

【藥物】輕粉、升藥、鉛丹、砒石、爐甘石、硼砂。

附錄二　方劑索引

note

note

note

湯頭歌訣應用新解

主　　編｜張存悌　史瑞鋒　呂海嬰
責任編輯｜壽亞荷

發 行 人｜蔡森明
出 版 者｜大展出版社有限公司
社　　址｜台北市北投區（石牌）致遠一路 2 段 12 巷 1 號
電　　話｜(02)28236031・28236033・28233123
傳　　真｜(02)28272069
郵政劃撥｜01669551
網　　址｜www.dah-jaan.com.tw
電子郵件｜service@dah-jaan.com.tw
登 記 證｜局版臺業字第 2171 號

承 印 者｜傳興印刷有限公司
裝　　訂｜佳昇興業有限公司
排 版 者｜弘益電腦排版有限公司
授 權 者｜遼寧科學技術出版社
初版 1 刷｜2012 年 8 月
2 版 1 刷｜2024 年 5 月

定　　價｜450 元

國家圖書館出版品預行編目 (CIP) 資料

湯頭歌訣應用新解/張存悌　史瑞鋒　呂海嬰　主編
— 初版 — 臺北市，大展出版社有限公司，2012.08
　　面；21 公分 — (中醫保健站；42)
　ISBN 978-957-468-895-1 (平裝)
　1.CST: 中藥方劑學
414.6　　　　　　　　　　　　　　　　　101011450